P. Koeppen, P. Sterk

BASICS Arbeitstechniken Chirurgie

P. Koeppen, P. Sterk

Studentische Gutachterin: Sonja Güthoff (cand. med.)

BASICS

Arbeitstechniken
Chirurgie

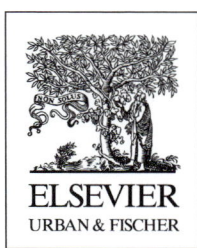

ELSEVIER
URBAN & FISCHER

URBAN & FISCHER München

Zuschriften und Kritik bitte an:
Elsevier GmbH, Urban & Fischer Verlag, Lektorat Medizinstudium, Karlstraße 45, 80333 München, E-Mail: medizinstudium@elsevier.de

Wichtiger Hinweis für den Benutzer
Die Erkenntnisse in der Medizin unterliegen laufendem Wandel durch Forschung und klinische Erfahrungen. Die Autoren dieses Werkes haben große Sorgfalt darauf verwendet, dass die in diesem Werk gemachten therapeutischen Angaben (insbesondere hinsichtlich Indikation, Dosierung und unerwünschter Wirkung) dem derzeitigen Wissensstand entsprechen. Das entbindet den Nutzer dieses Werkes aber nicht von der Verpflichtung, anhand der Beipackzettel zu verschreibender Präparate zu überprüfen, ob die dort gemachten Angaben von denen in diesem Buch abweichen, und seine Verordnung in eigener Verantwortung zu treffen.

Bibliografische Information der Deutschen Nationalbibliothek
Die Deutsche Nationalbibliothek verzeichnet diese Publikation in der Deutschen Nationalbibliografie; detaillierte bibliografische Daten sind im Internet unter http://dnb.ddb.de abrufbar.

Programmleitung: Dr. Dorothea Hennessen
Planung: Bettina Meschede, Sabine Schulz
Lektorat: Bettina Meschede
Redaktion: Verena Lauter, Bettina Meschede
Herstellung: Andrea Mogwitz, Elisabeth Märtz
Zeichnungen: Luitgard Kellner
Satz: Kösel, Krugzell
Druck und Bindung: MKT-Print, Ljubljana
Umschlaggestaltung: SpieszDesign, Neu-Ulm
Titelfotografie: © DigitalVision/GettyImages, München
Gedruckt auf 100 g Eurobulk 1,1 f. Vol.

ISBN 978-3-437-42431-1

„Das Entscheidende am Wissen ist, dass man es beherzigt und anwendet." (Konfuzius)

Chirurgie, die operative Tätigkeit an sich, ist in erster Linie ein Handwerk. Von Ihren handwerklichen Fertigkeiten und Fähigkeiten hängt oftmals der Erfolg einer Operation ab. Und nicht zuletzt ist es eine Kunst, die richtige Indikation zum operativen Vorgehen zu stellen.

Dieses Buch konzentriert sich auf die handwerklichen Aspekte klinischer und operativer Tätigkeit. Es fasst in thematisch untergliederten Kapiteln das Wissen zusammen, das ein „Meister" an seinen „Lehrling" oder seinen „Gesellen" weitergeben könnte. Sie finden hier Antworten auf die Frage, wie es gemacht werden könnte, wobei uns allen klar ist, dass kein Buch umfassend und vollständig sein kann.

Immer ist es dabei wichtig, zu wissen, warum eine Maßnahme angewandt und wie sie korrekt, das heißt mit möglichst minimalem Trauma und maximalem Nutzen für den Patienten, durchgeführt wird. Das vorliegende Buch enthält Hinweise und Tipps für das Vorgehen in bestimmten Situationen, ohne ein umfassendes Manual oder eine Gebrauchsanweisung für den Umgang mit Patientinnen und Patienten sein zu können. Nichts kann jedoch das Üben, die Praxis und die direkte Anschauung, das persönliche Lehren und Zeigen ersetzen. Wir können einige Hinweise geben, ein paar Tipps nennen, auf Schwierigkeiten hinweisen, Techniken in Wort und Bild darstellen. Wir möchten durch unsere Hinweise und Darstellungen das Bewusstsein bei invasiven Maßnahmen schärfen. Üben, um die Fertigkeiten zu erlernen und zu praktizieren, muss jeder selbst. Erst die regelmäßige Übung, die Anleitung durch gute und geduldige Lehrer sowie die kritische Überprüfung der eigenen Handlungen bereiten den Boden für kompetentes und zunehmend sicheres Handeln, für intuitives Agieren.

Die Texte und Abbildungen sind als Anweisungen und als Richtschnur angelegt. Sie stellen einen möglichen Weg dar.

Wir möchten uns entschuldigen, dass in weiten Teilen des Textes keine Unterscheidung zwischen Chirurginnen und Chirurgen, zwischen Ärztinnen und Ärzten erfolgt. Auch wenn heute immer noch in den chirurgischen Disziplinen mehr Männer als Frauen tätig sind, so möchten wir in allen Hinweisen und Textstellen ausdrücklich Frauen und Männer einschließen. Wir haben uns meist im Text auf die männliche Form (Chirurg, Arzt, Patient) beschränkt, um lediglich allzu umständliche und sich wiederholende Formulierungen zu vermeiden.

Großer Dank gilt Frau Sonja Güthoff für die vielen konstruktiven Anmerkungen und Hinweise bei der Begutachtung des Manuskripts aus studentischer Sicht, Frau Meschede vom Elsevier Verlag für die kompetente Begleitung bei der Erstellung des Manuskripts, Frau Luitgard Kellner für die Zeichnungen sowie allen anderen Mitarbeitern des Elsevier Verlags, denen dieses Buch seine Entstehung verdankt.

Unser besonderer Dank gilt jedoch unseren Frauen und Familien, die während der Erstellung des Buchmanuskripts so manche Stunde ohne uns auskommen mussten und dabei ihre Zuversicht und Fröhlichkeit behalten haben.

„Ein guter Arzt vermag mit einem nassen Handtuch mehr auszuüben als ein schlechter mit einer ganzen Apotheke." (Billroth)

Kempten, im November 2008
Piet Koeppen
Peter Sterk

Inhalt

A.	Arteria		KM	Kontrastmittel
Abb.	Abbildung			
Abk.	Abkürzung		Lig.	Ligamentum
anat.	anatomisch		LWS	Lendenwirbelsäule
Anw.	Anwendung			
a. p.	anterior-posterior		M.	Morbus, Musculus
Ätiol.	Ätiologie		mm	Millimeter
			MRCP	MR-Cholangiopankreatographie
Bez.	Bezeichnung		MRT	Magnetresonanztomographie
BGB	Bürgerliches Gesetzbuch			
BGH	Bundesgerichtshof		N.	Nervus
BTM	Betäubungsmittel		NYHA	New York Heart Association
bzw.	beziehungsweise			
			o. Ä.	oder Ähnliches
ca.	zirka (ungefähr)			
Ca	Karzinom		p. a.	posterior-anterior
cm	Zentimeter		PEG	perkutane endoskopische Gastrostomie
CT	Computertomogramm/Computertomographie		p. o.	per os
CVI	chronisch venöse Insuffizienz		pos.	positiv
D.	Ductus		s. a.	siehe auch
d. h.	das heißt		▌Abb.	siehe Abbildung
DD	Differenzialdiagnose		s. c.	subcutan
desc.	descendens		s. o.	siehe oben
Diagn.	Diagnostik, Diagnose		s. S.	siehe Seite
			s. Tab.	siehe Tabelle
EDV	elektronische Datenverarbeitung		s. u.	siehe unten
EEG	Elektroenzephalogramm		Sono	Sonographie
EKG	Elektrokardiogramm			
engl.	englisch		Tab.	Tabelle
ERCP	endoskopisch retrograde Cholangiopankreato-graphie		TsH	Thyreoidea-stimulierendes Hormon
Erkr.	Erkrankung		u. a.	unter anderem
etc.	et cetera		usw.	und so weiter
evtl.	eventuell			
			V.	Vena
ff.	folgende		V. a.	Verdacht auf
			v. a.	vor allem
ggf.	gegebenenfalls			
			z. B.	zum Beispiel
h	Stunde		Z. n.	Zustand nach
			ZVK	zentralvenöser Katheter
i. m.	intramuskulär			
inf.	inferior			
i. v.	intravenös			

Grundlagen

A Allgemeiner Teil

Tipps für die Arbeit im operativen Fachgebiet

Persönliche Einstellung

Für die chirurgische Arbeit sind die richtige Einstellung und vor allem die realistische Einschätzung der eigenen Fähigkeiten und Möglichkeiten unabdingbare Voraussetzungen. Erforderlich sind die Bereitschaft zur Teamarbeit, geistige und körperliche Leistungsfähigkeit und insbesondere ständiges **Üben**. Komplikationen und auch Fehler sind zwar manchmal unvermeidlich; sie können aber für den betroffenen Patienten langfristige, wenn nicht lebenslange Einschränkungen und Veränderungen bedeuten.

Bei jeder Operation sind Sie auf Hilfe und Unterstützung angewiesen. Lernen Sie deshalb, im Team zu arbeiten.

Assistieren

Ihre ersten Schritte in der Chirurgie werden im Beobachten, Haken halten und dann in der Assistenz liegen. Assistieren Sie gern und seien Sie aufmerksam. Sie werden erfahren, dass es keine langweilige Tätigkeit ist, sondern die Chance, zuzuschauen und zu lernen.

Bereiten Sie sich vor. Sie lernen und erkennen viel mehr, wenn Sie schon vorher eine Vorstellung vom Operationsablauf und der möglichen Operationsverfahren haben.

Schauen Sie hin. Fragen Sie nach, wenn Ihnen Abläufe und Vorgehensweise unklar erscheinen. Beobachten Sie, welche Techniken der Operateur anwendet, wie er mit dem Gewebe umgeht, wie er Strukturen darstellt.

Schaffen Sie Übersicht, damit der Operateur die Hände frei hat. Als Assistent ist es eine Ihrer Aufgaben, für Übersichtlichkeit zu sorgen.

Arbeiten Sie ruhig und sorgfältig. Wenn Sie die Gelegenheit haben, einen Teil der Operation selbst übernehmen zu dürfen, so führen Sie diese Schritte sorgfältig durch.

Denken Sie mit. Zwar trägt der Operateur die letzte Verantwortung, doch jedem können Fehler unterlaufen. Auch erfahrene Operateure können Fehleinschätzungen unterliegen, die ihnen anschließend selbst unverständlich erscheinen. Es gilt der alte Spruch: Vier Augen sehen mehr als zwei. Die meisten Operateure schätzen kompetente Kommentare und Hinweise. Gerade in schwierigen Situationen ist es sinnvoll, mögliche Lösungen und Vorgehensweisen zu besprechen.

Operieren

Lernen Sie das Handwerk „Operieren" durch eigene Übung, auch wenn es heute mehr und mehr Operationskurse und Lehrgänge gibt. Theoretisches Wissen über Verfahren, Techniken und Einsatz von Instrumenten ist zwar wichtig und unabdingbare Voraussetzung für die eigenverantwortliche Tätigkeit als Operateur, jedoch werden Sie das Operieren nur durch Übung und eigene Erfahrung erlernen.

Lernen Sie den Rat erfahrener Chirurgen zu schätzen. Auch wenn Ihnen manche Techniken und Vorgehensweisen zunächst nicht behagen sollten, so werden Sie sich in schwierigen Situationen vielleicht später an das eine oder andere Vorgehen erinnern und es anwenden können. Je mehr Sie gesehen haben, umso flexibler können Sie selbst später in schwierigen Situationen reagieren.

Bereiten Sie sich immer vor. Theoretisch sollten Sie jeden Operationsschritt kennen, bevor Sie beginnen. Jeder im Team erwartet vom Operateur Kompetenz und die Fähigkeit, die Verantwortung auch zu übernehmen.

Konzentrieren Sie sich auf das, was in der jeweiligen Situation wirklich notwendig ist oder zumindest sinnvoll erscheint.

Seien Sie bei jedem Operationsschritt sorgfältig. Versuchen Sie, sinnvolle Entscheidungen zu treffen, und bedenken Sie die weiteren Folgen Ihres Handelns.

Bleiben Sie ruhig. Auch unerwartete Operationsbefunde oder unvorhergesehene Komplikationen müssen mit Kompetenz und Umsicht bewältigt werden. Es hilft keinem, wenn der Operateur die Nerven verliert. Bewahren Sie die Ruhe, legen Sie auch mal eine Pause ein, um das Problem zu beleuchten. Hören Sie sich Vorschläge Ihrer Mitarbeiter an, nehmen Sie kompetenten Rat an.

Überzeugen Sie durch Kompetenz, nicht durch Arroganz. Das Werfen von Instrumenten und Geschrei wird Ihnen keinen Respekt verschaffen. Denken Sie daran: Nichts ist peinlicher, als wenn grundsätzliche Techniken wie das Knoten nicht beherrscht werden. Deshalb: Bereits vorher üben!

Und vergessen Sie niemals: Am wichtigsten ist es, die richtige Operationsindikation zum richtigen Zeitpunkt zu stellen. Keine noch so gut durchgeführte Operation kann den Fehler einer falschen Indikationsstellung wieder ausgleichen.

Hände

Mit den Händen nehmen Sie Kontakt zum Körper des Patienten auf. Sie sind wichtig, um Gewebe zu beurteilen. Achten Sie auf passende und dichte **Handschuhe.** Ihre Fingerspitzen müssen eng von den Handschuhfingern umschlossen sein. Akzeptieren Sie das **Zittern** Ihrer Hände. Viele Menschen haben einen Tremor – vor allem, wenn sie angespannt sind oder sich konzentrieren. Sie müssen sich deshalb weder schämen noch besonders schnell operieren, um niemanden das Zittern sehen zu lassen. Auch die Einnahme von Beruhigungsmitteln, um das Zittern zu unterdrücken, ist nicht sinnvoll.

Probieren Sie lieber verschiedene **Positionen** aus, die das Zittern vermindern könnten. Stützen Sie die operierende, zitternde Hand ab oder legen Sie sie auf einer Unterlage auf. Auch mit der anderen Hand können Sie Ihre operierende Hand abstützen und das Zittern dadurch etwas verringern (■ Abb. 1).
Bedenken Sie, dass es vielen guten Operateuren so geht. Legen Sie auch einfach mal eine Pause ein.

> Nur durch ständiges Üben erreichen Sie irgendwann den Punkt, an dem Sie kunstfertig operieren, ohne über das, was Sie tun, nachdenken zu müssen. Üben Sie immer wieder chirurgische Techniken und Arbeitsabläufe, Sie werden mehr und mehr intuitiv handeln können.

Tipps für die Praxis

Üben Sie das Knoten, wann immer Sie können. Sie brauchen dazu keinen Operationstisch oder Patienten. Ein Faden und ein Knopf an Ihrem Kittel reichen. Üben Sie so lange, bis Sie die Technik automatisch, in jeder Position und mit jeder Hand beherrschen.

Besorgen Sie sich Nahtmaterial und leihen Sie sich Instrumente – auch Nähen lässt sich an jedem Material üben. Je unterschiedlicher, desto besser lernen Sie, auch mit den verschiedenen menschlichen Geweben umzugehen.

Arbeiten Sie ständig an sich, bauen Sie Ihre Fähigkeiten aus. Nur so wird es Ihnen gelingen, sich während der Operation auf die Einschätzung der Situation und die Entscheidung, was zu tun ist, zu konzentrieren.

Verhalten im Operationssaal – Selbstschutz

Erstes Ziel ist es, den Patienten zu schützen und vor Schaden zu bewahren. Gleichzeitig sollten Sie aber auch auf Ihren eigenen Schutz und den Ihrer Mitarbeiter achten. Der Umgang mit scharfen Instrumenten birgt eine **Verletzungsgefahr.** Außerdem ist eine **Kontamination** mit infektiösem Material bei jeder Operation möglich. Achtloser Umgang kann bei allen Beteiligten zu Verletzungen führen.

> Machen Sie es sich zur Gewohnheit, scharfe Instrumente nur nach vorheriger Ankündigung anzunehmen und abzugeben.

Bedenken Sie bei jedem Einsatz, dass sich Ihre Hände und die Ihres Assistenten in der Nähe oder sogar im Operationsgebiet befinden.
Bei Wunden an Ihren eigenen Händen können Sie einen sterilen **Okklusionsverband** oder ein Pflaster anlegen, bevor Sie die Handschuhe anziehen. Um das Risiko einer eigenen Infektion (z. B. Hepatitis B und C, HIV u. a.) zu verringern, tragen manche Chirurgen zwei Paar Handschuhe übereinander. Dieser vermeintlich bessere Schutz entbindet Sie jedoch

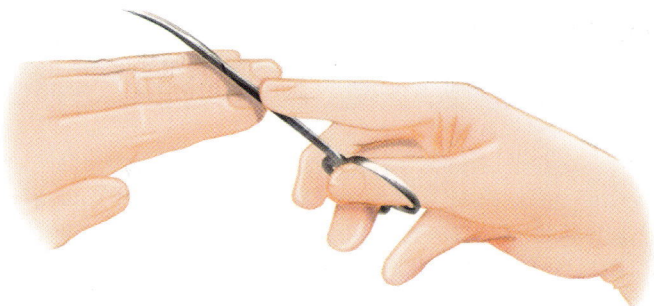

■ Abb. 1: Abstützen der Schere zum Vermeiden des Tremors.

nicht von der Sorgfalt, die Sie walten lassen sollten. Jede versehentliche Verletzung Ihrer Mitarbeiter und Ihrerseits sollte vermieden werden.
Der Operationsbereich gilt als **Bereich erhöhter Infektionsgefahr.** Bei bestehender Schwangerschaft müssen Sie nicht nur sich und Ihr ungeborenes Kind vor Infektionen schützen, Sie müssen auch damit rechnen, dass Ihr Arbeitgeber und die zuständigen Behörden (Gewerbeaufsichtsamt, Berufsgenossenschaft) eine Tätigkeit im Operationssaal nicht zulassen.

Verletzung oder Nadelstichverletzung

Sollte es trotz aller Vorsichtsmaßnahmen zu einer Verletzung oder Nadelstichverletzung mit kontaminierten Instrumenten oder Nadeln kommen, so ergreifen Sie Maßnahmen, um das Infektionsrisiko zu verringern. Fördern Sie die Blutung, indem Sie auf das umliegende Gewebe drücken, und **desinfizieren** Sie die Wunde.
Von Ihrem behandelten Patienten und seinem Infektstatus hängt es ab, ob eine postexpositionelle Prophylaxe (z. B. bei HIV) sinnvoll und auch erforderlich ist. Melden Sie daher umgehend Verletzungen, um eine rasche Behandlung einleiten zu können. Für spätere Ansprüche (Berufskrankheit) sollten Sie eine sorgfältige Dokumentation jeder Verletzung im Operationssaal mit potentiell infektiösem Material veranlassen (Betriebsarzt, D-Arzt, Notfall-Ambulanz).

Zusammenfassung

✖ Bedenken Sie die **Konsequenzen** und das Ausmaß Ihres Handelns. Ein Patient ist Ihnen anvertraut. Ihre vordringliche Aufgabe ist es, Schaden zu vermeiden.

✖ Beginnen Sie **nie unvorbereitet** eine Operation.

✖ Je mehr Sie wissen, desto mehr werden Sie sowohl vom Assistieren als auch vom Operieren profitieren. Mit zunehmendem **Sachverstand** sind Sie fähig, mitzudenken und Probleme zu erkennen.

Patientenvorbereitung 1: Aufklärung und Einwilligung

> Jeder operative und invasive Eingriff stellt eine Körperverletzung dar.

Im Rahmen der ärztlichen Behandlung ist diese Körperverletzung nur straffrei, wenn der Patient zuvor in den Eingriff eingewilligt hatte; er verfügt über ein **Selbstbestimmungsrecht.** Die Einwilligung eines Patienten ist allerdings nur wirksam, wenn er ausreichend über den geplanten Eingriff aufgeklärt worden ist. Die **Aufklärung mit anschließender Einwilligung** ist unabdingbare Grundlage jeder ärztlichen und insbesondere jeder chirurgischen Behandlung. Auf der anderen Seite hat aber auch jeder Patient das Recht, einen Eingriff abzulehnen. Auch dies setzt jedoch eine ausreichende Aufklärung des Patienten voraus, damit er „informiert" ablehnen kann.

Wer muss einwilligen?

> Grundsätzlich muss jeder Patient selbst einwilligen.

Bei minderjährigen Patienten sollten beide Eltern einwilligen. Bei kleineren Eingriffen wird häufig die Einwilligung eines Elternteils als ausreichend erachtet. Prinzipiell ist der Elternteil aufzuklären, der das Sorgerecht für das Kind hat (s. auch S. 6).

Auch ein fremdsprachiger Patient hat das Recht auf Selbstbestimmung. Zur Aufklärung und Einwilligung ist bei Verständigungsproblemen ein Dolmetscher hinzuzuziehen.

Ein bewusstloser, unzurechnungsfähiger oder nicht kommunikationsfähiger, also willensunfähiger Patient kann nicht selbst einwilligen. Richtlinie für das ärztliche Handeln ist dann der mutmaßliche Patientenwille, der auch in Form einer Vorsorgevollmacht oder einer Betreuungsverfügung („Patiententestament") hinterlegt sein kann. Ansonsten übernimmt die Einwilligung ein gesetzlich eingesetzter Betreuer. Ist der Patient willens- oder einwilligungsunfähig und besteht akute **Lebensgefahr,** müssen Sie als verantwortlicher Arzt allerdings auch ohne Aufklärung und Einwilligung tätig werden: Sie müssen zum Wohle des Patienten handeln.

Wann erfolgt die Aufklärung?

Die Aufklärung muss **rechtzeitig** erfolgen, so dass der Patient sich in Ruhe mit dem Eingriff und seinen möglichen Komplikationen auseinandersetzen und die Konsequenzen abwägen kann. Der Zeitpunkt ist abhängig von Größe, Komplexität und Dringlichkeit des Eingriffs, aber auch von individuellen Bedenken, Wünschen und Fragen des Patienten. Wichtig ist, dass der Patient (außer vielleicht im lebensbedrohlichen Notfall) Zeit hat, sich damit zu befassen und Fragen zu stellen, um wirksam einwilligen zu können.

> Eine Aufklärung im Operationssaal oder im Vorbereitungsraum ist zu spät!

Wie erfolgt die Aufklärung?

Das aufklärende Gespräch informiert den Patienten über den **Eingriff** und die **Behandlungsziele** sowie mögliche **Alternativen** und die jeweiligen möglichen **Komplikationen.** Das Gespräch und sein Inhalt (Eingriff, Risiken, mögliche Komplikationen) sind zu dokumentieren. Die Dokumentation ersetzt jedoch nicht das Aufklärungsgespräch.

> Bedenken Sie, dass Sie im Falle einer Klage nachweisen müssen, den Patienten über den Eingriff und seine Risiken rechtzeitig und ausreichend aufgeklärt zu haben.

Erst die Aufklärung ermöglicht es dem Patienten, rechtskräftig seine Einwilligung zum jeweiligen Eingriff zu geben. Geben Sie Ihrem Patienten Zeit, sich mit der Operation auseinanderzusetzen. In vielen Fällen existieren standardisierte **Aufklärungsbögen,** die Sie Ihrem Patienten rechtzeitig zur Verfügung stellen können. Nehmen auch Sie sich Zeit für Fragen, hören Sie Ihrem Patienten zu. Die meisten Klagen werden eingereicht, wenn Patienten sich nicht ernst genommen oder abgeschoben fühlten oder ihre Fragen und Sorgen nicht angehört wurden.

> Versuchen Sie als verantwortlicher Operateur, die Operation selbst mit Ihrem Patienten zu besprechen. Dies ist gerade in größeren Kliniken, bei Schichtdienst und bei sehr kurzen präoperativen Aufenthalten der Patienten zwar nicht immer möglich, aber vor allem für den Patienten beruhigend und vertrauensfördernd.

Aufklärungsnachweis

Der vollständig ausgefüllte und vom Patienten unterzeichnete Einwilligungsbogen stellt eine **Urkunde** dar. Der Patient bestätigt mit seiner Unterschrift, dass ein Aufklärungsgespräch stattgefunden hat, dass mögliche Risiken und Komplikationen besprochen wurden und dass er der Behandlung explizit zustimmt.
Häufig werden Einwilligungsbögen zwar unterschrieben, jedoch nicht vollständig und korrekt ausgefüllt. Folgende wichtige Punkte werden oft nicht erwähnt:

▶ Angabe spezifischer Risiken,
▶ Fragen des Patienten,
▶ Zustimmung zur Operation und
▶ genaue Bezeichnung der Operation.

Ihrer **Absicherung** als Arzt dient es, wenn Sie zumindest in einer Aktennotiz den Gesprächsinhalt und -zeitpunkt festhalten und notieren, dass jeder Schritt der Aufklärung stattgefunden hat. Auch die Aushändigung von Aufklärungsbögen, ihre Unterzeichnung oder auch der Grund ihrer nochmaligen Aushändigung und späten Unterzeichnung sollten aufgezeichnet werden.

> Die Einwilligung des Patienten zum Eingriff sollte immer möglichst schriftlich festgehalten werden (entweder in Einwilligungsformularen oder direkt in der Dokumentation).

Im Fall einer **Klage** kann der Arzt seiner Beweislast durch Vorlage der Behandlungsunterlagen und Einwilligungsformulare nachkommen. Dem **Bundesgerichtshof** (BGH) genügen vor allem bei niedergelassenen Ärzten in der Regel die Dokumentation der Aufklärung und die Bestätigung regelmäßiger Aufklärungsgespräche etwa durch das Praxispersonal. Der BGH steht der Aufklärung durch Formulare skeptisch gegenüber, akzeptiert sie allerdings, wenn sie ausreichend individualisiert erfolgt ist und konkrete Risiken erwähnt worden sind. Sinnvoll und von der Rechtsprechung gefordert sind im klinischen Bereich auch entsprechende Dienstanweisungen.

Betreuung

Für Erwachsene, die aufgrund einer psychischen **Krankheit** oder einer körperlichen, geistigen oder seelischen **Behinderung** ihre Angelegenheiten ganz oder teilweise nicht besorgen können, kann eine Betreuung eingerichtet werden. Früher wurde dies Vormundschaft, Entmündigung oder Gebrechlichkeitspflege genannt. Die rechtlichen Einzelheiten regelt das Bürgerliche Gesetzbuch §§ 1896 ff.
Das Wesen der Betreuung besteht darin, dass für eine volljährige Person ein **Betreuer** bestellt wird, der in einem genau festgelegten Umfang für sie handelt. Das Selbstbestimmungsrecht des Betroffenen soll dabei gewahrt bleiben, soweit dies möglich und seinem Wohl zuträglich ist. Seine Wünsche sind in diesem Rahmen zu beachten.
Für Sie als betreuenden Arzt bedeutet dies, dass Sie sich im Falle einer schon eingerichteten Betreuung für die Aufklärung und Einwilligung mit dem Betreuer auseinandersetzen. Sollte Ihnen auffallen, dass ein Patient vor einer elektiven Operation unzurechnungs- oder nicht kommunikationsfähig erscheint, so obliegt es Ihnen, die Einrichtung einer Betreuung zu veranlassen. Anderenfalls können Sie nicht von einer rechtskräftigen Einwilligung in die Operation ausgehen.

> Bei Bewusstlosigkeit, Notfällen und insbesondere bei Lebensgefahr können Sie unter Beachtung des mutmaßlichen Patientenwillens auch ohne Aufklärung und Einwilligung nach bestem Wissen und Gewissen tätig werden.

Die Befragung der Angehörigen stellt dabei die Erfragung des mutmaßlichen Patientenwillens dar; eine rechtskräftige Einwilligung kann ein Angehöriger jedoch nur abgeben, wenn er der gesetzliche Betreuer ist.

Patientenverfügung

Mit einer Patientenverfügung kann jeder Patient zum Ausdruck bringen, dass in bestimmten und umschriebenen Situationen, die zum Tode führen können, **keine lebensverlängernde Behandlung** mehr gewünscht wird. Folgerichtig geht es in der Patientenverfügung um Anweisungen zur **Sterbebegleitung** und zum Verzicht auf Behandlungsmaßnahmen bei absehbarem Todeseintritt.
Neben dem Behandlungsverzicht bei unheilbaren Erkrankungen kann die Patientenverfügung auch Wünsche zur **Palliativbehandlung** (z. B. Analgesie, Sedierung etc.) enthalten, auch wenn die medikamentöse Behandlung als Nebenwirkung den Todeseintritt beschleunigen kann.
Aktive Sterbehilfe ist in Deutschland gesetzlich verboten.
Die Patientenverfügung erläutert den mutmaßlichen Willen des Patienten und wird daher nur herangezogen, wenn ein Patient nicht mehr einwilligungsfähig ist und an einer Erkrankung leidet, die zum Tode führen wird.

> Wenn Ihr Patient an einer Erkrankung leidet, die zum Tode führen wird, befragen Sie Angehörige, ob eine Patientenverfügung existiert. Sie sollte schriftlich vorliegen, eine notarielle Beglaubigung ist wünschenswert, aber nicht zwingend erforderlich.

Bluttransfusion

Die Bluttransfusion stellt – wie jeder operative Eingriff – eine invasive Maßnahme dar. Sie erfordert sowohl eine **Aufklärung** des Patienten über Sinn und mögliche Komplikationen als auch seine **Einwilligung,** um durchgeführt werden zu können.
Wie bei jeder anderen einwilligungspflichtigen Maßnahme sind Sie als Arzt dazu angehalten, Alternativen aufzuzeigen und gemeinsam mit Ihrem Patienten mögliche andere Lösungen zu finden. Es gilt auch hier das **Selbstbestimmungsrecht** des Patienten; er hat das Recht, eine empfohlene Bluttransfusion abzulehnen (z. B. Zeugen Jehovas).
Klären Sie im Gespräch, inwieweit Ihr Patient der Verwendung von Bluthauptbestandteilen (Blutplasma, Blutplättchen, roten und weißen Blutkörperchen) oder von Plasmafraktionen (Albumine, Globuline, Gerinnungsfaktoren, Fibrinogen u. Ä.) zustimmen würde.
Eltern treffen die Entscheidung für ihre minderjährigen Kinder. Bei Lebensgefahr können die Eltern kurzfristig (z. B. auch für die Dauer der Blutspende) entmündigt werden (s. a. S. 6; „Kinder").

Patientenvorbereitung 2: präoperative Maßnahmen

Besondere Situationen

Kinder: Die Vertretung steht den beiden Eltern gemeinsam zu, während das Kind, soweit es ausreichend einsichtsfähig ist, nur ein Vetorecht gegen relativ indizierte Eingriffe hat. Nach Ansicht des Bundesgerichtshofs kann die Anwesenheit des Minderjährigen bei einem Aufklärungsgespräch ausreichend sein, um dessen Selbstbestimmungsrecht auch dann zu genügen, wenn die Einwilligung von den Eltern erklärt worden ist. Es ist die Zustimmung beider Elternteile (soweit sorgeberechtigt) erforderlich. Als behandelnder Arzt können Sie aber auf die Mitteilung des erschienenen Elternteils vertrauen, zur Zustimmung für den anderen bevollmächtigt zu sein. Dies gilt jedenfalls bei Routineeingriffen leichterer Art ohne weitreichende Risiken, andernfalls ist auch der nicht erschienene Elternteil zu beteiligen.

> Im Gegensatz zum Selbstbestimmungsrecht erwachsener Patienten können Eltern allerdings für Ihre Kinder dringend indizierte Eingriffe nicht ohne weiteres ablehnen.

Bei widersprüchlichen Erklärungen der Eltern sowie bei Ablehnung eines lebensnotwendigen Eingriffs können Sie das **Vormundschaftsgericht** einschalten, um eine Einwilligung zu erhalten. Im Notfall können auch Sie selbst die Durchführung einer zweifelsfrei gebotenen Maßnahme verantworten.

Einwilligungsunfähigkeit kann bei schweren psychischen Erkrankungen oder geistigen Behinderungen vorliegen. In diesem Fall ist die Einwilligung des jeweiligen **gesetzlichen Vertreters** erforderlich. Dies sind bei Minderjährigen (s. o.) zumeist die Eltern bzw. ein Vormund oder Ergänzungspfleger, bei Volljährigen ein rechtlicher Betreuer oder ein für Gesundheitsangelegenheiten Bevollmächtigter. Bei gefährlichen Behandlungsmaßnahmen benötigt ein Betreuer oder Bevollmächtigter zusätzlich eine Genehmigung des Vormundschaftsgerichts (§ 1904 BGB)

Notfälle: Die erforderliche Aufklärung reduziert sich in Abhängigkeit von der Dringlichkeit des Eingriffs und der Einsichtsfähigkeit des Patienten. Soweit möglich sind Familienangehörige oder sonstige Vertrauenspersonen des Patienten zu beteiligen, um den mutmaßlichen Willen des Patienten zu bezeugen.

Geburtshilfe: In allen Fällen, in denen die ernsthafte Möglichkeit besteht, dass die Einwilligung einer Schwangeren zum weiteren Vorgehen erforderlich wird, muss der Arzt rechtzeitig aufklären. Er kann sich dann nicht darauf berufen, der Geburtsfortgang habe das Aufklärungsgespräch verhindert. Insbesondere erfordert die Alternative Sectio statt vaginaler Entbindung eine Eingriffsaufklärung zur Patientenselbstbestimmung. Die mögliche epidurale Anästhesie zur Geburt ist auch mit Risiken behaftet und, da nicht vital indiziert, nur mit vorheriger Einwilligung der Gebärenden zulässig.

Erweiterung einer besprochenen Operation: Häufig erkennt auch ein sorgfältig planender Arzt erst im Laufe der Operation das Erfordernis, weitere Maßnahmen zu ergreifen. Nur wenn der erweiterte Eingriff lebenswichtig ist, kann der Arzt ihn ohne Unterbrechung vornehmen, die Einwilligung gilt als mutmaßlich erteilt, wenn ein verständiger Patient zustimmen würde. Als behandelnder Arzt müssen Sie sich und Ihr Handeln allerdings rechtfertigen können.

Präoperative Untersuchungen

Zur Diagnostik vieler Erkrankungen gehören weiterführende Untersuchungen. Ist die Indikation zur Operation gestellt, so ist neben der rechtskräftigen Einwilligung des Patienten (s. S. 4) auch die eigentliche Operationsvorbereitung nötig.

> Jeder Eingriff stellt eine körperliche Schädigung dar, der nur durch die Annahme gerechtfertigt wird, dass der Eingriff dem Patienten mehr nutzt als schadet.

Von großer Bedeutung ist eine sorgfältig erhobene **Anamnese,** um Vorerkrankungen zu erfragen und Gefährdungen zu erkennen (z. B. erhöhte Blutungsneigung bei Antikoagulation, maligne Hyperthermie, Allergien etc.). Um mögliche und vermeidbare Gefahren und Risiken schon im Vorfeld zu erkennen und entsprechend reagieren zu können, werden im Rahmen der Operationsvorbereitung zudem einige **Standardparameter** bestimmt.

> Präoperativ müssen Sie das individuelle Operationsrisiko abschätzen und mögliche Gefährdungen erkennen, um entsprechende Maßnahmen zum Schutz des Patienten prä-, intra- und postoperativ ergreifen zu können.

Laborwerte: Zu den Standarduntersuchungen gehören die Bestimmung der Laborwerte, insbesondere der Elektrolyte, der Gerinnungswerte, des Blutbilds und bei zu erwartender Kontrastmittelgabe der Nierenwerte und des TSH. Es gilt dabei einen Überblick über das individuelle Risiko- und Gefährdungsprofil Ihres Patienten zu bekommen. Elektrolytentgleisungen können in Kombination mit einer Narkose zu Herz- und Kreislaufproblemen führen. Eine Exsikkose sollte möglichst ausgeglichen werden, da es bei einer Operation und einer Narkose zu Blutdruckabfall und damit zur verminderten Gewebeperfusion kommen kann. Kontrastmittelgaben können bei eingeschränkter Nierenfunktion zum Nierenversagen und bei latenter Hyperthyreose zu einer thyreotoxischen Krise führen.

EKG: Bestehen bekannte Erkrankungen des Herz-Kreislauf-Systems oder überschreitet der Patient ein bestimmtes Alter, so dient das EKG der Orientierung, inwieweit eine kardiale Gefährdung seitens der Narkose und Operation vorliegen könnte.

Röntgen-Thorax: In der präoperativen Routinediagnostik wird immer noch ein Röntgen-Thoraxbild in vielen Kliniken angefertigt, vor allem bei Patienten im fortgeschrittenen Alter. Dies ist v. a. sinnvoll, wenn anamnestisch kardio-pulmonale Erkrankungen bekannt sind. Bei jüngeren, sonst gesunden Patienten wird in der Regel darauf verzichtet.

Weitere Untersuchungen: In Abhängigkeit von der Dringlichkeit der Operation und dem individuellen Risiko des Patienten kann die übliche Routinediagnostik noch um weitere Untersuchungen erweitert werden, z. B. um eine Lungenfunktionsprüfung bei eingeschränkter Lungenfunktion oder chronischer Lungenerkrankung.
Fehlen nach Anamnese und körperlicher Untersuchung jegliche Hinweise auf mögliche zusätzliche Gefährdungen des Patienten infolge Vorerkrankungen, Medikamenteneinnahme oder anamnestischen Angaben, so kann auch auf jede weitere Diagnostik vor kleineren operativen Eingriffen verzichtet werden.

> Kindern und jungen Erwachsenen, die sonst gesund sind, wird heute nur noch in Ausnahmefällen präoperativ Blut abgenommen.

Bluttransfusion

> Die Gabe von Blut und Blutprodukten stellt eine invasive Maßnahme dar. Durch Fremdbluttransfusionen können Erkrankungen wie Hepatitis, HIV, Zytomegalie u. a. übertragen werden. Ihre Gabe bedarf daher einer Einwilligung seitens des Patienten nach entsprechender Aufklärung (s. S. 4).

Bei Eingriffen, die mit einem transfusionsbedürftigen Blutverlust einhergehen könnten, wird daher präoperativ die Blutgruppe bestimmt. Teilweise werden auch schon Blutkonserven bzw. Erythrozytenkonzentrate gekreuzt, die dann kurzfristig verabreicht werden können.
Bei elektiven Eingriffen ist der Patient darüber zu informieren, dass eine präoperative Eigenblutspende durchgeführt werden kann. Wegen der begrenzten Haltbarkeit der entnommenen Blutkonserven ist diese frühestens fünf Wochen vor der geplanten Operation sinnvoll.

Zu den Kontraindikationen einer Eigenblutspende zählen u. a. Infekte, dekompensierte Herzinsuffizienz, frischer Myokardinfarkt, Blutkrankheiten, Anämie, Gerinnungsstörungen, dekompensierte Niereninsuffizienz und Leberzirrhose.

Nahrungskarenz

Vor den meisten Eingriffen wird eine Nahrungskarenz von mindestens vier Stunden für Tee und Wasser und von mindestens sechs Stunden für feste Nahrung angestrebt, um den Magen bei Narkoseeinleitung weitgehend leer zu halten. Üblich ist bei elektiven Eingriffen eine Nahrungskarenz ab ca. 22 Uhr des Vortags.

> Bei vollem Magen – und damit auch bei Notfalleingriffen ohne Einhaltung der Nahrungskarenz – ist bei der Narkoseeinleitung das Risiko des Erbrechens durch Magenreflux mit folgender Aspiration erhöht.

Beim Ileus kann nur eine Magensonde die Entleerung des Magens bewirken, allerdings birgt auch das Legen der Magensonde ein Aspirationsrisiko. Meist wird der Anästhesist eine so genannte Ileuseinleitung wählen.

Sonden- und parenterale Ernährung

Der Ernährungszustand eines Patienten hat Einfluss auf die postoperative Regeneration und die Wundheilung. Präoperativ sollte daher eine katabole Stoffwechsellage vermieden werden. Wenn sich ein erforderlicher operativer Eingriff planen lässt, sollten Sie daher mangelernährten Patienten präoperativ eine hyperkalorische Ernährung verordnen.

Vorzugsweise erfolgt diese oral oder enteral (z. B. über Sonde), alternativ auch als parenterale Ernährung. Bedenken Sie, dass viele ältere und auch adipöse Patienten häufig mangel- oder fehlernährt sind und von einer balancierten präoperativen Ernährung über mehrere Tage profitieren.

Abführmaßnahmen

Während früher bei manchen Eingriffen umfangreiche Abführmaßnahmen zur vollständigen Entleerung des Darmes durchgeführt wurden, ist dies heute nur noch die Ausnahme. Auch vor Dickdarmeingriffen wird lediglich ein Klysma oder ein Einlauf am Vorabend bei sonst flüssiger Kost verabreicht. Vor rektalen Eingriffen wird das Rektum mit Hilfe eines Klysmas entleert.

Körperreinigung und Rasur

Die gründliche Körperreinigung vor einer Operation dient der Keimreduktion auf der Haut und damit der Infektionsprophylaxe. Duschen und Waschen mit einer antiseptischen Seifenlösung ist vor elektiven Operationen zu empfehlen. Dies erfolgt in Abhängigkeit von der Mobilität des Patienten, seinem Allgemeinzustand und der Dringlichkeit der Operation. Insbesondere vor Baucheingriffen wird auf eine sorgfältige Nabelreinigung geachtet.
Die atraumatische Rasur des vorgesehenen Operationsfeldes erfolgt erst am Operationstag. Hautverletzungen sind dabei zu vermeiden, da diese Eintrittspforten für Erreger darstellen. Eine Alternative bei elektiven Operationen ist die Anwendung einer Enthaarungscreme.

Zusammenfassung

✖ Grundsätzlich hat jeder Patient ein Recht auf **Selbstbestimmung.**

✖ Nur eine rechtswirksame **Einwilligung** nach ausreichender **Aufklärung** ermöglicht Straffreiheit. Wesentlich ist die sorgfältige **Dokumentation** von Aufklärung und Einwilligung.

✖ Zu jeder Operationsvorbereitung gehört eine sorgfältige **Anamnese.**

✖ Durch verschiedene präoperative **Untersuchungen** sollen individuelle Risikofaktoren erkannt werden.

Perioperative Prophylaxe

Tetanusprophylaxe

Tetanusinfektion: Während Tetanus in den Ländern der westlichen Welt nur noch **selten** vorkommt, sterben in den Entwicklungsländern jährlich bis zu eine Million Menschen an den Folgen dieser Infektionskrankheit. Erreger ist das ubiquitär vorkommende Bakterium **Clostridium tetani,** das über Verletzungen in den Organismus gelangt. Noch immer endet eine Tetanusinfektion trotz aller Therapiemaßnahmen in fast der Hälfte aller Fälle letal.

Flächendeckende Impfungen haben jedoch zu einem erheblichen Rückgang der Inzidenz geführt. Die aktive Impfung wird üblicherweise im Kleinkindalter mit drei Impfungen in vierwöchigem Abstand durchgeführt und führt zu einem Impfschutz wenige Wochen nach der Impfung. Auffrischimpfungen erfolgen im Kindes- und Jugendlichenalter, dann in zehnjährigen Abständen.

Vorgehen bei Verletzungen: Bei jeder Verletzung ist umgehend der **Impfstatus** und somit der Tetanusschutz zu klären. In vielen Fällen können Patienten darüber leider keine Auskunft geben!

> Bei Verletzungen und nicht vorhandenem oder unklarem Impfschutz ist die Simultanimpfung mit aktivem und passivem Impfstoff empfohlen: Tetanol und Tetagam.

Da es sich bei Clostridien um anaerobe Keime handelt, gehört zur Tetanusprophylaxe nach Verletzungen auch die **gründliche chirurgische Wundversorgung.**

Thromboseprophylaxe

Jede Operation ist mit einem erhöhten Thromboserisiko verbunden. Die Entstehung einer Thrombose wird begünstigt durch Stase des Blutes, Veränderungen der Venenwand und Veränderung der Blutviskosität **(Virchow-Trias).** Das Thromboserisiko und der Nutzen einer Thromboseprophylaxe sind Sachverhalte, die im Rahmen von **Aufklärung und Einwilligung** (s. S. 4) erörtert werden sollten.

Wichtige prophylaktische Maßnahmen sind eine frühzeitige Mobilisation, das Aktivieren der Muskelpumpe der Waden sowie die Kompressionsbehandlung der Beine zur Verbesserung des venösen Rückstroms.

Die Indikation zur medikamentösen Thromboembolieprophylaxe muss bei jedem Patienten in Abhängigkeit von der Schwere der Operation, dem Ausmaß der Immobilisation sowie dispositionellen Risikofaktoren gestellt werden. Begonnen wird die Thromboseprophylaxe am Abend vor der Operation.

Das individuelle Risiko des Patienten spielt eine wichtige Rolle bei der Verordnung einer Thromboseprophylaxe.
Zu den individuellen Risikofaktoren zählen:

▶ Venöse Thromboembolie in der Anamnese
▶ Angeborene oder erworbene thrombophile Hämostasedefekte (z. B. Antithrombin-, Protein-C-, Protein-S-Mangel, APC-Resistenz u. a.)
▶ Malignome
▶ Schwangerschaft und Postpartalperiode
▶ Höheres Alter (> 50 Jahre)
▶ Therapie mit oder Blockade von Sexualhormonen (Kontrazeptiva, Hormonersatztherapie)
▶ Chronisch venöse Insuffizienz (CVI)
▶ Schwere, systemisch wirksame Infektion
▶ Starkes Übergewicht (Body Mass Index > 30)
▶ Herzinsuffizienz NYHA III° oder IV°
▶ Nephrotisches Syndrom

Auch operationsbedingte Thromboserisiken sind zu beachten. Um die Notwendigkeit einer perioperativen Thromboseprophylaxe beurteilen zu können, werden Operationen je nach Thromboserisiko **in drei Gruppen** unterteilt (▮ Tab. 1).

Sonderfälle:
▶ **Malignompatienten** haben ein zusätzliches Thromboserisiko und sollten für mindestens zwei Wochen eine Thromboseprophylaxe erhalten.
▶ Bei Patienten, die eine Extremität nicht voll belasten dürfen, sollte für die Dauer der Entlastung eine Thromboseprophylaxe durchgeführt werden.
▶ Bei **Jugendlichen** mit beginnenden Pubertätszeichen sind expositionelle und dispositionelle Risikofaktoren wie bei Erwachsenen zu bewerten.
▶ Bei **Kindern** ist eine medikamentöse Prophylaxe nur in Ausnahmefällen erforderlich.

Medikamentöse Thromboseprophylaxe besteht heute in der Regel in der Gabe von **niedermolekularen Heparinderivaten,** die subkutan injiziert werden. Die Dosis wird in vielen Fällen dem eingeschätzten Risiko angepasst.

Gruppe 1 – niedriges Risiko	▶ kleinere oder mittlere operative Eingriffe mit geringer Traumatisierung ▶ Verletzungen ohne oder mit geringem Weichteilschaden ▶ geringes individuelles dispositionelles Risiko	▶ Auf eine Thromboseprophylaxe kann verzichtet werden, wenn keine zusätzlichen Risikofaktoren vorliegen.
Gruppe 2 – mittleres Risiko	▶ länger dauernde Eingriffe ▶ gelenkübergreifende Immobilisation der unteren Extremität im Hartverband ▶ niedriges operations- bzw. verletzungsbedingtes Thromboembolierisiko und zusätzlich dispositionelles Thromboembolierisiko	▶ Eine Thromboseprophylaxe von mindestens einer Woche sollte durchgeführt werden.
Gruppe 3 – hohes Risiko	▶ größere Eingriffe in den Körperhöhlen der Brust-, Bauch- und Beckenregion ▶ Polytrauma ▶ schwerere Verletzungen oder größere Eingriffe an Wirbelsäule, Becken und/oder unterer Extremität ▶ mittleres operations- bzw. verletzungsbedingtes Risiko und zusätzliches dispositionelles Risiko ▶ Thrombose oder Lungenembolie in der Eigenanamnese	▶ Eine Thromboseprophylaxe von mindestens zwei Wochen sollte durchgeführt werden.

▮ Tab. 1: Einteilung der Operationen nach Thromboserisiko.

Bei Kontraindikationen zu niedermolekularem Heparin erfolgt die Antikoagulation mit **unfraktioniertem Heparin,** das sowohl kontinuierlich venös oder auch in Einzelgaben zwei- bis dreimal täglich subkutan verabreicht wird **(Vollheparinisierung).** Auch nach gefäßchirurgischen Eingriffen wird dieses Schema häufig angewandt. Vorteil der Vollheparinisierung ist die leichte **Steuerbarkeit** über die Bestimmung der Gerinnungswerte (verlängerte PTT).

Antibiotikaprophylaxe

Um das Risiko postoperativer Infektionen zu verringern, achten Sie auf sorgfältige Hygiene, perioperative Asepsis sowie eine atraumatische Operationstechnik. Ergänzend wird heute bei vielen Eingriffen eine perioperative Antibiotikaprophylaxe verabreicht. Dies geschieht insbesondere bei **erhöhtem individuellem Infektionsrisiko** wie z. B. bei Immunsuppression oder Multimorbidität.
Auch das **operationsbedingte Infektionsrisiko** ist zu beachten. Dazu zählen:

▶ das erhöhte Risiko einer **intraoperativen Kontamination** der Wunde (z. B. Kolonchirurgie, septische Chirurgie) und
▶ das Risiko für erhebliche **Folgeschäden** durch eine Infektion (z. B. bei Implantaten, Operationen an großen Gelenken und offenen Frakturen).

Die Verabreichung einer Antibiotikaprophylaxe erfolgt perioperativ. Wirkungsvoll kann die Prophylaxe nur sein, wenn ein ausreichender Wirkspiegel im Gewebe von der Inzision bis zur Naht vorliegt. Dementsprechend sollte das Antibiotikum kurz vor Beginn der Operation intravenös injiziert werden. Zu beachten ist dabei die Anlage einer Blutsperre oder Blutleere. Üblich ist die einmalige Gabe, bei längeren Operationen wird unter Berücksichtigung der **Halbwertszeit** des verordneten Antibiotikums auch die wiederholte Gabe erforderlich.
Bei der Auswahl des geeigneten Antibiotikums müssen Sie neben der Halb-

wertszeit auch die Gewebeverteilung und das abzudeckende **Keimspektrum** berücksichtigen, das von Klinik zu Klinik etwas unterschiedlich ist. Meist werden Cephalosporine der 2. Generation evtl. in Kombination mit Metronidazol ausgewählt, um auch anaerobe Keime zu erfassen.

> Sogenannte Reserveantibiotika haben in der perioperativen Prophylaxe nichts verloren!

Die Grenzen zwischen der einmaligen perioperativen Antibiotikaprophylaxe und einer verlängerten Gabe auch zu therapeutischen Zwecken, wie sie bei septischen Eingriffen oder Darmoperationen angewandt wird, sind fließend. Gefäß- oder Blasenkatheter sowie Drainagen rechtfertigen nicht den prophylaktischen Einsatz von Antibiotika. Durch unkritischen Einsatz von Antibiotika wird vielmehr das Risiko der Keimselektion und Resistenzentwicklung erhöht!

Analgetika und Sedativa

Bei Elektivoperationen sollte jeder Patient entspannt und ausgeruht der Opera-

tion entgegenblicken können. Dazu wird im Rahmen der Prämedikation meist vom Anästhesisten ein Schlaf- und/oder Beruhigungsmittel verordnet.
Postoperativ steht die Schmerzbehandlung im Vordergrund.

> Schmerzen verursachen Stress und verschärfen die katabole postoperative Stoffwechsellage.

Die Analgesie erfolgt individuell und abhängig von den individuellen Risikofaktoren und der Größe des Eingriffs. Grundlage der Schmerzbehandlung ist das **WHO-Stufenschema,** das eine gute Orientierung bietet (▮ Tab. 2). Ergänzend können Sie neben Analgetika auch Antidepressiva, Neuroleptika, Kortikosteroide und andere Medikamente zur Unterstützung einsetzen. Ungeachtet der medikamentösen Schmerzbehandlung stehen Ihnen weitere Maßnahmen wie Peridural- und andere Schmerzkatheter sowie die Lokalanästhesie zur Verminderung postoperativer Schmerzen zur Verfügung. Denken Sie rechtzeitig an diese Verfahren und nutzen Sie diese. Ihre Patienten werden davon profitieren.

Schmerzgrad		Empfohlene Medikation
Stufe 1	Leichte bis mittlere Schmerzen	Nichtsteroidale Antiphlogistika (NSAR) oder nichtopioide Analgetika, z. B. Metamizol, Paracetamol
Stufe 2	Mittlere bis starke Schmerzen	Schwach opioide Analgetika, z. B. Tramadol, in Kombination mit nichtopioiden Analgetika
Stufe 3	Stärkste Schmerzen	Starke Opioidanalgetika, z. B. Morphin und seine Derivate, in Kombination mit Medikamenten der Stufe 1

▮ Tab. 2: WHO-Stufenschema zur Analgesie.

Zusammenfassung

✖ Bei Verletzungen muss eine Überprüfung und ggf. Auffrischung der **Tetanusprophylaxe** erfolgen (Simultanimpfung).
✖ Die Art und das Ausmaß der **Thrombose- und Antibiotikaprophylaxe** sind abhängig von individuellen und operationsbedingten Risikofaktoren.
✖ In der **postoperativen Analgesie** findet das WHO-Stufenschema Verwendung.

Operationsorganisation

Unabhängig von der Vorbereitung Ihres Patienten, der Abklärung der individuellen Risikofaktoren und der Einleitung einer entsprechenden Behandlung, um das perioperative Risiko für den Patienten so gering wie möglich zu halten, gibt es ein paar praktische Aspekte in der Organisation einer Operation. Eine Operation erfordert den koordinierten Einsatz von Chirurgen, Anästhesisten, Schwestern und Pflegern im Stations- und Operationsbereich. Es ist oftmals keine leichte Aufgabe, den reibungslosen Ablauf im Operationssaal zu gewährleisten. Schon im Vorfeld können Sie jedoch entscheidend zur übersichtlichen Planung beitragen.

Stellen der Operationsindikation

Jede Operation ist juristisch gesehen für den Patienten eine Körperverletzung. Nur der potentiell höhere Nutzen im Hinblick auf eine Heilung oder eine Linderung von Beschwerden rechtfertigt diese Maßnahme. Daher lautet zu Anfang immer die wichtigste Frage: **Ist es gerechtfertigt, an diesem Patienten die geplante Operation auch durchzuführen?** In vielen Fällen wird dies nach Erhebung der Anamnese, dem klinischen Untersuchungsbefund und weiter durchgeführter laborchemischer und bildgebender Diagnostik gerechtfertigt erscheinen. Insbesondere wenn Ihr Patient schon zuvor von einem Facharzt über die Notwendigkeit einer Operation informiert worden ist, ist die Operationsindikation meist gegeben. Dies entbindet Sie jedoch nicht davon, sich selbst von der korrekten Indikationsstellung und der Angemessenheit des vorgesehenen Operationsverfahrens zu überzeugen. Selbstverständlich gehört die Aufklärung des Patienten dazu; erst seine Einwilligung rechtfertigt bzw. ermöglicht die Durchführung der Operation (s. S. 4; Aufklärung und Einwilligung). Folgende Indikationsformen werden unterschieden:

Absolute Indikation: Es gibt zur Operation keine sinnvolle therapeutische Alternative (z. B. Kolonkarzinom).

Relative Indikation: Die Operation kann terminlich geplant werden, unter Umständen gibt es auch eine alternative nicht-operative Behandlungsmöglichkeit. Hierunter fallen auch präventive operative Maßnahmen, die das Auftreten einer Erkrankung verhindern oder verzögern sollen (z. B. Gallensteinleiden).

Diagnostische Indikation: Der Eingriff ist zur weiteren Diagnostik gerechtfertigt. Zuvor sollte allerdings die nicht-operative Diagnostik abgeschlossen sein (z. B. Histologiegewinnung bei unklaren Raumforderungen).

Palliative Indikation: Die Operation führt nicht zur Heilung, sie dient nur der Linderung von Beschwerden und/oder der Schmerzbehandlung (z. B. Stomaanlage bei nicht-resezierbarem Rektumkarzinom).

Kosmetische Indikation: Subjektiv seitens des Patienten gewünschter Eingriff, z. B. zur Änderung der äußeren Erscheinung (z. B. Brustvergrößerung).

Information von Oberarzt/Facharzt

Die Rechtslage verlangt, dass ein Facharztstandard bei der operativen Betreuung und Behandlung von Patienten gewährleistet wird. In den meisten Kliniken bedeutet dies, dass Sie bei geplanten Operationen einen zuständigen Fach- oder Oberarzt zur Bestätigung der Operationsindikation und dann auch zur Durchführung der Operation hinzuziehen werden. Wichtig ist es, dass Sie in Ihrer Klinik wissen, wer Ihr Ansprechpartner ist, wer wann Dienst hat und wer zur Bestätigung der Indikation und für die Durchführung der Operationen verantwortlich ist.

Wahl des Therapieregimes

Entscheidend für die Planung einer Operation ist es, die Dringlichkeit einzuschätzen und zu erkennen. Danach richtet sich auch die Planung des Operationszeitpunkts. Folgende Dringlichkeitsstufen mit entsprechender Vorbereitungszeit gilt es zu unterscheiden:

Soforteingriffe: Sie haben nur Minuten (weniger als eine Stunde) Zeit, die Operation einzuleiten, um Schaden vom Patienten abzuwenden. Jedes längere Abwarten verschlechtert die Prognose. Zu nennen sind hier vor allem akute Blutungen und Erkrankungen, die mit rasch zunehmendem Hirndruck einhergehen.

Dringliche Eingriffe: Innerhalb von wenigen Stunden sollte die Operation stattfinden, sie lässt sich nicht mittelfristig planen. Hierzu zählen z. B. viele Frakturen, der Darmverschluss und die Peritonitis oder die Perforation eines Hohlorgans.

Aufgeschobene dringliche Operationen: Die Operation muss nicht sofort durchgeführt werden, kann aber auch nicht langfristig geplant werden. Sie sollte innerhalb von Tagen bis wenigen Wochen durchgeführt werden. Es handelt sich hier häufig z. B. um Gefäßverschlüsse mit zunehmender Symptomatik.

Elektive, geplante Operationen: Die Operation kann geplant werden, es besteht keine Dringlichkeit (z. B. reponible Hernien).

Information der Anästhesie

Nicht nur der operative Eingriff stellt ein Trauma für den Patienten dar. Die meisten Operationen bedürfen einer Narkose des Patienten, um überhaupt durchgeführt werden zu können. Überraschenderweise geben viele Patienten mehr Angst vor der Narkose als vor der Operation an.

> Auch vor der Durchführung der Narkose hat jeder Patient das Recht, über die Art und Weise, den Verlauf und die möglichen Komplikationen informiert zu werden. Es gelten die gleichen Ansprüche, wie sie auch an die operative Aufklärung gestellt werden.

Der Anästhesist überwacht den Patienten während der Operation. Dazu benötigt er Angaben über mögliche Risikofaktoren, Begleiterkrankungen und z. B. Medikamenteneinnahme.

In den meisten Kliniken gibt es mehrere operativ tätige Abteilungen und eine zentrale Anästhesieabteilung. Informieren Sie sich, wie die Aufgaben und Dienstbereitschaften innerhalb der Anästhesie geregelt sind und wie Sie zu welchem Zeitpunkt den Anästhesisten erreichen können.

Je dringlicher ein Eingriff ist, umso wichtiger ist es, frühzeitig den zuständigen Anästhesisten zu erreichen und zu informieren. Vor allem außerhalb der regulären Dienstzeit können nicht viele Operationen gleichzeitig durchgeführt werden. Daher werden operative Eingriffe in Abhängigkeit von der Dringlichkeit geplant. Aus praktischen Gründen wird an vielen Kliniken der diensthabende Anästhesist mit der Aufgabe betraut, Operationen zu planen und die operativ tätigen Ärzte darüber zu informieren.

Organisation von OP-Saal und Zeitplan

Informieren Sie sich, wie die Operationssäle in Ihrer Klinik aufgeteilt oder verteilt werden und wer berechtigt ist, Operationen sofort, dringlich oder auch elektiv anzumelden. Geben Sie bei jeder Anmeldung einer Operation die Indikation, die Dringlichkeit und das geplante operative Vorgehen an. Das Personal im Operationssaal muss Ihnen bzw. den Operateuren das passende Instrumentarium bereitstellen. Wenn Sie absehen können, dass es sich nicht um ein Standardvorgehen handeln könnte, nehmen Sie frühzeitig Kontakt auf, um Einzelheiten des operativen Vorgehens zu besprechen. Erläutern Sie, welche Instrumente und Geräte Sie für die Operation benötigen. Hilfreich ist die Erstellung von Informationsblättern zu standardisierten Operationen, um zu gewährleisten, dass zu Standardeingriffen zu jeder Zeit das passende Instrumentarium zur Verfügung gestellt werden kann.

Information der Blutbank

Bei einigen Operationen ist absehbar, dass es zu einem nennenswerten Blutverlust kommen könnte. Dieser kann im peri- und postoperativen Verlauf zu Anämie, zur Verschlechterung der Sauerstoffversorgung im Gewebe und zu Gerinnungsstörungen führen.

> Blutkonserven erst zu bestellen, wenn schon eine größere Blutung eingetreten ist, ist in vielen Fällen zu spät.

Versuchen Sie vorausschauend zu handeln. Der erste Schritt ist die Bestimmung der Blutgruppe des Patienten. Bei akuten Blutungen, in vielen Notfällen und bei klinischen Hinweisen auf eine Anämie gehört diese Bestimmung zur Routinevorbereitung Ihres Patienten. In vielen Kliniken existieren Richtlinien, bei welchen Begleiterkrankungen und bei welchen Operationen schon im Vorfeld die Blutgruppe des Patienten zu bestimmen ist und wie viele Blutkonserven für die Operation bereitzustellen sind.

Bei absehbarer Transfusionsbedürftigkeit lassen Sie umgehend Blutkonserven kreuzen. Üblich ist es, gewaschene Erythrozytenkonzentrate zu geben, Vollblut ist Ausnahmefällen vorbehalten.

Neben der Bereitstellung von Erythrozytenkonzentraten bedenken Sie auch rechtzeitig die mögliche Bestellung und Gabe von Thrombozytenkonzentraten. Diese werden bei erheblichem Blutverlust und bei Massentransfusionen mit nachfolgender Thrombozytopenie, z. B. bei disseminierter intravasaler Gerinnung, benötigt. Jede schwere Gerinnungsentgleisung sollte schon präoperativ behandelt werden; das intraoperative Blutungsrisiko ist ansonsten unnötig erhöht. Ihnen stehen dazu PPSB (Gerinnungsfaktoren) und Gerinnungsfaktorkonzentrate zur Verfügung, mittelfristig helfen auch das Absetzen von Antikoagulanzien und die Gabe von Vitamin K.

Information von Intensivstation oder Wachstation

Versuchen Sie das prä- und postoperative Risiko Ihres Patienten einzuschätzen. Nicht nur die Größe und Schwere der Operation, sondern auch möglicherweise auftretende Komplikationen und der Blutverlust stellen Gefährdungen und Risiken für Ihren Patienten dar; daneben sind auch seine Begleiterkrankungen zu berücksichtigen. Intensive oder engmaschige Kontrollen können beispielsweise erforderlich werden bei

▶ kardiopulmonalen Vorerkrankungen,
▶ einer aufwändigen oder schwierigen Analgesie oder
▶ prä- und postoperativen Schockzuständen.

Die Notwendigkeit maschineller Beatmung erfordert einen entsprechenden Pflegeplatz auf der Intensivstation. Üblicherweise werden Patienten zur engmaschigen Überwachung und Beatmung dorthin übernommen. In vielen Kliniken gibt es inzwischen auch Stationen mit engmaschiger Überwachungsmöglichkeit ohne Beatmungsmöglichkeit als prä- und postoperative Überwachungsstation.

An den meisten Kliniken wird die Intensivstation von Anästhesisten und Intensivmedizinern geleitet. Informieren Sie sich über die in Ihrer Klinik zur Verfügung stehenden Beatmungs- und Überwachungsbetten bzw. -plätze. Klären Sie, wer für die Vergabe der Betten zuständig ist.

Zusammenfassung

✖ In der Vorbereitung und Durchführung einer Operation ist die Koordination mehrerer Teilbereiche eines Krankenhauses erforderlich.

✖ Achten Sie auf frühzeitige und umfassende Information aller Beteiligten.

Operationsvorbereitung

Für den Operationserfolg wichtige Punkte sind neben dem eigentlichen Operieren auch die Beleuchtung des Operationsfeldes, die Lagerung des Patienten sowie Art und Ort der Inzision und das Gewährleisten der Sicht durch Weghalten des Gewebes und eine adäquate Blutstillung.

Operationssaal

Beleuchtung: Vor Beginn der eigentlichen Operation muss sichergestellt werden, dass gute Lichtquellen vorhanden sind. Das Licht sollte nicht blenden, keine Schatten werfen und das gesamte Operationsfeld ausleuchten. Die Lichtquelle befindet sich meist knapp über Kopfhöhe an einem drehbaren Gelenk und kann je nach Bedarf justiert und zentriert werden. Manchmal kann man sich die Lichtreflexionen auf metallenen Instrumenten zunutze machen und damit einen Lichtstrahl in die Tiefe leiten. Auch Stirnlampen bzw. -spiegel sind von Fall zu Fall eine Hilfe, insbesondere bei kleinen oder engen Zugangswegen oder bei Operationen in der Tiefe einer Körperhöhle.

Lüftung: Heute ist es üblich, eine spezielle Lüftung und Abluft in Operationssälen zu installieren. Dazu wird eine besonders turbulenzarme Lüftung empfohlen (z. B. laminar-airflow), um die Keimverteilung im Operationssaal zu minimieren. Allerdings ist bisher noch in keiner Studie schlüssig nachgewiesen worden, dass die Lüftung und die Keimverteilung in der Raumluft einen Einfluss auf die postoperative Infektionsrate hätte. Auch Schleusen und Türen dienen der Keimminimierung im Operationssaal.

Temperatur: Ein viel diskutiertes Thema ist auch die ideale Temperatur im Operationssaal. Während Verfechter der kühlen Raumtemperatur eine Verringerung der Keimzahlen als Argument anführten, ist heute in zahlreichen Studien der Nachweis erbracht worden, dass die Wundheilung bei höherer Temperatur besser und die Rate postoperativer Komplikationen niedriger ist. Ziel ist es, den Patienten während und zum Ende der Operation normotherm zu halten. Insbesondere bei großer Wundfläche und deutlichem Flüssigkeitsverlust (z. B. am offenen Abdomen) heißt dies, dass die Raumtemperatur eher hoch sein sollte. Bei Früh- und Neugeborenen ist ganz besonderes Augenmerk auf die Körpertemperatur und damit auch auf die Raumtemperatur zu richten.

Patientenlagerung

> Die Lagerung des Patienten ist so wichtig, dass sich der Operateur selbst oder ein erfahrener Assistent darum kümmern bzw. sich vor der Operation von der korrekten Lage des Patienten überzeugen sollte.

In der Regel wird die Lage gewählt, die den operativen Zugang vereinfacht und übersichtlich gestaltet, wie Rücken- oder Bauchlage, gestreckt oder gebeugt. Die Lagerung soll Ihnen die Operation und den operativen Zugang erleichtern. Die Standardlagerung ist die Rückenlage mit ausgelagerten Armen. Die Arme werden üblicherweise vom Anästhesisten für venöse und arterielle Zugänge sowie auch für das nicht-invasive Monitoring genutzt (Blutdruckmessung, Sauerstoffsättigung).

Machen Sie sich die Schwerkraft zunutze. Lagern Sie z. B. bei einer Operation im Becken den Patienten mit dem Kopf nach unten und schaffen Sie so den Darm aus dem Weg (Trendelenburg-Lage). Bei einer Operation am Hals können die Halsvenen geleert werden, indem der Patient mit dem Kopf nach oben gelagert wird. Die Extremitäten sollten etwas angehoben gelagert werden, um Blutstase zu verhindern.

Für die optimale Lage kann auch der Operationstisch entsprechend gekippt oder geknickt werden. Vergessen Sie dabei nicht, den Patienten vorher ausreichend zu fixieren. Sichern Sie die erzielte Position mittels Kissen, Polstern, Sandsäcken und/oder fixierenden Klebestreifen und Riemen. Vergewissern Sie sich, dass der Patient bei Änderung der Lage nicht vom Operationstisch fallen kann.

Achten Sie unbedingt auf ausreichende Polsterung der Arme und Beine, denn Sie haben als Operateur die letzte Verantwortung für die korrekte Lagerung und müssen Sorge tragen, dass Ihr Patient nicht durch eine fehlerhafte Lagerung einen Schaden davonträgt. Insbesondere denken Sie an mögliche Druckpunkte, die zu Nervenschädigungen führen könnten. Beispielhaft seien hier der N. peroneus am Fibulaköpfchen und der N. ulnaris am Olekranon genannt.

> Es gibt eine Vielzahl von Lagerungsmöglichkeiten. Wichtig ist, dass Sie individuelle Bewegungseinschränkungen oder Vorerkrankungen des Patienten beachten.

Operationskleidung

Die sogenannte Bereichskleidung für den Operationstrakt wird üblicherweise in der Umkleide angelegt. Das Wechseln der Kleidung dient der Keimreduktion im Operationstrakt, entsprechend sollte auch Schmuck abgelegt werden. Haare und Bärte werden bedeckt, es wird ein Mundschutz getragen.

Zur Operation tragen alle daran Beteiligten (Operateur, Assistenten und instrumentierende Operationsschwester bzw. -pfleger) einen sterilisierten Kittel und sterile Handschuhe. Natürlich dient die Operationskleidung in erster Linie dem Schutz des Patienten vor Infektionen. Gerade in der septischen Chirurgie, bei infektiösen Erkrankungen und bei unbekannten Patienten müssen Sie sich als Operateur und auch als Assistent selbst aber ebenfalls vor möglichen Infektionen schützen. Bei zu erwartenden Blutungen oder Spülungen wählen Sie wasserdichte Schutzkleidung.

Machen Sie es sich daher zur Gewohnheit, auch bei den kleinsten Eingriffen eine ausreichende Schutzkleidung zu tragen, die sowohl den Patienten als auch Sie selbst schützt.

Tragen Sie immer Handschuhe, wenn Sie in Kontakt mit Blut und anderen Flüssigkeiten kommen könnten.

Chirurgische Händedesinfektion

Zunächst waschen Sie Unterarme und Hände mit einer desinfizierenden Seifenlösung. Früher war es üblich, Nagelbett und Nagelfalze mit einer Handbürste zu reinigen. Dies wird immer noch gelehrt und vielerorts praktiziert. Eine Senkung der postoperativen Infektionsrate konnte dadurch jedoch nicht nachgewiesen werden.

Dann folgt die Händedesinfektion, zu der in den meisten Fällen heute eine alkoholische Lösung benutzt wird. Informieren Sie sich, welche Mittel an Ihrer Klinik verwendet werden, und vergewissern Sie sich, dass diese Mittel auch zur chirurgischen Händedesinfektion zugelassen sind. Sie beginnen mit je einer Handvoll Desinfektionsmittel, das Sie über Unterarme und Hände gleichmäßig verteilen und auftragen. Dies wiederholen Sie drei- bis viermal, wobei Sie den Desinfektionsspender mit dem Ellenbogen betätigen. Abschließend nehmen Sie eine Handvoll Mittel in die Hände und reiben es nur im Bereich der Hände ein. Je nach Eigenschaften des benutzten Mittels beachten Sie die empfohlene Einwirkzeit.

Anschließend halten Sie die Hände auf Brusthöhe, damit die Reste des Desinfektionsmittels an den Unterarmen ablaufen können. Fassen Sie nun nichts mehr an.

Operationsgebiet und Hautdesinfektion

Früher war es üblich, die Haut präoperativ großflächig zu rasieren, zu waschen und zu sterilisieren. Dieses Vorgehen ist zugunsten einer gezielten Rasur verlassen worden, die so kurz wie möglich vor Operationsbeginn durchgeführt wird. Es gilt dabei, oberflächliche Verletzungen der Haut zu vermeiden.

Vor dem ersten Schnitt muss die Haut desinfiziert und abgedeckt werden.

Reinigen Sie die Haut mit einer antiseptischen Lösung, z.B. 2%iges Jod in 50%igem Ethanol oder 0,5%iges Chlorhexidin in 70%igem Alkohol. Informieren Sie sich über die in Ihrem Tätigkeitsbereich üblicherweise benutzten antiseptischen Lösungen.

▶ Decken Sie den Bereich großflächig mit sterilen Tüchern ab. Diese werden aus wiederverwendbarem Stoff oder als Einmaltücher angeboten. Das Abdecken erfolgt so, dass das Operationsfeld im Zentrum isoliert frei bleibt.
▶ Fixieren Sie die verschiedenen Abdecktücher so, dass sie nicht verrutschen. Sie können die Tücher aneinanderklemmen, temporär an der Haut annähen oder Tücher benutzen,

die mit Klebestreifen an der Haut fixiert werden. Statt mehrerer Einzeltücher lässt sich auch ein Lochtuch verwenden.

Alternativ oder zusätzlich zu den Abdecktüchern lässt sich eine sterile, transparente, selbstklebende Folie benutzen, durch die die Inzision erfolgt. Insbesondere bei geplantem Implantateinsatz (Endoprothetik, Gefäßimplantate, Netz) stellt die Folie eine weitere Keimbarriere der Haut dar und soll das Infektionsrisiko weiter verringern.

Infektionen im Operationsgebiet

Falls die Operation durchgeführt wird, um eine Infektion in den Griff zu bekommen, oder sich im Operationsgebiet natürlicherweise Keime befinden, die durch die Operation gestreut und damit pathologisch werden können, müssen Vorkehrungen getroffen werden, um die Ausbreitung zu verhindern:

▶ Decken Sie Bereiche außerhalb des direkten Zugangs ab.
▶ Entfernen oder isolieren Sie kontaminiertes Material sofort.
▶ Sammeln Sie alle Instrumente, die Sie im kontaminierten Bereich verwendet haben, in einem gesonderten Behälter und lassen Sie diesen aus dem Operationsraum entfernen, sobald der infektiöse Teil der Operation abgeschlossen ist.
▶ Spülen Sie kontaminierte und potentiell verschmutzte Wundgebiete großzügig mit physiologischer Kochsalzlösung, bis die Spülflüssigkeit klar ist.
▶ Achten Sie in infizierten und kontaminierten Wundgebieten auf eine subtile Blutstillung. Blut ist ein hervorragender Nährboden für Keime.
▶ Falls Sie das kontaminierte Material anfassen müssen, tauschen Sie danach die Handschuhe gegen ein frisches Paar. Fahren Sie erst danach mit der Operation fort.
▶ Vergessen Sie nicht, von einer Infektionsstelle eine Probe oder einen Abstrich für mikrobiologische Untersuchungen zu nehmen.
▶ Benutzen Sie für den Wundverschluss neu sterilisierte Instrumente.

Operationsabschluss

Zum Abschluss einer Operation werden Instrumente, verwendete Tücher, Nadeln und andere Artikel auf Vollzähligkeit kontrolliert. Geben Sie Instrumente immer ab, lassen Sie nichts auf dem Patienten oder dem Operationstisch liegen. Achten Sie auf die Kontrolle der Vollzähligkeit aller Kompressen und Tücher.

Zusammenfassung
✖ Alle Maßnahmen im Operationssaal sollen das Risiko einer postoperativen Infektion senken.
✖ Achten Sie auf Asepsis und sterile Verfahren. Denken Sie auch immer an Ihren eigenen Schutz.

Postoperative Kontrollen

Wundkontrollen

Die Kontrolle der Wunde(n) gehört zur postoperativen Betreuung eines jeden Patienten. Sie werden sehen, dass es von Klinik zu Klinik unterschiedliche Philosophien der Wundkontrollen und Verbandswechsel gibt. Eine wissenschaftliche Begründung für Routineverbandswechsel an bestimmten postoperativen Tagen fehlt.

> Wichtig ist das rechtzeitige Erkennen drohender Wundheilungsstörungen oder Wundinfektionen.

Zu den lokalen und systemischen **Risikofaktoren** für eine gestörte Wundheilung zählen
- technische Mängel bei der Naht und beim Knoten,
- Serom- oder Hämatombildung, Entzündung im Wundbereich,
- Diabetes mellitus,
- Mangelernährung,
- Adipositas,
- Zytostatika und Kortikoide,
- Antikoagulanzien.

Mögliche Störungen der Wundheilung können durch Ausbildung eines Seroms oder Hämatoms bedingt sein. Eine sich ausbreitende Entzündung sollten Sie an den typischen Zeichen (s. u.) erkennen.
Bei offenen Wunden erfolgen Wundinspektion und Wundreinigung regelmäßig, meist täglich. Wurde die Wunde primär verschlossen, verschaffen Sie sich täglich im Rahmen der postoperativen Visite einen Überblick über die Wundregion und das Befinden des Patienten. Bei geschlossenen Verbandsystemen (z. B. Vakuum- oder Sogverband) müssen Sie auch diesen regelmäßig alle paar Tage wechseln und die Wundregion inspizieren. Einen Überblick über die Wundverhältnisse erhalten Sie durch das abgelaufene Sekret.

Wunddehiszenz

Zu den Komplikationen der Wundheilung zählt auch die Wunddehiszenz, die sowohl oberflächliche Hautschichten als auch alle Schichten der gesamten Operationswunde betreffen kann.

Ein Beispiel dafür ist der Platzbauch, das Nichtheilen der Bauchwunde mit nachfolgender Eröffnung der genähten Schichten. Frühzeichen ist der Austritt seröser bis blutig-seröser Flüssigkeit aus der Bauchwunde. Der feuchte oder nasse Verband wenige Tage nach der Operation ist ein Warnzeichen, das Sie umgehend zum Anlass nehmen müssen, den Verband zu entfernen, die Wunde zu inspizieren und gegebenenfalls auch im Operationssaal operativ zu revidieren. Neben technischen Mängeln spielt bei der Entwicklung eines Platzbauchs vor allem der chronisch erhöhte intraabdominelle Druck eine Rolle (Husten, Erbrechen, Aszites, Darmparalyse).

Entzündungszeichen

Erkennen Sie rechtzeitig eine sich ausbreitende Infektion. Hierbei haben Anamnese (Was sagt der Patient? Wie empfindet er die Wundregion?) und Untersuchung (Wie sieht die Wundregion aus? Wie fühlt sie sich an?) die wichtigste Bedeutung. Ergänzt werden diese durch Laboruntersuchungen (Entzündungsparameter) und bildgebende Verfahren (Sonographie, CT).

Achten Sie auf die typischen Entzündungszeichen:
- Schwellung („tumor"),
- Rötung („rubor"),
- Überwärmung („calor"),
- Schmerz („dolor"),
- eingeschränkte Funktion („functio laesa")

sowie unklare Absonderungen aus dem Wundbereich und zunehmende Gewebespannung. Am Rumpf kann dies zuweilen schwerer zu erkennen sein als an den Extremitäten, mögliche Entzündungen können sich auch in der Tiefe des Abdomens oder des Thorax abspielen.

Entscheiden Sie, das Wundgebiet zu entlasten, sofern Sie Anzeichen für eine Entzündung finden. Nekrotische Gewebsanteile sollten entfernt werden, denn anaeroben Keimen wird die Grundlage zur Vermehrung durch breites Eröffnen des Gewebes entzogen.
Eine nicht behandelte lokale Entzündung kann nachfolgend zu Bakteriämie und Sepsis führen.

> Eine entzündete Wunde kann man kaum zu früh eröffnen, aber häufig zu spät.

Verbandswechsel

Gehört zur postoperativen Wundkontrolle immer ein Verbandswechsel, um die Wunde auch sicher beurteilen zu können? Die Palette der möglichen Verbände und Verbandstechniken reicht von einfachen trockenen sterilen Pflasterverbänden über spezielle Wundauflagen bis zu aufwändigen Vakuum- bzw. Saugverbänden zur Reinigung des Wundgebiets. Anfangs werden Sie eher häufiger einen Verbandswechsel durchführen, um die Wunden selbst in Augenschein zu nehmen. Mit zunehmender Erfahrung wissen Sie, welche Wunden in welchen Intervallen direkt beurteilt werden sollten.
Daher an dieser Stelle einige grundsätzliche Überlegungen zum Verbandswechsel:
- Primär aseptische Operationswunden heilen in der Regel komplikationslos. Der postoperativ angelegte Verband kann in fast allen Fällen bis zum Abschluss der Wundheilung belassen werden. Er kann auch schon nach wenigen Tagen ersatzlos entfernt werden.
- Verschmutzte, kontaminierte und septische Wunden bedürfen einer differenzierteren Betrachtung. Bei offener Wundbehandlung führen Sie regelmäßige Wundkontrollen und auch Wundreinigungen durch. Spezielle Hydrokolloidverbände können wenige Tage belassen werden. Vakuumbzw. Sogverbände müssen auch in regelmäßigen Abständen gewechselt werden.

Je nach Verschmutzungs- und Kontaminationsgrad, sei es durch eine Verletzung oder durch das operative Vorgehen, müssen Sie als Operateur das Risiko einer Entzündung und damit einer gestörten Wundheilung einschätzen und entsprechende Anweisungen im Hinblick auf die weiteren Wundkontrollen und Verbandswechsel geben.

Drainagen

Immer wieder Gegenstand von Diskussionen sind die Notwendigkeit und der Nutzen von Drainagen (s. S. 68).

Fadenzug

Der Verschluss der Haut erfolgt in vielen
Fällen mit Nähten. Resorbierbare Fäden haben die Eigenschaft, im Gewebe aufgelöst
(hydrolysiert) zu werden. Nicht-resorbierbare Fäden bleiben unverändert im Gewebe. Nur oberflächliche und sichtbare Fäden
(z. B. Hautnaht) können entfernt werden.
Die Wundheilung im Bereich der Haut
erreicht nach ca. 5–8 Tagen eine ausreichende Festigkeit der Wunde, so dass die
Fäden entfernt werden können.
Je nach Naht- und Knotentechnik werden
die Fäden wie folgt entfernt:
▶ Wichtig ist es, den Faden an einer Stelle
zwischen Knoten und Haut möglichst dicht
an der Haut zu durchtrennen und anschließend den Faden an dem Knoten aus der
Haut bzw. aus dem Gewebe herauszuziehen.
▶ Versuchen Sie nicht, den Knoten durch
die Haut zu ziehen.
▶ Bei fortlaufenden äußeren Nähten entfernen Sie den Faden in mehreren Einzelschrit-
ten. Jeden Fadenabschnitt schneiden Sie an
der Haut auf einer Seite ab und ziehen ihn
auf der anderen Seite heraus.
▶ Bei fortlaufenden Intrakutannähten entfernen Sie einen Knoten am Ende und ziehen den langen Faden unter vorsichtigem
dauerhaftem Zug behutsam zum anderen
Ende heraus. Das Risiko, dass der Faden
abreißt, ist bei Intrakutannähten am höchs-
ten. Daher sind resorbierbare Fäden bei der
Intrakutannaht eine gute Alternative, um
Ihnen und Ihrem Patienten das Fadenent-
fernen zu ersparen.
▶ Reißt Ihnen ein Faden ab, ohne dass Sie
ein Ende noch erkennen können, an dem
Sie nachgreifen könnten, bleiben Sie ruhig.
Eine für den Patienten schmerzhafte und
traumatisierende Wunderöffnung und die
blinde Suche nach einem Fadenstück sind
nicht gerechtfertigt.

> Viele nicht-resorbierbare Fäden ver-
> bleiben nach Operationen im Körper.

Weitere Einzelheiten finden Sie hier: Nahtmaterial S. 42, Nahttechnik S. 54 ff. und
Hautnaht S. 70.

Gipskontrollen

In vielen Fällen wird zur Behandlung eines
Knochenbruchs, zur postoperativen Ruhigstellung und zur Entlastung ein „Gips"-Ver-
band angelegt. Meist handelt es sich dabei
heute allerdings nicht mehr um Gips, sondern um Kunststoffpolymere, die anmodel-
liert werden und anschließend aushärten.
Vorteil ist die Ruhigstellung, Nachteil ist die
fehlende Beurteilbarkeit des unter dem Verband liegenden Gewebes, der Durchblutung und auch der Sensibilität. Günstig ist
es, wenn der Gipsverband periphere Bereiche der Extremität nicht einschließt, so
dass Sie dort zumindest die Durchblutung
noch beurteilen können.

> Gibt der Patient Schmerzen oder zuneh-
> mende Beschwerden wie Druckgefühl im
> ruhigstellenden Verband an, so müssen
> Sie diese ernst nehmen und den Verband
> entfernen und ggf. wechseln.

Achten Sie bei der Kontrolle auf mögliche
Druckstellen insbesondere an exponierten
Knochenvorsprüngen, die durch den Druck
zu Nervenschädigungen oder Haut-
ulzerationen führen können. Polstern Sie
Druckstellen ausreichend.

Laborkontrollen

Die Kontrolle einzelner oder auch mehrerer
Laborparameter ergänzt Ihren klinischen
Eindruck bei der postoperativen Visite. Sie
können jedoch weder die Äußerungen
Ihres Patienten noch den Untersuchungs-
befund ersetzen.

> Ihr klinischer Eindruck und Ihr Untersu-
> chungsbefund sind die wichtigsten post-
> operativen Verlaufskontrollen.

Neurologische Kontrollen

Durch die Patientenlagerung, operative
und invasive Maßnahmen, Ischämien (z. B.
Apoplex) sowie Verbände kann es zu Nervenschädigungen kommen. Diese äußern
sich durch Parästhesien, Schmerzen, Sen-
sibilitätsstörungen oder auch motorische
Ausfälle.
Zu den typischen perioperativen Nerven-
ausfällen zählt die Schädigung
▶ des N. peroneus am Fibulaköpfchen,
▶ des N. laryngeus recurrens bei der Schild-
drüsenoperation,
▶ des N. ulnaris am Olekranon und
▶ des N. facialis bei der Parotischirurgie.

> Kenntnisse der Anatomie sind für ein ner-
> venschonendes Operieren unabdingbar.

Sollten postoperativ Nervenschädigungen
auffallen, so beschönigen Sie diese nicht.
Klären Sie lieber rasch die genaue Lokalisation und die Ursache der Schädigung.
Durchtrennungen von Nerven können
durch Naht (s. Nervennaht S. 88) repariert
werden, auch eine intensive Physiotherapie
kann der besseren Erholung der Nerven
dienen.

Zusammenfassung

✖ Die postoperativen Wundkontrollen dienen der rechtzeitigen Erkennung
von Komplikationen wie Wundheilungsstörungen und Infektionen.

✖ Achten Sie auf die typischen Entzündungszeichen: tumor, rubor, calor,
dolor und functio laesa. Diese weisen auf eine gestörte oder verzögerte
Wundheilung hin.

✖ Eröffnen und revidieren Sie eine vermutlich entzündete Wundregion eher
früher als später.

✖ Nicht resorbierbare Hautfäden müssen entfernt werden. Resorbierbare
Fäden können belassen werden.

✖ Bei liegendem Gipsverband müssen Sie jede Schmerzangabe Ihres
Patienten ernst nehmen und den Gipsverband zur Kontrolle abnehmen.

✖ Vermuten Sie eine perioperative Nervenverletzung, so gehen Sie der
Ursache und der möglichen Behandlung umgehend nach.

Postoperative Komplikationen

Nach jeder Operation kann es abweichend vom unkomplizierten Heilungsverlauf zu Störungen und Problemen kommen. Der erste und wichtigste Schritt zur rechtzeitigen Erkennung einer Komplikation ist, daran zu denken. Verschließen Sie nicht die Augen vor den klinischen Anzeichen einer Komplikation – Sie verlieren dadurch nur Zeit.
Sehen Sie eine Komplikation nicht als persönliches Versagen an. Sie verhindern damit nur die zielgerichtete und rasche Einleitung einer angemessenen Behandlung.

Blutung – Nachblutung

Die primäre Blutung tritt während des operativen Eingriffs auf. Es handelt sich um eine akute Blutung, Ursache ist die Eröffnung eines oder mehrerer Gefäße. Blutstillung hat zu jedem Zeitpunkt Vorrang vor anderen Maßnahmen (s. auch S. 66; Blutstillung).

Sekundäre Blutung: Während einer Operation kommt es häufig zur Senkung des Blutdrucks, der postoperativ, meist bei zunehmend einsetzenden Schmerzen, wieder ansteigt. Als Folge des erhöhten arteriellen oder intravenösen Drucks kann es zur Blutung aus zuvor verschlossenen Gefäßen, z. B. durch Ablösen kleiner Thromben, kommen. Insbesondere nach gefäßchirurgischen Eingriffen kann eine Naht undicht werden und somit eine Blutung entstehen. Ein möglicher technischer Fehler ist die fehlende Spannung des Fadens bei der Gefäßnaht (s. S. 82 ff.; Gefäßnähte). Letztlich kann es auch im Rahmen eines septischen (z. B. Infektion) oder tryptischen (z. B. Pankreasverletzung) Geschehens zur Lyse von Thromben oder zur Arrosion von Gefäßen mit nachfolgender Blutung noch mehrere Tage nach einem operativen Eingriff oder nach einer Verletzung kommen.

Diagnostik: An Extremitäten lassen sich Nachblutungen durch Umfangsvermehrung und Schwellung sowie Hämatomverfärbung besser erkennen als in der Tiefe des Abdomens oder des Thorax.

> Eine zunehmende Schwellung im Wundbereich (vor allem nach Gefäßoperationen) sollte Sie umgehend an eine Nachblutung denken lassen.

Wichtige sonstige Hinweise sind:

- anhaltende oder zunehmende Tachykardie,
- Abfall oder fehlender Anstieg des Blutdrucks,
- Abfall des Hb-Werts (oder des Hämatokriten bzw. der Erythrozytenzahl) unter Flüssigkeitssubstitution (Spätzeichen!).

Manche Operateure legen eine Drainage ein, um eine Nachblutung eher erkennen zu können. Auf diese sollten Sie sich jedoch nicht verlassen: Sie stellt einen möglichen Indikator einer Nachblutung dar, jedoch müssen Sie vor allem auf die klinischen Zeichen achten.

> Eine Blutung kann lebensbedrohlich werden. Auch im postoperativen Verlauf gilt: Blutstillung hat immer Vorrang.

Therapie: Versuchen Sie, durch rasches Handeln und Reagieren möglichst auf die Gabe von Blutkonserven zu verzichten. Schon bei Verdacht auf eine Nachblutung erwägen Sie die operative Revision. Die unnötig oder vielleicht zu früh durchgeführte Revision stellt das deutlich kleinere Risiko dar. Anhaltende Nachblutung mit Blutdruckabfall und Gewebshypoxie, Transfusionen und Infektion von Hämatomen stellen ein deutlich höheres Gefahrenpotential für Ihren Patienten dar. Jede Nachblutung und jedes Hämatom führt auch zu einem erhöhten Risiko der Wundheilungsstörung, da Blut den idealen Nährboden für eine bakterielle Besiedelung bietet.

Ischämie

Nach jeder Operation, nach Verletzungen und auch spontan kann es zu einer Minderdurchblutung (Ischämie) durch Gefäßschädigung oder Gefäßverschluss (Thrombose, Embolie) kommen.
Neben den Extremitäten können auch das Myokard (Herzinfarkt), das Gehirn (apoplektischer Insult) oder die Mesenterialgefäße (Mesenterialischämie) betroffen sein. Auch die Ausbildung eines Druckgeschwürs ist Ausdruck des Gewebsuntergangs nach lokaler Minderdurchblutung durch zu hohen Auflagedruck. Jedes Gewebe kann vorübergehend eine Minderdurchblutung tolerieren, die Zeitdauer ist allerdings vom Ausmaß der Durchblutungsstörung, von der Dauer, der Temperatur und vom Gewebetyp abhängig.

> Welche Hinweise und klinischen Zeichen sollten Sie an eine Ischämie, z. B. postoperativ an den Extremitäten, denken lassen?
> - Schmerz
> - Pulslosigkeit
> - Blässe oder livide Verfärbung
> - Unterkühlung

Wichtig ist es, den Pulsstatus und den körperlichen Untersuchungsbefund vor der Operation zu kennen oder dokumentiert zu haben, um den postoperativen Befund vor allem bei Patienten mit bekannter Durchblutungsstörung beurteilen zu können.
Bei Verdacht auf eine akut aufgetretene Durchblutungsstörung sollten Sie rasch handeln. Nehmen Sie daher den Patienten ernst, der zunehmende Schmerzen angibt. Die Diagnostik schließt neben der körperlichen Untersuchung eine Darstellung der vermutlich betroffenen Gefäße ein (Duplexsonographie oder Angiographie).

Anastomosen- und Nahtinsuffizienz

Die Anastomosen- oder Nahtinsuffizienz bezeichnet eine Undichtigkeit der intraoperativ angelegten Naht. Meist tritt diese zwischen dem 5. und 8. postoperativen Tag auf.
Bei Gefäßnähten äußert sich diese in einer Blutung bzw. Nachblutung (s. o.); bei Darmnähten oder Darmanastomosen in einem Austritt von Darminhalt in die Bauchhöhle mit Ausbildung eines lokalisierten Abszesses oder einer diffusen Entzündungsreaktion des Bauchfells, einer Peritonitis (s. S. 14, Entzündungszeichen). Das Risiko einer Nahtinsuffizienz ist bei Anastomosen im Bereich des Ösophagus und des

tiefen Rektums höher als an den anderen Anastomosen des Magen-Darm-Trakts. Zu den möglichen Ursachen einer Nahtinsuffizienz zählen (s. S. 72 ff.; Darmnähte):

▶ technische Fehler bei der Nahttechnik,
▶ Blutung und Hämatom im Nahtbereich,
▶ Spannung im Nahtbereich,
▶ mangelnde Durchblutung im Nahtbereich (an den Darmenden),
▶ systemische Ursachen der gestörten oder verzögerten Wundheilung wie hohes Alter, Kortikoidmedikation, Zytostatika etc.

Diagnostik: Die Nahtinsuffizienz im Magen-Darm-Trakt äußert sich durch klinische und laborchemische Zeichen der Entzündung (s. S. 14), vor allem durch abdominelle Schmerzen, Fieber und gestörte Darmfunktion. Rechtzeitig bei anhaltenden Beschwerden an die Nahtinsuffizienz zu denken ist auch hier der erste wichtige Schritt zur Behandlung!

Therapie: Die Anastomose muss umgehend revidiert und unter Umständen übernäht oder neu angelegt werden. Scheint dies nicht sinnvoll oder mit einem zu hohen Risiko belastet, so führen Sie eine Entlastung des Darms durch Anlage eines Stomas durch (s. S. 76). Die Behandlung der meist begleitenden Peritonitis erfolgt durch ein- oder mehrmalige Spülungen des Bauchraums unter breiter systemischer Antibiose.

> Die Peritonitis ist die lebensbedrohliche Komplikation der Nahtinsuffizienz und muss rasch behandelt werden, da sie sonst in kurzer Zeit zur Sepsis mit Multiorganversagen führen kann.

Kompartmentsyndrom

Als Kompartmentsyndrom wird der Druckanstieg in einer geschlossenen Muskelloge bezeichnet. Der erhöhte Druck kann postoperativ durch Blutung oder ödematöse Schwellung (z. B. nach Ischämie) sowie nach Verletzungen auftreten. Er führt zur Verminderung der Kapillardurchblutung und nachfolgend bei Progredienz zu Gewebsuntergang. Klinische Zeichen sind:

▶ starke Schmerzen bei tastbaren peripheren Pulsen,
▶ derb bis prall geschwollene Muskeln/ Muskellogen,
▶ glänzende Haut,
▶ Parästhesien und Sensibilitätsausfälle.

Diagnostik: Bei Verdacht auf ein Kompartmentsyndrom können Sie den subfaszialen Gewebsdruck messen (Abb. 1). Dazu stechen Sie die Messkanüle unter sterilen Kautelen durch Haut und Faszie in die Muskelloge. Ein Wert unter 10 mmHg gilt als normal, ein Druck über 30 mmHg bestätigt ein manifestes Kompartmentsyndrom.

Therapie: Mildere Formen können konservativ durch Hochlagerung behandelt werden. Bei Zunahme der Beschwerden und auch im Zweifelsfall müssen Sie umgehend die Faszien der betroffenen Logen eröffnen, um den Druck zu entlasten und die Kapillardurchblutung wiederherzustellen. Ausgedehnte, irreversible Muskelnekrosen und Nervenausfälle sind die Zeichen des zu spät behandelten oder nicht erkannten Kompartmentsyndroms.

Thrombose

Durch die perioperative Immobilisation gilt das Risiko einer tiefen Beinvenen-

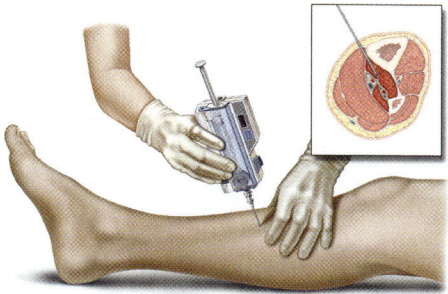

Abb. 1: Druckmessung bei Verdacht eines postoperativen Kompartmentsyndroms. [1]

thrombose als erhöht, eine Thromboseprophylaxe ist daher indiziert (s. S. 8).

Diagnostik: Typische Beschwerden einer Thrombose, die allerdings auch fehlen können, sind Schweregefühl und Schmerzen im Bein, Druckschmerz im Bereich der Waden sowie Ödembildung. Die klinischen Zeichen wie Umfangsvermehrung, vermehrte oberflächliche Venenzeichnung, Schmerzangabe bei klinischen Tests (u. a. Payr-, Pratt- und Homann-Zeichen) sind auch nicht zuverlässig. Gesichert werden kann die Verdachtsdiagnose durch Duplexsonographie oder Phlebographie.

Therapie: Die Behandlung besteht in Heparinisierung und Kompressionsbehandlung. Bei hohen Thrombosen im Oberschenkel- und Beckenbereich gilt das Risiko der Lungenembolie als erhöht, weshalb häufig noch Bettruhe verordnet wird.

Zusammenfassung

✖ Schon bei Verdacht auf eine Nachblutung erwägen Sie eine operative Revision.

✖ Denken Sie rechtzeitig an die Ischämie als mögliche Komplikation.

✖ Eine Nahtinsuffizienz im Magen-Darm-Trakt kann über eine Peritonitis zu einer lebensbedrohlichen Komplikation werden, die einer schnellen Revision bedarf.

✖ Ein Kompartmentsyndrom betrifft Muskellogen in den Extremitäten und bedarf einer raschen Entlastung, um Muskelnekrosen vorzubeugen.

✖ Perioperativ kann es (trotz Thromboseprophylaxe) zu einer Thrombose kommen. Teilweise besteht hier ein erhöhtes Risiko für die Entwicklung einer Lungenembolie.

B Spezieller Teil

Blutentnahme: Punktion von Gefäßen

Die Blutabnahme ist eine der häufigsten diagnostischen Eingriffe, meist erfolgt sie durch eine Venenpunktion durch die Haut. Gleichzeitig können auch Substanzen für diagnostische oder therapeutische Zwecke injiziert werden. Punktionskanülen sind in verschiedenen Stärken und Längen erhältlich. Sie sind schräg angeschnitten, haben eine geschliffene Spitze und werden in der Regel nach einmaligem Gebrauch entsorgt.

Venenpunktion

Venen in jeder Situation erfolgreich zu punktieren ist eine der Fähigkeiten, die Sie häufig brauchen werden. Nehmen Sie sich daher auch in Notfallsituationen Zeit, die beste Vene aufzufinden und sicher zu lokalisieren.

Vorbereitung: Wärme und Stauung des Blutflusses mittels Finderdruck oder Stauschlauch helfen, die Venen zu füllen. Lassen Sie die zu punktierenden Extremitäten etwas nach unten hängen. Unterstützend wirken wiederholtes Muskelanspannen („Pumpen") sowie Beklopfen und Reiben der entsprechenden Region. Auch Alkoholspray oder Nitrospray wirken lokal gefäßdilatierend, warmes Wasser dient der lokalen Erwärmung.
Legen Sie einen Finger zwischen Patient und Stauschlauch beim Zuziehen von diesem, dann ist die Stauung nicht zu stark (Gefahr der Kompression der Arterien).
Wollen Sie nur Blut abnehmen, so bieten sich meist die Kubitalvenen (Ellenbeugenvenen) an. Sollten Sie gleichzeitig einen venösen Zugang (s. S. 22) platzieren wollen, so sind Venen in Gelenknähe wegen der vermehrten Bewegung nicht die erste Wahl, sondern eher Venen am Unterarm und am Handrücken. Prinzipiell können Sie jedoch jede Vene zur Entnahme von Blut oder auch zum Einführen eines Venenkatheters verwenden.

Auffinden: Wichtig ist eine adäquate Beleuchtung. Auch wenn sie keine Vene sehen können, lässt sich meist eine ertasten. Manche Venen liegen zwar so tief, dass sie nicht tastbar sind, aber ihre Punktion und ihr Zugang gelingen entlang tast- und sichtbarer anatomischer Strukturen. Im Zweifelsfall lässt sich ihre Position auch per Doppler-Ultraschall bestätigen.

Vorgehen und Besonderheiten: Eine einfache Blutentnahme erfordert in der Regel keine Lokalanästhesie. Moderne Blutentnahmesysteme erlauben heute meist einen einfachen Wechsel der Röhrchen oder Entnahmegefäße. Desinfizieren Sie die Haut. Eine große Nadel lässt sich einfacher einführen, wenn Sie vorher mit dem Skalpell eine kleine Stichinzision der Haut durchführen (dann aber auch Lokalanästhesie!).
Bei Kindern kann mit einem analgetischen Pflaster auch bei einer einfachen Blutabnahme der Einstichschmerz genommen werden. Meist ist jedoch die Angst Ihrer kleinen Patienten und nicht so sehr der Schmerz das größere Problem. Ältere Patienten besitzen häufig dicke, geschlängelte Venen, die beim Einstechen leicht wegrollen können. Folgende Maßnahmen erleichtern eine Venenpunktion:

▶ Ziehen Sie mit einem Finger oder dem Daumen die Haut neben der Vene etwas nach distal; dadurch fixieren Sie die Vene (▌ Abb.1). Ziehen Sie nicht zu stark und nicht zu nah an der Vene, da diese sonst kollabiert oder in ihrem Verlauf verdeckt wird.
▶ Liegt die Einstichstelle gerade oberhalb eines Gelenks, können Sie dieses beugen bzw. strecken und dadurch leichten Zug ausüben.

Technik: Die Punktionskanüle wird vor dem Einführen mit einer Spritze verbunden. So ist das Punktieren einfacher, Sie können dann auch gleich Blut aspirieren.

▶ Führen Sie die Nadel rasch mit der abgeschrägten offenen Spitze nach oben steil durch die Haut fast vertikal zur Oberfläche ein (▌ Abb. 2a). Dies vermindert den Einstichschmerz.
▶ Ändern Sie nun die Richtung von vertikal zu fast horizontal, so dass die Nadel nahe der und parallel zur Vene zu liegen kommt (▌ Abb. 2b und c; seitliche Ansicht und Aufsicht).
▶ Drehen Sie die Spitze so, dass sie beim weiteren Vorschieben sanft in die

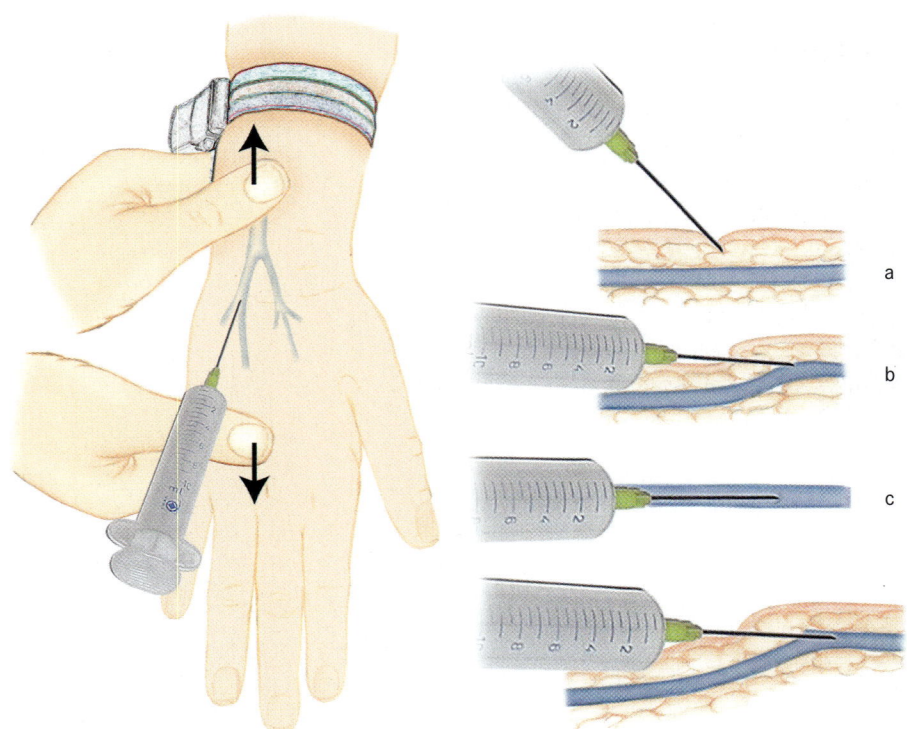

▌ Abb. 1: Begradigen bzw. Spannen der Vene vor der Punktion.

▌ Abb. 2: Technik der Venenpunktion zur Blutabnahme.

Venenwand drückt und in Richtung ihres Verlaufs ins Venenlumen gelangt (▮ Abb. 2d).

▶ Fließt jetzt kein Blut in die Spritze zurück, können Sie die korrekte Position durch Aspiration von Blut überprüfen, indem Sie den Spritzenkolben vorsichtig etwas zurückziehen. Fixieren Sie dabei die Spritze und die Nadel mit Daumen oder Finger.

▶ Ist das Blut hellrot und gelangt es aktiv unter rhythmischen Bewegungen in die Spritze, haben Sie versehentlich eine Arterie punktiert. Lösen Sie den Stauschlauch, entfernen die Nadel und drücken die Punktionsstelle fest mindestens fünf Minuten ab, um einem Hämatom vorzubeugen (s. u. Arterienpunktion).

▶ Der Stauschlauch wird nach der Blutentnahme bzw. vor der Injektion gelöst. Legen Sie einen Tupfer auf die Punktionsstelle und ziehen Sie die Nadel heraus. Üben Sie 2–3 Minuten Druck auf die Punktionsstelle aus.

> **Erst den Stauschlauch lösen, dann die Nadel herausziehen. Nicht umgekehrt!**

Für Infusionen u. Ä. wird auf spezielle Zugänge zurückgegriffen (s. S. 22).

Arterienpunktion

Arterien sind recht beweglich und ihre Wand ist vor allem bei älteren Menschen dicker und derber als eine Venenwand. Deshalb rollen sie leicht weg und die Nadel dringt schwerer ein. Da Arterien unter Druck mit Blut gefüllt sind, ist eine Stauung nicht nötig. Arterielle Punktionen sind allerdings meist schmerzhafter als venöse.

Auffinden: Arterien werden eher getastet als gesehen. An der vermuteten Stelle kann dann mit mehreren Fingern einer Hand der Puls in der Arterie gespürt werden. Dieser wird während der Punktion auch über die Nadel fortgeleitet. Von vielen wird die Arteria radialis für die Arterienpunktion bevorzugt. Sie ist gut palpabel, liegt sehr oberflächlich und ist leicht zugänglich.

Vorgehen und Besonderheiten: Desinfizieren Sie die Haut und Ihre palpierenden Finger. Für eine einfache Arterienpunktion ist eine Lokalanästhesie nicht erforderlich, da Sie eine sehr feine Nadel verwenden. Meist können Sie die Arterie fixieren, indem Sie diese mit gespreizten Fingern gegen einen festen Untergrund pressen und dabei spannen. Sie spüren dabei auch den Puls. Verbinden Sie die Punktionskanüle vor dem Einführen mit einer Spritze. Führen Sie die Nadel mit der abgeschrägten Spitze nach oben ein, bis sie auf der Arterie zu liegen kommt. Sie spüren nun die fortgeleitete Pulsation.

Führen Sie die Nadel weiter fast senkrecht oder nur ein wenig schräg durch die Arterienwand, wobei Sie die fortgeleiteten Pulsationen spüren können. Beim Eintritt in die Arterie füllt sich die Spritze rhythmisch mit Blut.

▶ Bei verdickten, harten Arterien kann der Druck beim Einstich zum Kollabieren führen. Das lässt sich durch mehrere kurze, ruckartige Bewegungen vermeiden.

▶ Manchmal ist die Arterienpunktion leichter, wenn Sie zunächst absichtlich die gesamte Arterie durchstechen und dann die Nadel langsam zurückziehen, bis Blut in der Spritze oder der Nadel

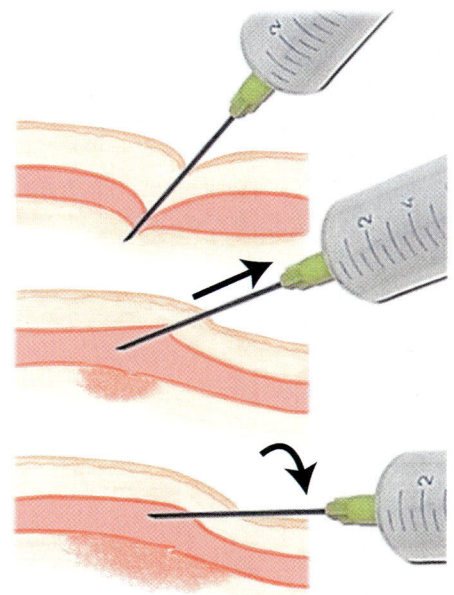

▮ Abb. 3: Perkutane arterielle Punktion.

erscheint (▮ Abb. 3). Insbesondere bei Säuglingen und Kleinkindern komprimieren Sie bei der Punktion durch den Druck der Nadel die Arterie, so dass kein Blut heraustreten kann.

▶ Nach der Blutentnahme oder Injektion wird die Nadel entfernt. Legen Sie einen Tupfer auf die Punktionsstelle und ziehen Sie die Nadel heraus. Drücken Sie mindestens 5 Minuten kräftig auf die Punktionsstelle. Danach kann mit einem Sandsack weitere 30 Minuten Druck ausgeübt werden.

> Beachten Sie, dass sich die Dauer der erforderlichen Kompression auch nach dem Gerinnungsstatus des Patienten richtet. Falsches oder ungenügendes Komprimieren kann zu erheblichen Hämatomen führen!

Zusammenfassung

✖ Das sichere Auffinden und Punktieren von Venen ist eine wichtige Fertigkeit, die Sie durch Üben stetig verbessern können.

✖ Ein zuverlässiger Zugang zum Venensystem ist gerade in der Notfallbehandlung eine wichtige Voraussetzung.

✖ Für notfallmäßige Blutabnahmen vor allem im Schock sowie für eine Blutdrucküberwachung sollten Sie auch die Technik der arteriellen Punktion beherrschen.

Verweilkanülen: Katheterisierung von Gefäßen

Ist zu einem peripheren Blutgefäß wiederholt oder über längere Zeit ein Zugang nötig, z. B. bei einer Infusionstherapie, können stumpfe, weiche Kanülen in das Gefäßlumen gelegt werden. Dazu wird eine scharfe Punktionsnadel als Führung benutzt.

Sie werden in unterschiedlichen Ausführungen und Stärken angeboten, erkennbar an verschiedenen Farben. Die Größen werden in Gauge (G) angegeben, je größer der Durchmesser, desto kleiner die Zahl. Die Standardgröße beim Erwachsenen ist 17 oder 18 G (grün, weiß), beim Kind 22 oder 20 G (gelb, blau).

In der weichen Plastikkanüle steckt die Führungsnadel. Deren angeschrägte Spitze ragt am Ende aus dem eng anliegenden Plastikschlauch und ermöglicht so dessen Einführen (■ Abb. 1a). Ist die Kanüle sicher im Gefäß platziert, wird die Nadel herausgezogen und der dünne Schlauch im Gefäß vorsichtig vorgeschoben, damit er sicher dort verbleibt (■ Abb. 1b und c).

Vorteil der biegsamen Kanüle ist, dass sie auch bei Bewegung sicher liegt und die Gefäßwand nicht beschädigt. Durch ein Aufsatzstück lassen sich Substanzen injizieren und Infusionen anschließen.

Auch Katheter, Führungsdrähte und andere Instrumente (z. B. in der interventionellen Radiologie) lassen sich über die Kanüle einbringen. Nachteil ist, dass die Länge der Kanüle auf die der Nadel begrenzt ist.

> Eine unvollständig oder komplett herausgezogene Nadel darf niemals wieder in die Plastikkanüle zurückgeschoben werden! Es besteht die Gefahr, dass Stücke der Kanüle durch die scharfe Nadel abgeschnitten werden und eine Fremdkörperembolie erzeugen.

Vergessen Sie nicht, jeden Zugang zu fixieren. Die meisten Kanülen haben dafür kleine „Flügelchen", die gut mit Pflasterstreifen auf der Haut fixiert oder auch angenäht werden können. Vergessen Sie beim Annähen nicht die Lokalanästhesie.

Kanülierung von Venen

Das Vorgehen ist ähnlich wie bei einer Punktion (s. S. 20), allerdings wird die Punktionskanüle zunächst nicht mit einer Spritze verbunden. Sie können über die Kanüle ebenfalls Blut entnehmen.

Vorbereitung: Während bei der Blutentnahme bevorzugt sehr oberflächliche, gut sichtbare Venen wie z. B. in der Ellenbeuge gewählt werden, empfiehlt es sich, bei Verweilkanülen nicht eine Vene über einem Gelenk auszuwählen. Die ständige Bewegung reizt die Venenwand und kann frühzeitig zu einer Dislokation der Kanüle führen. Wählen Sie daher Venen aus, die sich recht gut punktieren lassen und eine ausreichende Fixation der Verweilkanüle ermöglichen (z. B. Unterarm, Handrücken).

Bei ängstlichen Patienten und Kindern kann die Einstichstelle mit einem Lokalanästhetikum betäubt werden.

Technik: Fixieren Sie die Haut und stechen Sie zügig etwa im 45-Grad-Winkel hindurch. Beim Durchtritt durch die Venenwand spüren Sie einen zunehmenden Widerstand, verursacht durch die etwas breitere Plastikkanüle auf Ihrer Punktionsnadel.

Die meisten Systeme haben einen durchsichtigen Kanülenansatz, in dem sich Blut zeigt, wenn Sie das Gefäß erfolgreich punktiert haben. Schieben Sie die Nadel etwa 5 mm in der Vene weiter (■ Abb. 1b). Um Verletzungen zu vermeiden, halten Sie die Spitze dabei im Zentrum der Vene. Befindet sich die Nadel sicher im Lumen, ziehen Sie die Nadel vorsichtig zurück, während Sie die Plastikkanüle über die Nadel vorwärtsschieben (■ Abb. 1c). Lösen Sie den Stauschlauch und entfernen Sie die Nadel, während Sie die Vene oberhalb oder an der Kanülenspitze abdrücken. Sind Sie sich nicht sicher, ob die Kanüle richtig platziert ist, können Sie mit einer aufgesetzten Spritze versuchen, Blut zu aspirieren. Gelingt das auch nach vorsichtigem Hin-und-her-Bewegen der Kanüle nicht, liegt sie wahrscheinlich nicht im Gefäß und muss entfernt werden.

Um einen Verschluss der Kanüle durch Gerinnsel zu vermeiden, spülen Sie die Kanüle (evtl. nach der Blutentnahme) mit etwas physiologischer Kochsalzlösung. Verschließen Sie das Ende der Kanüle mit einem Mandrin oder einem Stopfen oder schließen Sie ein Infusionssystem an.

> Lässt sich die Kunststoffkanüle nicht weiterschieben, obwohl sie sicher im Lumen zu liegen scheint, könnte das an Venenklappen liegen. Versuchen Sie das Vorschieben erneut, während Sie gleichzeitig mit Kochsalzlösung spülen.

Kanülierung von Arterien

Um eine kontinuierliche sogenannte blutige Druckmessung durchzuführen, ist es notwendig, einen Katheter bzw. eine Verweilkanüle in einer Arterie zu platzieren. Diese wird über ein unter Druck stehendes Infusionssystem an einen Drucksensor angeschlossen, um so die Messung und das Aufzeichnen des arteriellen Blutdrucks durchzuführen. Machen Sie sich mit dem Aufbau der arteriellen Druckmessung vertraut, bevor Sie eine Arterie kanülieren.

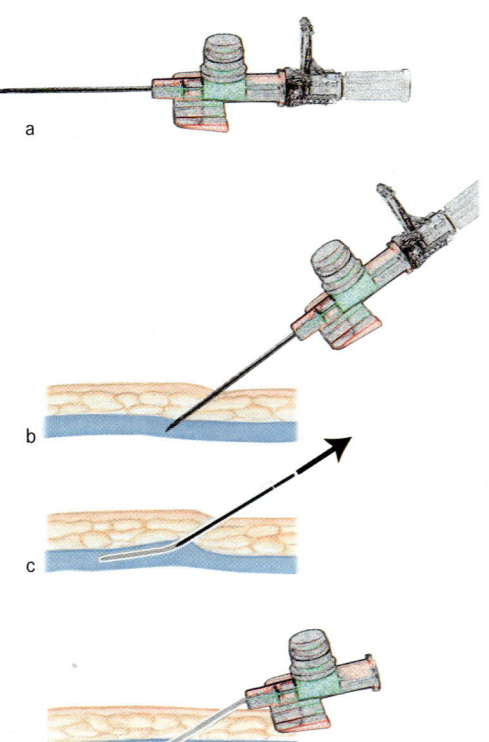

■ Abb. 1: Einführen einer Verweilkanüle.

Vorbereitung: Identifizieren Sie erst die Arterie, die Sie punktieren wollen. Blindes Gestochere kann bei Arterienpunktionen zu erheblichen Blutungen und Hämatomen führen.

Halten Sie die Verweilkanüle und das Anschlusssystem bereit.

Achten Sie auf steriles Vorgehen.

Meist wird für das Platzieren einer arteriellen Kanüle die Arteria radialis ausgewählt. Bedenken Sie, dass ein länger liegender arterieller Katheter zur Thrombosierung und zum Verschluss der Arterie führen kann. Überprüfen Sie daher zuvor, dass die Durchblutung der Hand bei Verschluss einer Arterie noch ausreichend ist. Hierzu komprimieren Sie für einige Zeit zunächst die Art. radialis und dann die Art. ulnaris der jeweiligen Hand und vergewissern sich, dass es jeweils nicht zu einer Ischämie der Hand kommt (Allen-Test).

Technik: Die Punktion einer Arterie erfolgt nach Identifikation ebenso wie die Punktion einer Vene. Über eine scharfe Punktionsnadel wird eine weiche Kanüle in das Gefäßlumen gelegt. Wie bei der Venenpunktion steckt in der weichen Plastikkanüle die scharfe Führungsnadel. Deren angeschrägte Spitze ragt am Ende aus der eng anliegenden Kanüle und ermöglicht so deren Einführen. Punktieren Sie die Arterie, deren Puls Sie zwischen Ihren Fingern fühlen. Wenn sich die Kanüle mit Blut füllt, schieben Sie die Kanüle mit der Nadel noch einige Millimeter im Gefäß vor, ehe Sie die Nadel zurückziehen und nur noch die Kanüle vorsichtig vorschieben, um sie sicher im Gefäß zu platzieren.

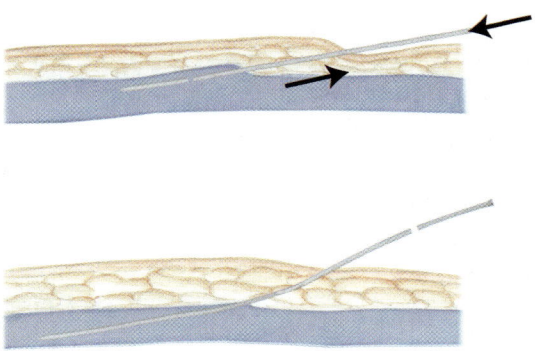

■ Abb. 2: Einführen eines flexiblen Katheters mittels Nadel als Führung.

Vorteil der biegsamen Kanüle ist, dass sie auch bei Bewegung sicher liegt. Über ein Aufsatzstück können Sie das Druckabnehmersystem anschließen. Nur in Ausnahmefällen sollten Sie Substanzen arteriell injizieren.

Sollten Sie die Arterie punktiert haben, ohne dass sich Blut in der Kanüle zeigt, so ziehen Sie die Nadel mit der Kanüle vorsichtig zurück. Gerade bei kleinen Arterien wird häufig die Rückwand ebenfalls punktiert, da die Nadel die Arterie komprimiert hat. Beim Zurückziehen füllt sich dann die Nadel mit Blut; schieben Sie dann (wie oben erwähnt) die Kanüle und Nadel in der Arterie vor (s. S. 21, ■ Abb. 3).

Sie können über die Kanüle ebenfalls Blut entnehmen.

Perkutane Katheterisierung

Zu diagnostischen oder therapeutischen Zwecken können durch Nadeln oder Kanülen flexible, längere Katheter in Venen und Arterien eingeführt werden, wodurch sich auch zentrale Gefäße erreichen lassen (■ Abb. 2). Das Vorschieben über lange Strecken geschieht in der Regel unter Röntgenkontrolle. Häufig hilft dabei ein Führungsdraht. Die beim Einführen eines Katheters unter Monitorkontrolle erlernten Fähigkeiten sind in zunehmenden Maß auch in anderen chirurgischen Situationen wie bei der Endoskopie oder minimalinvasiven Chirurgie nützlich. Machen Sie sich also mit den Techniken vertraut und trainieren Sie diese, sooft Sie können.

Die Einsatzmöglichkeiten sind vielfältig: Es lassen sich z. B. Gewebeproben entnehmen, lokal oder systemisch wirkende Medikamente, Kontrastmittel, Instrumente oder Gefäßprothesen einbringen und Blutdruck messen. Dies kommt beispielsweise bei Patienten im Schock, bei großen Operationen, bei Injektion stark venenreizender Substanzen, bei parenteraler Ernährung oder der selektiven Angiographie (z. B. Koronarien, Nierenarterien) zum Einsatz.

> Achten Sie bei der Katheterisierung auf eine streng sterile Durchführung!

Zusammenfassung

✶ Für die Behandlung von Patienten ist häufig ein sicherer venöser, zuweilen auch ein arterieller Zugang erforderlich.

✶ Ihnen stehen dazu Verweilkanülen sowie zentrale Katheter zur Verfügung, die über Venen (und Arterien) nach Punktion platziert werden können.

✶ Wichtig sind sterile Durchführung und häufiges Üben, um auch im Notfall einen sicheren Zugang für die Behandlung zu gewährleisten.

ZVK, Venae sectio

ZVK

Ein zentralvenöser Zugang gelingt vor allem über die V. basilica, V. cephalica, V. jugularis interna und die V. subclavia. Die Indikationen sind vielfältig: Ein Jugularis- oder Subklaviakatheter wird häufig bei Schockpatienten gelegt und ermöglicht neben der Gabe von Medikamenten auch die Überwachung der Kreislaufsituation, z. B. durch Messung des zentralen Venendrucks. Während die Anlage eines Katheters über die peripheren Venen nach Punktion der jeweiligen Vene über eine gelegte Venenverweilkanüle erfolgt, wird bei der Punktion zentraler Venen häufig die Seldinger-Technik genutzt (s. u.).

Arterieller Katheter: Über die Femoralarterie lassen sich Linksherzkatheter einbringen und bestimmte Formen der Hämofiltration durchführen. Bei schwer kranken Patienten oder großen Operationen kann über einen arteriellen Verweilkatheter bzw. eine Verweilkanüle (über die Arteria radialis eingeführt) der Blutdruck direkt im Gefäß gemessen werden.

Seldinger-Technik

Häufig kommt die Seldinger-Technik zum Einsatz, die auf der Verwendung eines flexiblen Führungsdrahts beruht.

Technik: Manche Katheter erfordern eine kleine Hautinzision, da sie sehr großlumig sind: Injizieren Sie wenige Milliliter eines Lokalanästhetikums intrakutan an der vorgesehenen Punktionsstelle. Warten Sie einige Minuten und führen Sie dann eine kurze Hautinzision durch. Punktieren bzw. kanülieren Sie das periphere Gefäß wie zuvor beschrieben mit einer Punktionsnadel oder Verweilkanüle (▌ Abb. 1a). Führen Sie einen Führungsdraht über die liegende Verweilkanüle ein. Entfernen Sie die Verweilkanüle, halten Sie dabei den Führungsdraht im Gefäß (▌ Abb. 1b). Die korrekte Lage des Drahts können Sie radiologisch kontrollieren.
Führen Sie anschließend den Katheter über den Führungsdraht ins Gefäß ein (▌ Abb. 1c). Schieben Sie den Katheter

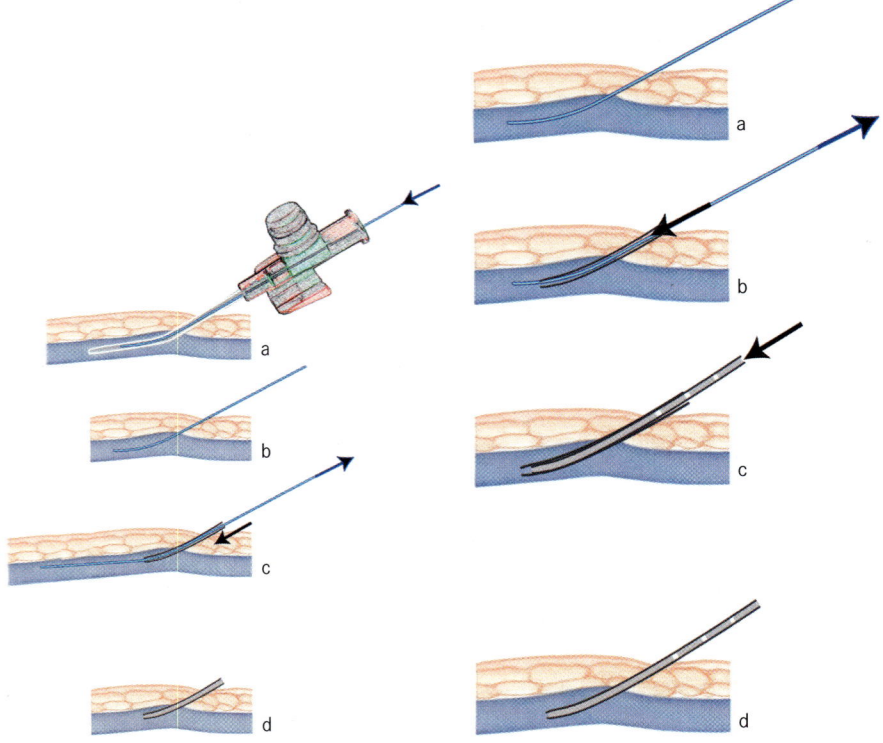

▌ Abb. 1 a – d: Seldinger-Technik.

▌ Abb. 2: Dilatation über Führungsdraht.

unter Röntgenkontrolle über den liegenden Führungsdraht bis zu seinem Ziel. Anschließend oder schon während des Vorschiebens des Katheters entfernen Sie den Führungsdraht (▌ Abb. 1d).

Dilatatoren

Manchmal lässt sich der gewünschte Katheter aufgrund seines großen Durchmessers nicht über den Führungsdraht in die Vene oder Arterie einführen. In dem Fall dehnen Sie die Eintrittsstelle und das Gefäß mit Hilfe von Dilatatoren auf, die Sie zunächst über den Führungsdraht schieben (▌ Abb. 2a und b). Komprimieren Sie die Punktionsstelle mit dem Finger, wenn Sie die Dilatatoren wechseln. Abschließend wird eine dünnwandige Kanüle mit großem Durchmesser über den Führungsdraht geschoben und der Führungsdraht entfernt (▌ Abb. 2c). Durch die Kanüle kann der Katheter eingeführt (▌ Abb. 2d) werden, anschließend entfernen Sie die Kanüle. Die meisten Kanülen lassen sich in zwei Teile trennen und so entfernen.
Näheres zur Punktionstechnik der V. jugularis interna und der V. subclavia s. S. 114.

Venae sectio: direkte Katheterisierung einer Vene

Neben der perkutanen Punktion ist auch die Anlage eines venösen Zugangs in eine operativ freigelegte Vene möglich: Langfristige Venenverweilsysteme (z. B. Port, Hickman- oder Broviac-Katheter) zur Chemotherapie, parenteralen Ernährung oder langfristigen Schmerzbehandlung werden meist offen in eine Vene platziert.

Technik: Umschlingen Sie die freigelegte Vene mit zwei Ligaturen ober- und unterhalb der geplanten Inzision und üben Sie daran Zug aus, um eine Blutung zu vermeiden. Setzen Sie dazwischen einen Längsschnitt (bei größeren Venen ist auch ein querer Schnitt möglich). Führen Sie den Katheter ein und entspannen Sie den proximalen Faden (▌ Abb. 3). Schieben Sie den Katheter unter Röntgenkontrolle vor, ziehen Sie die Ligatur wieder fest und verknoten Sie diese. Der Katheter wird so fixiert, die Ligatur verhindert eine Rückblutung aus der Vene.

Große Venen: Ist die zu punktierende Vene deutlich größer als Ihr Katheter, so

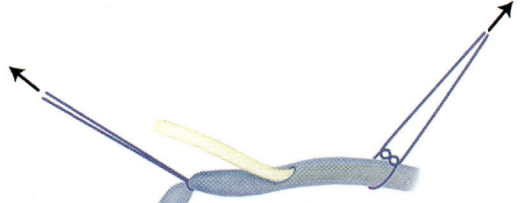

■ Abb. 3: Offenes Einführen eines Katheters in eine ähnlich große Vene.

setzen Sie an der geplanten Veneninzision eine feine Tabaksbeutelnaht, schlingen Sie die Fadenenden zu einem lockeren Halbknoten. Umschlingen Sie die Vene (wenn möglich) ebenfalls wie oben beschrieben. Setzen Sie einen kleinen Schnitt innerhalb der Tabaksbeutelnaht und führen Sie den Katheter ein. Während Sie den Zug an den Fäden oder Bändern nachlassen, können Sie den Katheter weiter vorschieben, bis seine Spitze am gewünschten Ort liegt. Ziehen Sie die Tabaksbeutelnaht zu, und sichern Sie diese durch mehrere Knoten. Prüfen Sie nach dem Lockerlassen der Schlingen, dass die Tabaksbeutelnaht auch dicht und blutstillend ist. Ansonsten komprimieren Sie die Stelle für 3–5 Minuten.

> Achten Sie besonders bei der Katheterisierung großer Venen darauf, dass keine Luft in das Gefäß eindringt: Es besteht die Gefahr einer lebensgefährlichen Luftembolie. Lagern Sie den Patienten entsprechend.

Kleine Venen: Die Eintrittsstelle der Vene kann durch einen „V-Schnitt" vergrößert werden. Heben Sie dazu die Wand ein wenig an und schneiden ihn mit einer Schere schräg V-förmig ein (■ Abb. 4a). Heben Sie den Lappen mit einer Pinzette oder einem Häkchen an und führen Sie den kleinlumigen Katheter in das Lumen ein (■ Abb. 4b).

Sehr feine Venen: Bringen Sie zwei Ligaturen an und halten Sie durch Zug daran die Vene ruhig. So können Sie eine Nadel einführen, die Sie mit einem Nadelhalter oder einer Klemme halten (■ Abb. 5). Über diesen Zugang führen Sie einen feinen Führungsdraht, einen kleinlumigen Katheter (z. B. bei Neugeborenen) oder eine Schrittmachersonde ein.

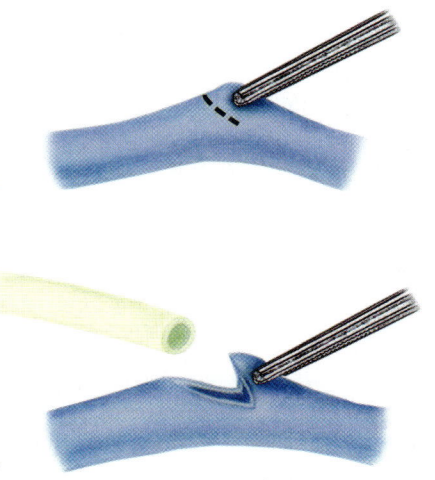

a

b

■ Abb. 4: Einführen eines Katheters in kleine Venen.

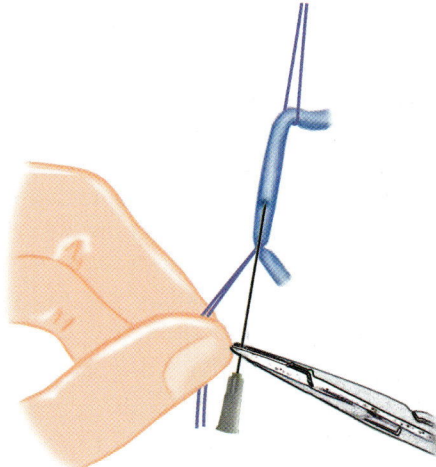

■ Abb. 5: Einführen eines Drahts oder Katheters in sehr feine Venen.

Zusammenfassung
✖ Die Anlage venöser Katheter kann über einen Führungsdraht (Seldinger-Technik) oder eine Schleuse (Dilatator) erfolgen.

✖ Venöse Portsysteme und Langzeitkatheter werden über offene chirurgische Venendarstellung angelegt.

Transurethraler Blasenkatheter

Die Katheterisierung der Blase wird sowohl diagnostisch wie therapeutisch durchgeführt. Urin kann zur Diagnostik und Bilanzierung der Urinmenge z. B. bei längeren Operationen und bei Intensivbehandlung gewonnen und gesammelt werden. Therapeutisch wird die Blase bei Harnretention entlastet. Die Indikation bei Urininkontinenz zur „leichteren Pflege" ist allerdings umstritten, immerhin handelt es sich um einen invasiven Eingriff mit dem Risiko von Verletzungen und Harnwegsinfektion. Im Gegensatz zur suprapubischen Blasenpunktion birgt sie ein höheres Risiko der Keimverschleppung mit Harnwegsinfekt.

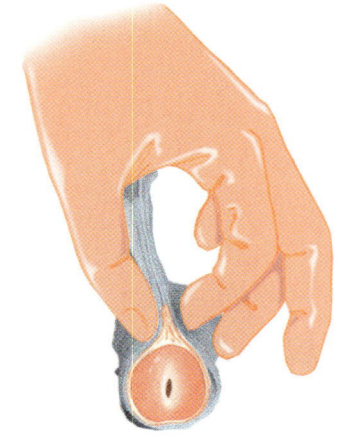

Abb. 1: Halten des Penis vor der Katheterisierung.

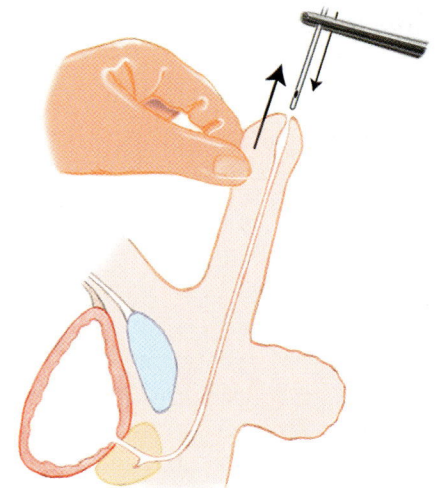

Abb. 2: Einführen des Urinkatheters.

Vorbereitung:

Die Prozedur wird unter sterilen Bedingungen durchgeführt.

Wenn Sie die Blase über einen längeren Zeitraum entleeren wollen, benötigen Sie einen blockbaren Katheter (z. B. mit Ballon). Dieser kann nach Auffüllen des Ballons mit Wasser in der Blase verbleiben, ohne herauszurutschen. Die äußere Fixierung eines transurethral eingelegten Blasenkatheters ist nicht sinnvoll. Überzeugen Sie sich zuerst, dass alle nötigen Materialien zur Verfügung stehen:

▶ Blasenkatheter (meist 14 oder 16 Charrière bei Erwachsenen)
▶ Desinfektionsmittel
▶ Spritze mit Gel aus Lokalanästhetikum und Gleitmittel
▶ sterile Handschuhe
▶ Pinzette
▶ Lochtuch, Unterlage und Tupfer
▶ Urinbeutel zum Anschluss an den Katheter
▶ Blockerspritze mit sterilem Wasser (5–10 ml)
▶ evtl. Gefäß für die Laborprobe und/oder Nierenschale als Auffangbehälter

Sterile Kathetersets enthalten bereits einige dieser Materialien. Wenn Sie einen Spülkatheter legen wollen, brauchen Sie zusätzlich eine Spritze und sterile Flüssigkeit.

Der Patient bzw. die Patientin liegt auf dem Rücken, das Becken kann durch Unterschieben eines Kissens exponiert werden.

Blasenkatheter beim Mann

Desinfizieren Sie zunächst mit unsterilen Handschuhen das äußere Genitale mittels Kompressen und antiseptischer Lösung.

Ziehen Sie sterile Handschuhe an und decken Sie die Umgebung des Penis mit dem sterilen Lochtuch ab. Halten Sie nun den Penis mit der linken Hand, streifen die Vorhaut zurück und spreizen die Harnröhrenöffnung. Cave: Die linke Hand ist jetzt unsteril!

Desinfizieren Sie nun die Glans penis und Harnröhrenöffnung dreimal mit einem jeweils mit Desinfektionsmittel getränkten neuen Tupfer.

Führen Sie den Konus der Gelspritze in die Urethra ein und instillieren Sie langsam das lokal anästhesierende Gel. Warten Sie mindestens 30 Sekunden. Klemmen Sie das Katheterende zwischen Ringfinger und kleinem Finger Ihrer rechten Hand ein und fassen Sie die Katheterspitze mit dem Daumen und Zeigefinger der gleichen Hand.

Umfassen Sie den Penis mit der linken Hand mit einer frischen Kompresse oder einem Tupfer direkt hinter der Korona und greifen Sie dabei auch etwas dorsale Penishaut (Abb. 1).

Ziehen Sie den Penis mit der linken Hand nach oben und schieben Sie den Katheter mit der rechten Hand in die so gestreckte Harnröhre (Abb. 2). Sie können dazu auch eine Pinzette nutzen.

Senken Sie den Penis gestreckt ab, wenn Sie nach etwa 15 cm Widerstand spüren (Abb. 3), und schieben den Katheter weiter, bis Urin fließt. Denken Sie daran, vorher die Nierenschale bereitzustellen!

Sichern Sie eine Harnportion für die Diagnostik und schließen Sie dann den Urinbeutel an.

Schieben Sie den Katheter weitere 5 cm vor und blocken Sie ihn mit etwa 5–10 ml destilliertem Wasser. Ziehen Sie den Katheter vorsichtig zurück, bis Sie einen federnden Widerstand spüren.

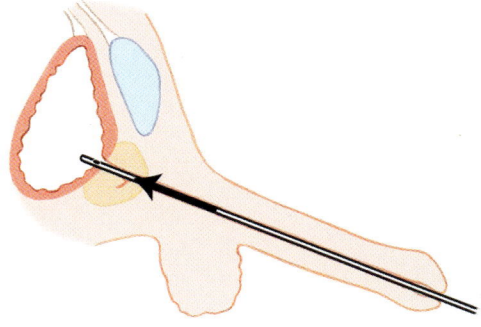

Abb. 3: Senken des Penis, um die Harnröhrenkrümmung zu begradigen.

Blasenkatheter bei der Frau

Desinfizieren Sie mit unsterilen Handschuhen das äußere Genitale mittels Kompressen und antiseptischer Lösung.

Ziehen Sie sterile Handschuhe an und decken Sie die Umgebung des Genitales mit dem sterilen Lochtuch ab. Spreizen Sie nun mit der linken Hand die äußeren Schamlippen und identifizieren Sie die Harnröhrenöffnung. Cave: Die linke Hand ist jetzt unsteril!

Desinfizieren Sie die kleinen Schamlippen, die Klitoris und die Harnröhrenöffnung dreimal mit einem jeweils neuen Tupfer.

Tragen Sie das Gleitmittel (anästhesierendes Gel) auf die Katheterspitze auf. Klemmen Sie das Katheterende zwischen Ringfinger und kleinem Finger Ihrer rechten Hand ein und fassen Sie die Katheterspitze mit dem Daumen und Zeigefinger der gleichen Hand.

Schieben Sie den Katheter mit der rechten Hand in die Harnröhrenöffnung, während Sie die äußeren Schamlippen mit der linken Hand spreizen. Schon nach etwa 5 cm sollte sich Urin entleeren, einen nennenswerten Widerstand spürt man meist nicht.

Sichern Sie eine Harnportion für die Diagnostik und schließen Sie dann den Urinbeutel an.

Schieben Sie den Katheter weitere 5 cm vor und blocken Sie ihn mit etwa 5 – 10 ml destilliertem Wasser. Ziehen Sie den Katheter vorsichtig zurück, bis Sie einen federnden Widerstand spüren.

Worauf ist beim Legen eines Blasenkatheters zu achten?
▶ Besprechen Sie mit einem wachen Patienten Ihr Vorhaben und Vorgehen. Achten Sie die Intimsphäre Ihrer Patientin oder Ihres Patienten.

▶ Erzwingen Sie keinesfalls die Passage; es besteht die Gefahr, dass Sie Gewebe verletzen. Versuchen Sie es gegebenenfalls mit einem kleineren Katheter.
▶ Neben dem aufblasbaren Ballon (▌ Abb. 4a und b) zur Fixation des Katheters existieren auch andere Haltemechanismen, die ein Herausgleiten des gelegten Katheters verhindern sollen.
▶ Für schwierige Katheterisierungen gibt es Katheter mit Führungsdraht (▌ Abb. 4c und d). Sie lassen sich zwar in vielen Fällen leichter vorschieben, bergen jedoch wegen des starren Führungsdrahts ein höheres Verletzungsrisiko.
▶ Fließt kein Urin, obwohl der Katheter richtig eingeführt zu sein scheint, drücken Sie mit der rechten Hand suprapubisch auf die Blase und prüfen Sie, ob Urin kommt. Denken Sie daran, dabei den Katheter mit der anderen Hand zu sichern, indem Sie die Urethra mit dem Tupfer zusammenpressen.
▶ Die Wahl einer anders geknickten Spitze kann Ihnen bei der schwierigen Platzierung eines Katheters helfen (▌ Abb. 4a und b).

> Wichtig sind Behutsamkeit und Vorsicht, um die Harnröhre nicht durch unnötige Manipulationen zu verletzen.

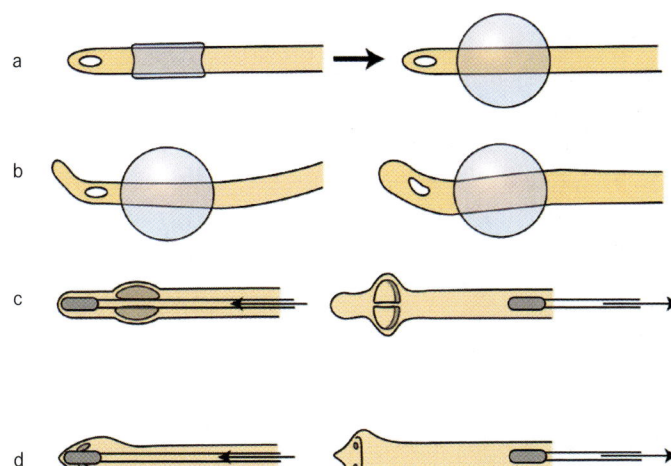

▌ Abb. 4: Auswahl verschiedener Katheter und Haltemechanismen.

Zusammenfassung

✖ Die Anlage einer Urinableitung kann zu diagnostischen oder therapeutischen Zwecken indiziert sein.

✖ Ein Blasenkatheter wird transurethral oder suprapubisch eingelegt. Es handelt sich in beiden Fällen um einen invasiven Eingriff.

✖ Neben aseptischem Vorgehen erfordert das Legen eines Blasenkatheters auch Vorbereitung und Geschicklichkeit.

Endotracheale Intubation, Magensonde

Endotracheale Intubation

Intubation

Durch die Intubation halten Sie die Atemwege frei und können den Patienten beatmen. Neben Notfallsituationen ist sie vor allem ein wesentlicher Bestandteil der Allgemeinanästhesie. Sie erfolgt meist durch den Mund; auch durch die Nase ist sie möglich, technisch allerdings schwieriger und eher dem Geübten vorbehalten. Deshalb wird im Folgenden nur die orale Intubation erklärt.

> Nur ein tief bewusstloser Patient darf intubiert werden! Ansonsten wird die Intubation durch die erhaltenen Schutzreflexe unnötig traumatisierend sowohl für den Patienten als auch für den Arzt.

Wählen Sie einen geeigneten Tubus. Sein Durchmesser muss groß genug sein, um den geringstmöglichen Strömungswiderstand zu gewährleisten, aber nicht so groß, dass er Gewebsläsionen hervorruft. Zu berücksichtigen sind bei Kindern das Alter und das Gewicht und bei Erwachsenen das Geschlecht sowie anatomische Besonderheiten (s. S. 125).

Überprüfen Sie zunächst, ob die Blockung dicht ist, bevor Sie mit der Intubation beginnen. Pumpen Sie den Cuff (Blockungsballon) einmal auf und testen Sie, ob er die Luft hält. Lassen Sie die Luft wieder ab. Auch die Glühbirne des Laryngoskops sollte vor dem Einsatz geprüft werden. Ein Tubus zur Beatmung von Kindern und Säuglingen verfügt meist nicht über einen Cuff zum Blocken, da die Trachea unterhalb der Stimmbänder bei Kindern enger ist.

Der Patient liegt auf dem Rücken, möglichst mit einem kleinen Kissen unter den Schultern. Um eine Überstreckung des Halses und dadurch eingeschränkte Sicht zu vermeiden, wird der Kopf gestreckt und etwas erhöht gelagert.

Halten Sie das Laryngoskop mit der linken Hand (auch Linkshänder benutzen wegen der Form des Laryngoskops meist die linke Hand). Öffnen Sie mit der anderen Hand den Mund. Der Daumen liegt dabei zwischen Oberlippe und Nase, mit Zeige- und Mittelfinger drücken Sie das Kinn und damit den Oberkiefer nach kaudal.

Führen Sie das Laryngoskop ein. Drängen Sie dabei die Zunge zur linken Seite. Die Spatelspitze wird bis zur Epiglottis geführt, dann der Zungengrund durch Zug (ohne zu hebeln!) in Richtung des Griffs nach ventral gehoben. Dadurch hebt sich die Epiglottis und Sie können den Kehlkopf einsehen (▌ Abb. 1).

Identifizieren Sie die Stimmbänder und Trachealringe. Dann führen Sie den Tubus unter Sicht in die Luftröhre ein, bis der Cuff hinter den Stimmbändern zu liegen kommt. Blockieren Sie den Tubus, indem Sie den Cuff mit gerade so viel Luft füllen, dass die Trachea komplett ausgefüllt ist.

Schließen Sie den Tubus an den Ambu-Beutel oder das Beatmungsgerät an. Halten Sie ihn dabei stets mit der Hand fixiert.

Prüfen Sie den korrekten Sitz durch Auskultation. Fixieren Sie ihn nun endgültig und auskultieren Sie erneut. Der Brustkorb sollte sich bei Luftinsufflation ausdehnen. Vergewissern Sie sich, dass der Tubus nicht in der Speiseröhre liegt. Verdächtig sind eine zunehmende Ausdehnung des oberen Abdomens und ein tympanitischer Klopfschall über dem Epigastrium sowie fehlende Atemexkursionen des Thorax.

Legen Sie noch einen Guedel-Tubus in den Mund ein, um zu verhindern, dass der Patient den Tubus zerbeißt. Auskultieren Sie auch nach Extubation die Lunge, um etwaige Atemstörungen frühzeitig zu erkennen.

Koniotomie

Sie ist die bevorzugte Notfallmaßnahme, da sie innerhalb kürzester Zeit auch ohne Lokalanästhesie durchzuführen ist.

Der Patient liegt auf dem Rücken, der Kopf gerade oder etwas überstreckt mittels eines Kissens, das unter die obere Brustwirbelsäule geschoben ist.

Überprüfen Sie, ob die Trachea zentral liegt. Suchen Sie den Schildknorpel auf. Unter dessen vorderer Grenze können Sie eine Lücke tasten, darunter den Ringknorpel. Die Lücke wird bespannt vom Ligamentum cricothyreoideum.

Durchtrennen Sie dieses Ligamentum mit einem Skalpell oder Messer quer etwa 1–1,5 cm über der Mitte und vertiefen Sie den Einschnitt, bis ein Zischen den Luftaustritt zeigt (▌ Abb. 2). Verlängern Sie den Schnitt nicht zu sehr zur Seite, dort sind die Jugularvenen. Führen Sie den Schnitt nicht zu tief, Sie geraten sonst durch die Rückwand in den Rachenraum.

Führen Sie am Skalpell entlang eine Klemme ein. Entfernen Sie das Skalpell, öffnen Sie die Klemme und führen entlang der so entstandenen Öffnung einen Katheter oder Tubus ein, um die Inzision offen zu halten.

Entfernen Sie die Klemme. Blockieren Sie den Katheter, falls möglich, und sichern ihn.

> Bei einer akuten Verlegung der oberen Luftwege insbesondere im Pharynx- und Larynxbereich konnten schon viele Leben gerettet werden, weil die Helfer die Materialien benutzt haben, die gerade zur Hand waren.

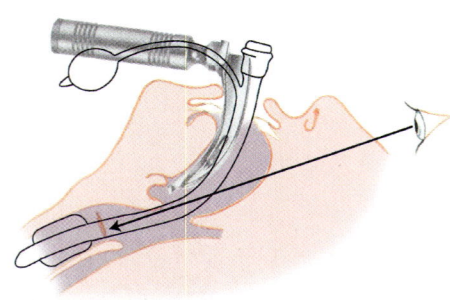

▌ Abb. 1: Orale Intubation mit Laryngoskop.

Trachealpunktion

Sie ermöglicht in Notfällen eine minimale Beatmung, wenn kein anderes Verfahren durchführbar ist.

Suchen Sie die Lücke zwischen Schild- und Ringknorpel auf (■ Abb. 2).

Führen Sie in die Mittellinie des Ligamentum cricothyreoideum knapp oberhalb des Ringknorpels eine oder mehrere dicklumige Venenverweilkanülen ein. Zielen Sie dabei etwas in eine kaudale Richtung. Sie spüren eine Widerstandsänderung, wenn Sie das Band durchstechen. Luftaustritt zeigt an, dass Sie sich in der Trachea befinden.

Schieben Sie die Kanüle vorsichtig weiter vor, halten Sie dabei die Nadel still. Entfernen Sie die Nadel und fixieren Sie die Kanüle. Sauerstoffinsufflation und Druckbeatmung sind nun möglich. Dieses Prinzip ist auch Grundlage für das Anlegen einer Punktions- bzw. Dilatationstracheotomie.

> Eine Tracheotomie ist für akute Situationen ungeeignet, da selbst geübte Operateure dafür einige Zeit brauchen.

Magensonde

Eine Magensonde wird sowohl zu diagnostischen als auch zu therapeutischen Zwecken gelegt. Sie dient der Dekompression und Entleerung des Magens (z. B. beim Ileus, zur Narkosevorbereitung, diagnostisch bei Verdacht auf eine obere gastrointestinale Blutung) sowie der enteralen Ernährung (z. B. bei Schluckproblemen). Kurz liegende Ma-

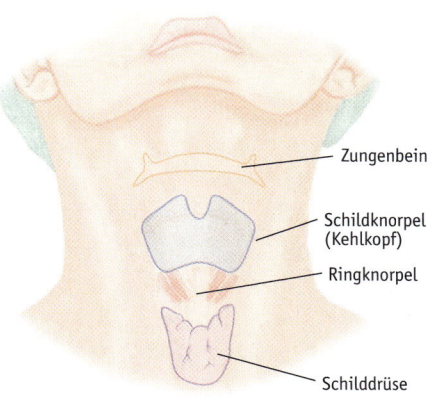

■ Abb. 2: Halsanatomie bei der Konio- bzw. Tracheotomie.

Zungenbein
Schildknorpel (Kehlkopf)
Ringknorpel
Schilddrüse

gensonden können für diagnostische Zwecke oral oder nasal eingeführt werden. Verweilsonden zur Ernährung werden vorzugsweise durch die Nase eingeführt.

Der Patient sollte sitzen und den Kopf leicht nach vorn gebeugt haben. Erklären Sie dem Patienten jeden Schritt, seine Mitarbeit erleichtert das Legen der Magensonde erheblich.

Tragen Sie ein anästhesierendes Gleitmittel auf die Spitze der Sonde auf. Lassen Sie den Patienten durch den Mund zunächst ruhig ein- und ausatmen. Das Legen einer Magensonde beim aufgeregten oder unruhigen Patienten ist sehr viel schwieriger, warten Sie unter Umständen ab. Schieben Sie dann die Sonde durch ein Nasenloch vorsichtig vor.

Lassen Sie den Patienten schlucken oder Wasser trinken, nachdem die Magensonde bis in den Rachen gelangt ist, notfalls auch mehrmals. Die Sonde lässt sich vorsichtig und dann meist problem-

los bis in den Magen vorschieben. Bitten Sie den Patienten, sich auf das tiefe Durchatmen zu konzentrieren. Die Atemtechnik kann den Würgereiz unterdrücken.

Wenn sich nichts über die Sonde aspirieren lässt, prüfen Sie die korrekte Lage durch Luftinsufflation und gleichzeitige Auskultation im Epigastrium.

Fixieren Sie die Sonde anschließend an der Nase.
Beim bewusstlosen Patienten entfällt der willkürliche Schluckakt, aber auch der Würgereiz. Die Technik, eine Magensonde zu legen, ist allerdings ähnlich. Bei leicht vorgebeugtem Kopf ist die Wahrscheinlichkeit größer, die Sonde sowohl beim oralen wie beim nasalen Einführen in der Speiseröhre und im Magen zu platzieren. Bedenken Sie, dass auch die Schutzreflexe fehlen können. Bei Fehllage oder auch beim Vorschieben der Magensonde über den unteren Ösophagussphinkter kann es zu Reflux und Aspiration kommen.

Zusammenfassung

✖ Das Offenhalten der Atemwege ist im Notfall die wichtigste Maßnahme. Sie rettet Leben. Neben der Intubation sollten Sie auch die chirurgischen direkten Zugänge zu den Luftwegen kennen.

✖ Eine Magensonde dient der Entlastung des Magens und der Ernährung. Sie kann oral oder nasal eingeführt werden.

Perkutane Punktion und Flüssigkeitsaspiration

Bei einer ganzen Reihe von diagnostischen und therapeutischen Punktionsverfahren erfolgt der indirekte Zugang über die Haut, am häufigsten beim Blutabnehmen (s. S. 20). Manche Strukturen wie oberflächliche Venen lassen sich sehen oder zumindest tasten. Andere, wie die Harnblase (s. S. 112), das Kniegelenk oder der Pleuraspalt, kann man blind oder unter Zuhilfenahme bildgebender Verfahren punktieren.

Vorbereitung: Hohlnadeln sind in verschiedenen Stärken und Längen erhältlich, so dass für jede Methode und Struktur die entsprechende Größe gefunden werden kann. Manche Nadeln sind mit einem Mandrin verschlossen, der erst entfernt wird, wenn die Kanüle platziert ist. Sie kommen vor allem bei der Lumbalpunktion zum Einsatz. So wird vermieden, dass der Liquor mit anderen Flüssigkeiten oder Gewebsanteilen verunreinigt wird.
Die Punktionskanüle wird vor dem Einführen mit einer Spritze verbunden. So ist nicht nur das Punktieren einfacher, sondern es entsteht ein geschlossenes System, mit dem sich Flüssigkeit oder Gewebe aspirieren lässt.

Technik: Führen Sie die Nadel in einer geraden Linie ein. Ziehen Sie die Spritze unter leichter Aspiration langsam zurück, bis Blut oder andere Flüssigkeit aspiriert wird (❚ Abb. 1).

> Hohlräume lassen sich am besten punktieren, wenn sie maximal gefüllt sind.

Bei der Punktion eines Hohlorgans kann es passieren, dass die angeschrägte Spitze der Nadel an der Wandung zu liegen kommt und deshalb keine Flüssigkeit aspiriert werden kann. Dann hilft es, die Nadel vorsichtig zu drehen und etwas vor- und zurückzuschieben.
Ist ein Richtungswechsel nötig, ist es das Beste, die Nadel wieder herauszuziehen und erneut einzuführen. Beim „Rumstochern" mit der Nadel können Strukturen geschädigt werden. Zur Orientierung können Sie zunächst mit einer feineren Nadel zur Probe punktieren, ehe Sie dann in der gleichen Rich-

tung die größere Punktionsnadel einsetzen. Alternativ können Sie auch zur Drainage von Flüssigkeiten mittels Seldinger-Technik (s. S. 24) einen Drainagekatheter platzieren.
Achten Sie darauf, dass die Punktionskanüle nicht zu kurz ist. Sie lässt sich dann nicht gut halten und, falls sie an dem Verbindungsstück abbricht, auch nur noch sehr schwer greifen und wieder entfernen.
Wenn Sie planen, Flüssigkeit zu drainieren (z. B. bei einer Pleura- oder Aszitespunktion), setzen Sie vorher zwischen Kanüle und Spritze einen Dreiwegehahn und/oder eine kurze flexible Verlängerung ein. Sie können so die Flüssigkeit durch den seitlichen Abfluss ablassen; die Verlängerung vereinfacht das Hantieren und verringert Bewegungen an der Punktionskanüle. Es gibt vorgefertigte sterile Sets, die neben der Punktionsnadel und einem geschlossenen Schlauchsystem mit Spritze zur Aspiration auch über einen Dreiwegehahn mit einem angeschlossenen Ablaufbeutel verfügen.

> Insbesondere wenn Sie eine Substanz in einen Gang oder einen Hohlraum injizieren wollen, müssen Sie sich vorher vergewissern, dass die Kanüle richtig platziert ist.

Die einfachste Möglichkeit dafür ist die Aspiration. So lassen sich Flüssigkeit aus einer Zyste, Blut aus einem Hämatom, Eiter aus einem Abszess (❚ Abb. 1) oder bei einer Leberpunktion gewonnene Galle gut identifizieren (❚ Abb. 2). Diese Methode kann unterstützt werden durch die Injektion einer röntgendichten Substanz und die anschließende Durchleuchtung. Auch die Leichtigkeit oder Schwierigkeit, mit der sich eine Substanz injizieren lässt, kann einen Hinweis darauf geben, ob die Kanüle korrekt liegt.
Achten Sie darauf, dass sich die Kanüle nicht verschiebt oder an der Rückwand wieder austritt. Es hilft, sie mit einer Klemme oder den Fingern an der Eintrittsstelle zu fixieren (❚ Abb. 3). Bei Eingriffen wie Lumbal-, Perikard- oder Trachealpunktion müssen Sie besonders vorsichtig vorgehen, da zum einen die richtige Eindringtiefe schwer zu bestimmen ist, zum anderen zu tiefes Eindringen wichtige Strukturen verletzen und großen Schaden anrichten kann.

Pleurapunktion

Mittels einer Pleurapunktion lassen sich Zellen aus einem Pleuraerguss gewinnen und diagnostisch verwerten. Therapeutisch lassen sich Luft beim Pneumo-

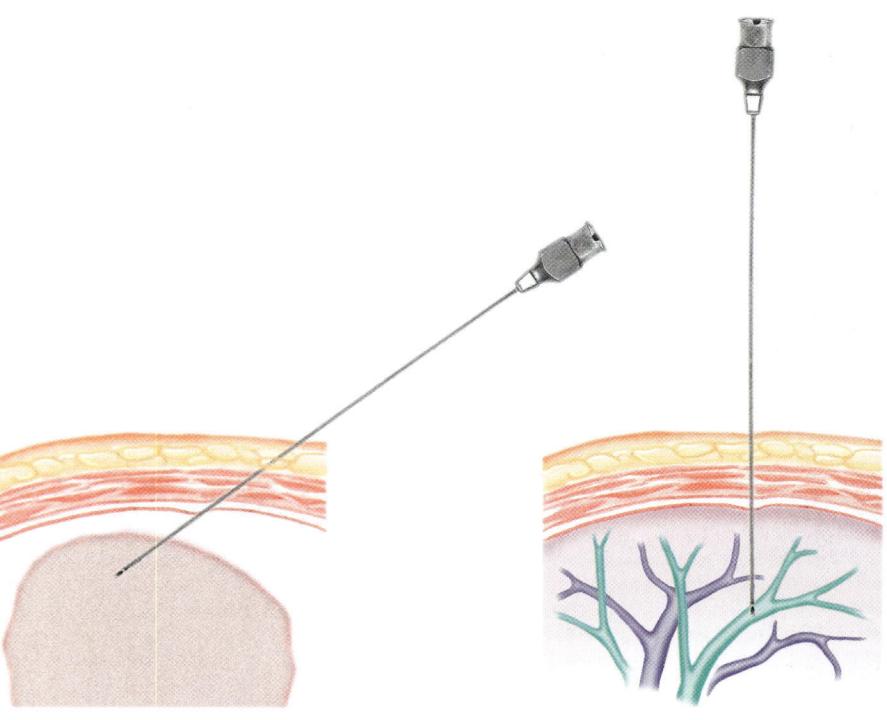

❚ Abb. 1: Perkutane Punktion eines Hohlraums.

❚ Abb. 2: Perkutane Punktion eines Gangs oder Gangsystems.

thorax und Flüssigkeit beim Serothorax oder Seropneumothorax entfernen, Medikamente instillieren sowie die Entfaltung der Lungen wieder herstellen und erhalten.
Erklären Sie einem wachen Patienten zuvor jeden einzelnen Schritt! Achten Sie streng auf sterile Bedingungen.

Desinfizieren Sie die Haut großflächig. Perkutieren Sie den Erguss (Schalldämpfung) sorgfältig. Wenn möglich, punktieren Sie unter oder nach Ultraschallkontrolle.

Injizieren Sie ein Lokalanästhetikum intrakutan an der Punktionsstelle.

Führen Sie die Hohlnadel schräg nach kranial knapp über den Oberrand der Rippe und dann senkrecht zur Haut bis in den Pleuraspalt vor. Da Gefäße und Interkostalnerven am Unterrand der Rippen verlaufen, vermeiden Sie eine dortige Punktion. Aspiration von Luft oder Flüssigkeit bestätigt Ihnen die korrekte Lage der Punktionsnadel.

> Bei klinischem Verdacht eines Spannungspneumothorax verlieren Sie keine Zeit und entlasten den Pleuraraum oder legen eine Pleuradrainage an: Punktieren Sie schnellstmöglich mit Nadeln oder mittels einer einfachen Inzision, um den lebensbedrohlichen Spannungspneumothorax in einen einfachen Pneumothorax umzuwandeln. Ein über die Punktionsnadel gezogener, am Ende geöffneter Fingerling kann in dem Fall auch als Heimlich-Ventil (Rückschlagventil) dienen (s. S. 110).

Perikardpunktion

Um eine versehentliche Verletzung des Herzens zu vermeiden, sollte eine Perikardpunktion nach Darstellung im Ultraschallbild und unter EKG-Kontrolle durchgeführt werden. Vergessen Sie beim wachen Patienten nicht die Erklärungen und die Lokalanästhesie!

Verbinden Sie eine dicklumige Kanüle mit einem Dreiwegehahn und einer großen Spritze.

Führen Sie die Kanüle links neben dem Xiphoid unter dem Rippenbogen ein. Zielen Sie dabei in Richtung der linken Klavikulamitte. Beim Durchdringen des Perikards ist eine Widerstandsänderung spürbar.

Aspirieren Sie und ziehen Sie die Flüssigkeit in die Spritze.

> Berührungen des Myokards mit der Nadelspitze zeigen sich im EKG als Unregelmäßigkeiten der Herzaktivität.

Aszitespunktion – Punktion des Peritonealraums

Die Punktion des Bauchraums wird zur Diagnostik und Therapie eines Aszites sowie bei Verdacht einer intraabdominellen

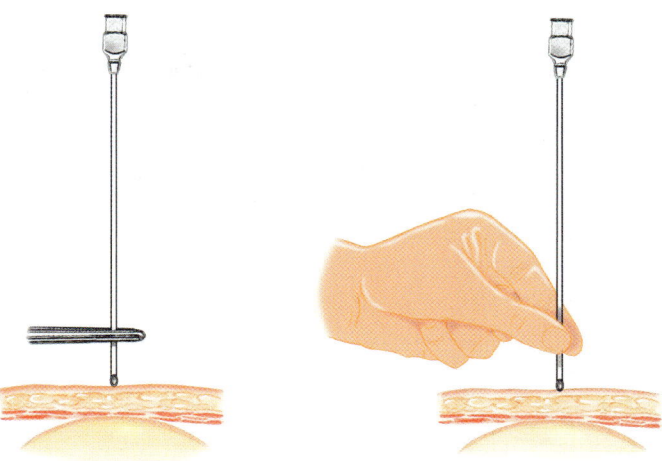

▌ Abb. 3: Halten der Punktionsnadel bei perkutaner Punktion.

Blutung oder Darmverletzung bzw. -perforation (als Peritoneallavage) durchgeführt, wenn keine bildgebenden Verfahren wie Ultraschall zur Verfügung stehen oder diese nicht die gewünschte diagnostische Klärung verschaffen konnten. Erklären Sie dem Patienten jeden einzelnen Schritt. Achten Sie auf sterile Bedingungen und punktieren Sie möglichst unter Ultraschallkontrolle.

Desinfizieren Sie die Haut großflächig.

Injizieren Sie ein Lokalanästhetikum intrakutan über der Punktionsstelle vorzugsweise am rechten Unterbauch ventrolateral.

Führen Sie die Nadel senkrecht zur Bauchwand bis in das Abdomen vor.

> Am liegenden Patienten „schwimmen" die luftgefüllten Darmschlingen auf der intraabdominellen Flüssigkeit (Aszites, Blut o. Ä.), so dass die Gefahr der Darmpunktion im rechten Unterbauch lateral am geringsten scheint. Freie Luft befindet sich am liegenden Patienten oben im Epigastrium und kann mit einer Punktion vom Xiphoid nach kaudal zu diagnostischen Zwecken abpunktiert werden.

Zusammenfassung

✖ Zu diagnostischen und therapeutischen Zwecken können Sie Hohlräume und Flüssigkeitsansammlungen punktieren.

✖ Vermeiden Sie blindes Suchen, nutzen Sie, wenn möglich, die Ultraschallkontrolle und Ihre anatomischen Kenntnisse.

Lumbalpunktion, Gewebebiopsie

Lumbalpunktion

Meist wird eine Lumbalpunktion beim auf der Seite liegenden, alternativ auch beim sitzenden Patienten durchgeführt. Wichtig ist in beiden Fällen, dass die Wirbelsäule zum einen so stark wie möglich gebeugt wird, damit sich die Wirbelzwischenräume vergrößern, zum anderen möglichst parallel zur Längsachse ausgerichtet ist.
Erklären Sie dem Patienten jeden einzelnen Schritt. Achten Sie streng auf sterile Bedingungen.

Desinfizieren Sie die Haut dreimal großflächig.

Injizieren Sie ein Lokalanästhetikum intrakutan und interspinal an der Punktionsstelle L 4/5 oder L 3/4. Zur Orientierung: Der Kreuzungspunkt der Verbindungslinie zwischen den Darmbeinschaufeln mit der Wirbelsäule entspricht L 3/4.

Stechen Sie die Spinalnadel mit Mandrin durch die Haut, zielen Sie dabei zwischen den Dornfortsätzen leicht nach kranial in Richtung des Bauchnabels. Die Nadelöffnung zeigt nach lateral.

Sie spüren einen Widerstand, wenn Sie das Lig. interspinale erreichen.

Schieben Sie die Nadel vorsichtig weiter vor. Ziehen Sie zwischendurch den Mandrin heraus und prüfen Sie, ob nach einigen Sekunden Liquor erscheint. Falls nicht, schieben Sie die Nadel mit Mandrin langsam weiter vor, bis die richtige Stelle erreicht wird.

Sammeln Sie nun den Liquor in den vorbereiteten Röhrchen.

Gewebebiopsie und Zytologie

> Führen Sie Feinnadelzytologien oder Nadelbiopsien nur dann „blind" durch, wenn Sie sicher die anatomischen Strukturen identifizieren können.

Ansonsten nutzen Sie die Darstellung mittels Ultraschall oder anderer bildgebender Verfahren, um das zu punktierende Gewebe (Lymphknoten, Tumor) lokalisieren zu können. Wenn Sie selbst mit den bildgebenden Verfahren nicht vertraut oder sich der Lokalisation nicht sicher sind, bitten Sie einen Kollegen um Mithilfe.
Bei einer Biopsie wird eine Gewebeprobe auch aus tieferen Schichten mittels Einstechen, Stanzen, Ansaugen, Schneiden oder Schaben mit verschiedenen Hilfsmitteln (z. B. Hohlnadeln, Stanzen oder Skalpelle) gewonnen. Das Material kann histologisch und zytologisch, histochemisch, immunhistologisch und gentechnologisch begutachtet werden.
Um Zellen für die zytologische Diagnostik z. B. aus Mamma, Leber oder Prostata zu gewinnen, kann eine Punktion mit einer speziellen, sehr feinen Nadel (Feinnadelpunktion, z. B. Menghini-Nadel) durchgeführt werden.
Die Gewebsentnahme erfolgt in der Regel unter Lokalanästhesie.

Nadel- und Feinnadelbiopsie

Führen Sie den Eingriff unter sterilen Bedingungen durch.

Zytologie
Spülen Sie Spritze und Nadel vorher mit einer physiologischen Kochsalzlösung mit 1000 Einheiten Heparin. Beschriften Sie mehrere Objektträger und stellen Sie Fixativ bereit.

Spannen Sie die Haut zwischen den Fingern der einen Hand und

führen Sie die Punktionskanüle bis zur Entnahmestelle ein.

Erzeugen Sie mit der Spritze durch Zurückziehen des Kolbens Unterdruck und führen Sie mit der Nadel ruckartige, fächerfömige Bewegungen vor und zurück aus. Damit gewinnen Sie die Zellen. Spezielle Spritzen bzw. Punktionssysteme ermöglichen die Kontrolle und das Bewegen von Nadel und Kolben mit einer Hand. So kann mit der anderen die Einstichstelle fixiert werden.

Ziehen Sie die Nadel heraus und bringen Sie den Inhalt der Spritze auf mehrere Objektträger auf. Fixieren Sie diese direkt.

Ziehen Sie mit der Nadel etwas Fixativ auf und entleeren Sie die Nadel wieder in das Gefäß. Auch dieses wird nach Zentrifugation in der Pathologie untersucht. In manchen Fällen werden die Zellen direkt nach dem Auftragen auf dem Objektträger getrocknet und eingefärbt.

Stanzbiopsie
Um eine Gewebsprobe auch histologisch beurteilen zu können, muss die Biopsie mit einer größeren Hohlnadel durchgeführt und ein größeres Stück Gewebe entnommen werden. Mit solchen Proben lassen sich z. B. Tumoren einteilen (Staging, Grading) und DNA-Analysen durchführen. Die Gewebsentnahme erfolgt unter sonographischer oder computertomographischer Kontrolle.
Eine Methode ist die Gewebsentnahme mit einer speziellen Hohlnadel wie der Tru-Cut-Nadel. Aus dem Ende der angeschrägten Hohlnadel ragt ein schneidendes Stilett, das an seinem proximalen Ende eine Aussparung besitzt, in der das entnommene Gewebestück aufgenommen wird (█ Abb. 1).

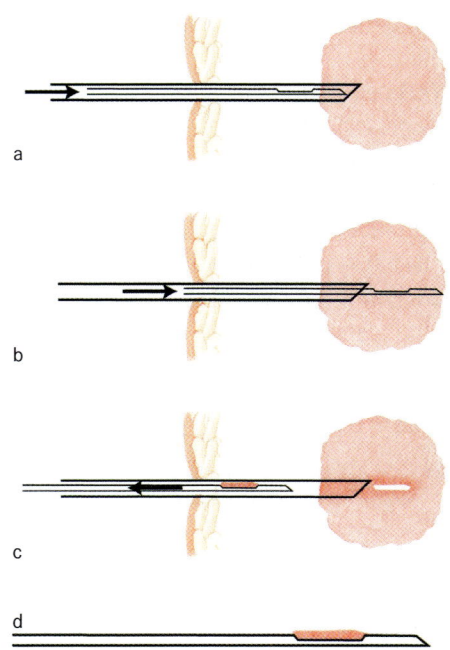

█ Abb. 1: Technik der Gewebebiopsie mit der Stanznadel.

Infiltrieren Sie die Haut mit einem Lokalanästhetikum.

Inzidieren Sie die Haut mit einem spitzen Skalpell.

Fixieren Sie die Haut zwischen den Fingern der einen Hand und führen Sie mit der anderen die geschlossene Nadel durch die Inzision bis zur Entnahmestelle (▌ Abb. 1a).

Halten Sie die Nadel fest und schieben Sie das Stilett weiter vor (▌ Abb. 1b).

Halten Sie nun das Stilett fest und führen Sie die Nadel weiter ein. Dadurch wird ein Gewebestück abgeschnitten und legt sich in die Aussparung des Stiletts (▌ Abb. 1c). Ist das Gewebe sehr derb, führen Sie die Nadel geschlossen bis ins Gewebe ein. Halten Sie dann das Stilett fest, ziehen Sie die Nadel zurück und schieben sie wieder vor. So ist das Risiko, das feine Stilett im derben Gewebe abzubrechen, geringer.

Ziehen Sie die geschlossene Nadel heraus und schieben Sie sie zurück. So wird das Gewebestück im Stilett freigelegt (▌ Abb. 1d). Legen Sie es in das vorher mit dem Pathologen besprochene Fixativ, meist Formalin, beschriften Sie den Behälter und den dazugehörigen Anforderungsbogen und senden Sie alles in die Pathologie.
Besonders stabile Nadeln sind für die Knochenmarkspunktion geeignet, bei der Sie aus dem Knochenmark (z. B. Beckenkamm oder Sternum) durch Punktion Zellen und Flüssigkeit aspirieren können. Das Aspirat verteilen Sie auch auf Objektträgern zur weiteren Untersuchung.

> Jede Form der Biopsie kann zu Blutungen führen. Wichtig ist deshalb, im Anschluss an die Probenentnahme mindestens 3–5 Minuten Druck auf die Entnahmestelle auszuüben. Nach Leberbiopsien sollen die Patienten für ca. 1–2 Stunden auf der rechten Seite liegen, um so Druck auf die Punktionsstelle auszuüben.

Hochgeschwindigkeitsstanzbiopsie

Die Hochgeschwindigkeitsstanzbiopsie (engl.: high speed core cut biopsy) gilt derzeit als eine der elegantesten Methoden, bioptisches Material durch eine Punktion zu gewinnen (meist Mammabiopsien).
Durch eine Vorspanneinrichtung mittels integrierter Feder werden Stanznadeln in Sekundenbruchteilen in den Tumor eingebracht. Die Eindringtiefe der Nadeln ist vorgegeben bzw. voreingestellt, die Tiefe des zu punktierenden Tumors kann unter Ultraschallkontrolle gut abgeschätzt werden. Eine lokale Betäubung der Haut ist notwendig, jedoch wird dieser Eingriff von den Patientinnen nur sehr selten als schmerzhaft empfunden. Das Risiko der Hämatombildung oder Nachblutung soll deutlich unter dem anderer Punktionsverfahren liegen.

Offene chirurgische Biopsie

Die operative Probenentnahme mit einem Skalpell dient nicht nur diagnostischen, sondern zum Teil auch therapeutischen Zwecken. Bei einer Exzisionsbiopsie wird eine Struktur wie ein Knoten im Ganzen entfernt. Bei einer Inzisionsbiopsie wird aus einer größeren Struktur nur ein Teilstück entnommen, um es mikroskopisch zu beurteilen (▌ Abb. 2).
Das Gewebestück wird ellipsenförmig exzidiert. Ist das Gewebe weich genug,

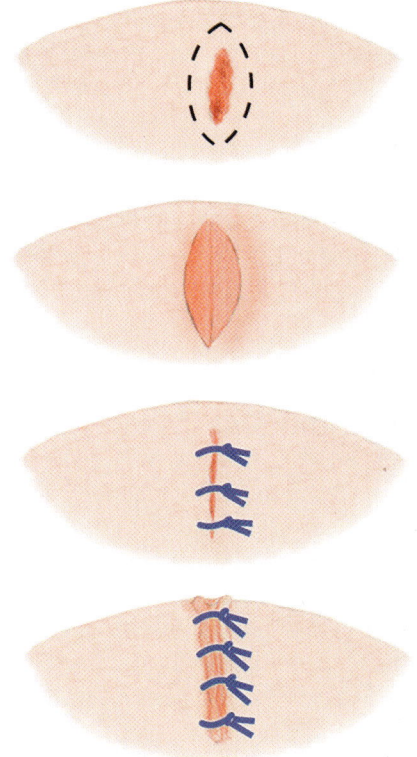

▌ Abb. 2: Entnahme einer Gewebebiopsie.

lässt es sich mit einer fortlaufenden Naht verschließen. Ansonsten müssen mehrere Einzelknopfnähte angelegt und ggf. ein Hämostyptikum (zur Blutstillung) aufgebracht werden. Beachten Sie bei der geplanten Biopsie eines tiefliegenden Knotens, dass Sie ihn erreichen, ohne dabei andere Strukturen zu verletzen.
Markierungsdrähte mit einem hakenförmigen oder gebogenen Ende werden insbesondere zur Brustbiopsie eingesetzt, um in der Mammographie oder Sonographie verdächtig erscheinende Stellen zu markieren und zu kennzeichnen. Sie erleichtern später bei der Operation das sichere Auffinden der Läsion.

Zusammenfassung

✖ Bei der perkutanen Punktion zur Entnahme von Proben orientieren Sie sich an anatomischen Strukturen oder nutzen bildgebende Verfahren.

✖ Machen Sie sich mit dem Verfahren und den erforderlichen Geräten vorher vertraut.

Instrumente zum Schneiden

Für die chirurgische Arbeit sind Instrumente als Hilfsmittel unabdingbar. Die Vielfalt chirurgischer Instrumente ist riesig, die Kataloge der Instrumentenhersteller sehr umfangreich. Der Überblick ist leichter, wenn man sich deren Verwendungszweck klarmacht. Entsprechend können die Instrumente nach Verwendungszwecken zugeordnet werden (▌Tab. 1). Letztgenannte Instrumente sind technisch hochwertige und teure Geräte. Lernen und üben Sie jedoch vor allem zunächst den Umgang mit den Standardinstrumenten.

Skalpell

Das Skalpell ist das traditionelle Schneideinstrument des Chirurgen. Stabile, wiederverwendbare Messer werden noch immer für Schnitte durch derbe Gewebe benutzt. Meist werden die Klingen ausgewechselt. Sie werden in das Skalpell mittels einer Pinzette eingesetzt und mit dieser auch wieder entfernt. Dabei wird die Klinge an der scharfen Seite gehalten, so werden Schnittverletzungen beim versehentlichen Abrutschen vermieden. Zur Verringerung der Verletzungsgefahr werden viele Skalpelle als Einmalskalpelle auch komplett entsorgt.

Formen: Die Klingenformen bei Skalpellen sind spitz oder rund, kleiner oder größer: Die spitze Klinge wird für Stichinzisionen, Probenentnahmen und diffizile Präparationen verwendet, die kleine runde Klinge für plastische, oberflächliche Präparationen. Die große runde Klinge wird vor allem bei Hautschnitten und Gewebsdissektionen gebraucht.

Verwendung: Ein Skalpell wird benutzt, um Gewebs- und insbesondere Hautschnitte zu setzen. Es verursacht nur minimale Gewebeschädigungen. Um das Gewebetrauma gering zu halten, wird der Schnitt mit dem Bauch der Klinge, nicht mit ihrer Spitze gesetzt. Um die Tiefe des Schnitts zu bestimmen, wird dabei kontrollierter, aber nicht zu starker Druck ausgeübt.

▌ Bei geraden Schnitten von Haut und ähnlichen Strukturen halten Sie das Skalpell wie ein Besteckmesser: die Klinge horizontal, eingeklemmt zwischen Daumen und Mittelfinger, der Zeigefinger auf dem hinteren Teil des Rückens. So lässt sich der ausgeübte Druck kontrollieren. Zur Stabilisierung werden Ringfinger und kleiner Finger um den Handgriff des Skalpells geschlungen, dessen Ende wird gegen den Kleinfingerballen gestützt (▌Abb. 1).

Zweck	Instrument
Durchtrennen und Schneiden von Gewebe	z. B. Skalpelle und elektrische Messer (Diathermie), Scheren, Sägen, Laser
Fassen und Halten von Gewebe	Pinzetten, Zangen, Klemmen
Fassen und Halten von Nadeln	Nadelhalter
Vereinigen und Rekonstruktion von Gewebe	Nadeln (und Nadelhalter), Klammern, Klammernahtgeräte, Klebstoffe
Weghalten von Gewebe und Offenhalten des Operationsgebiets	z. B. stumpfe und scharfe Haken, Wundsperrer
Blutstillung	z. B. Klemmen, elektrische Koagulation (Diathermie), Clips und Klammern
Punktion	z. B. Hohlnadeln, Trokare
endoskopische Eingriffe	z. B. Laparoskop, Thorakoskop, Bronchoskop
Spezielle Instrumente zur Durchtrennung von Gewebe, zur Blutstillung und Vereinigung von Gewebe	z. B. harmonisches Skalpell, CUSA, RITA, Ligasure etc.

▌ Tab. 1: Chirurgische Instrumente zum Schneiden.

▌ Für kurze, präzise Schnitte, kleine Punktionen und zum Schneiden feiner Strukturen halten Sie das Skalpell wie einen Stift (▌Abb. 2).

> Als Regel gilt: Schnitte werden zum Operateur hin gezogen, schieben Sie nicht das Skalpell von sich weg beim Schneiden.

Es ist wichtig, sich vor dem ersten Schnitt ein genaues Bild über die Operationsverhältnisse zu machen. In schwierigen Situationen, vor allem bei plastisch-chirurgischen Eingriffen, kann es hilfreich sein, die geplanten Schnittlinien auf die Haut zu zeichnen. Besteht die Gefahr, dass eine wichtige Struktur verletzt wird, kann diese durch ein Instrument (z. B. Pinzette oder Haken) geschützt werden.
Das Skalpell sollte nicht dazu missbraucht werden, Metall oder Knochen zu schneiden bzw. als Hebel benutzt zu werden. Eine unscharfe Klinge sollte nicht weiter verwendet werden.

Schere

Die Schneidbewegungen einer Schere kommen durch den Kontakt der sich bewegenden Schneiden bzw. Schenkel zustande, verstärkt durch deren leichte Neigung zueinander.

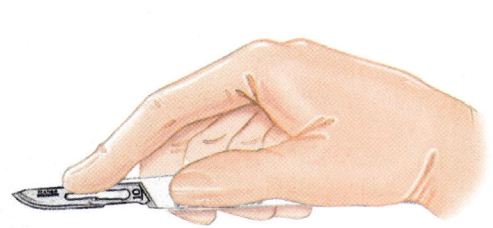

▌ Abb. 1: Halten des Skalpells bei Haut- und Gewebeschnitten.

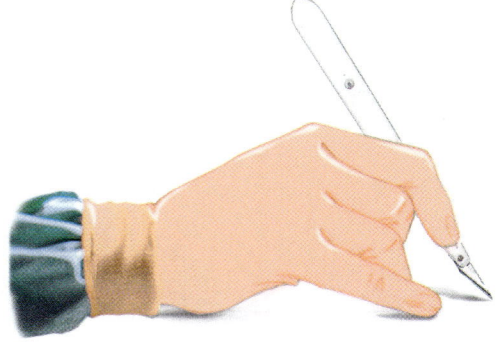

▌ Abb. 2: Halten des Skalpells beim präzisen Schneiden feiner Strukturen.

Wenn die Schenkel der Schere auseinanderklaffen, wird das Gewebe nicht gerade geschnitten, sondern eher gerissen, gequetscht und zerdrückt. Dies passiert zum Beispiel, wenn mit einer zu feinen Schere festes Gewebe geschnitten wird. Scheren sind in der Regel für Rechtshänder konzipiert. Der mit dem Daumen der rechten Hand ausgeübte seitliche Druck presst die Kanten zusammen. Mit dem Daumen der linken Hand geht der Druck in die andere Richtung, die Kanten klaffen auseinander.

Formen: Die meisten chirurgischen Scheren besitzen abgerundete Enden. Für bestimmte Zwecke werden allerdings auch Scheren mit spitzen Enden eingesetzt. Die Schnittkanten können gerade, gebogen oder geknickt sein.

Verwendung: Es sollte eine für die entsprechende Situation angemessene Schere ausgewählt werden. Leichte, schmale Scheren werden nur für sehr leicht zu schneidendes Gewebe eingesetzt. Für Schnitte in der Tiefe bieten sich Scheren mit langen Griffen an. Je länger die Griffe, desto stärker wird allerdings auch ein Tremor übertragen – deshalb sollte das Scherengelenk in solchen Fällen auf den Fingern der anderen Hand abgelegt und damit stabilisiert werden.

▶ Halten Sie Ihre Hand in mittlerer Pronationsstellung. Führen Sie zum Halten der Schere den vorderen Teil Ihres Daumens durch einen der Griffe. Damit lässt sich die Schneidbewegung kontrollieren. In den anderen Griff wird der Ringfinger halb eingeführt. Zur Stabilisierung werden Mittelfinger und kleiner Finger um den Handgriff der Schere geschlungen. Der Zeigefinger ruht auf dem Scharnier (▮ Abb. 3).
▶ Als Linkshänder hilft es, den gesamten Daumen durch den Griff zu führen. Dadurch lässt sich der Daumen im Interphalangealgelenk beugen und der Druck wird in die richtige Richtung gelenkt. So kann man das Auseinanderklaffen der Schneiden vermeiden.

Meist lässt sich die Schere am einfachsten in der Pronationsstellung bewegen. Beim Schneiden in der Tiefe kann allerdings zuweilen eine Supinationsstellung der Hand besser sein, da Ihnen dabei die Hand nicht die Sicht versperrt.

▮ Abb. 3: Hand- und Fingerhaltung beim Gebrauch einer Schere.

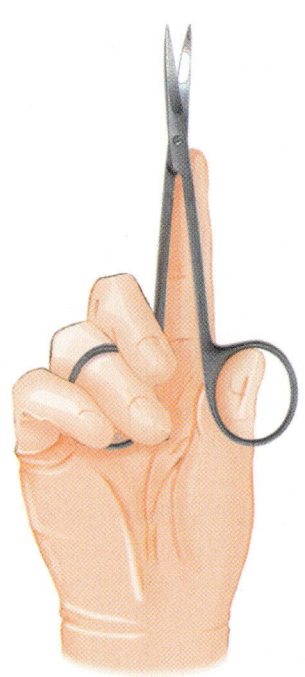

Einsatzbereiche

Die Schnittrichtungen von Skalpellen und Scheren sind genau entgegengesetzt: Mit einer Schere schneiden Sie als Operateur von sich weg, mit einem Skalpell auf sich zu. Prüfen Sie, ob ein Seitenwechsel am Operationstisch, das Durchführen des Schnitts mit der anderen Hand oder dem anderen Instrument das Vorgehen erleichtert.
Haut wird nicht mit der Schere geschnitten, weil dabei Quetschungen des Wundrands auftreten. Hautschnitte werden bevorzugt mit einem Skalpell durchgeführt.
Scheren mit abgerundeten Spitzen können auch zur stumpfen Gewebsdissektion eingesetzt werden. Diese Methode eignet sich besonders beim Präparieren länglicher Strukturen wie Blutgefäßen, Nerven oder Sehnen (▮ Abb. 3, S. 63).
Das Operieren mit einem Skalpell sieht häufig eleganter aus, allerdings sind Schere und Skalpell in vielen Situationen gleichwertig. Es hilft, anderen beim Operieren zuzuschauen und selbst mit beiden Instrumenten zu üben. Letztendlich entwickeln sich beim Üben und Operieren persönliche Präferenzen.

Zusammenfassung

✻ Die klassischen chirurgischen Instrumente zum Schneiden von Gewebe sind das Skalpell und die Schere.

✻ Mit dem Skalpell schneiden Sie auf sich zu, mit der Schere schneiden Sie von sich weg.

✻ Benutzen Sie beim Skalpell nur scharfe Klingen. Bei der Schere achten Sie darauf, daß die Scherenschenkel beim Schneiden nicht auseinanderklaffen.

Instrumente zum Halten und Anklemmen

Gewebe und Strukturen, die Sie darstellen wollen, müssen Sie auch halten können. Zuweilen geht dies mit Fingern und Händen, meist sind jedoch Instrumente geeigneter.

Pinzetten

Die Palette reicht von sehr feinen Modellen, z. B. für mikrochirurgische Eingriffe, bis hin zu sehr langen, großen Pinzetten, mit denen Sie derbes Gewebe in der Tiefe fassen können.

Chirurgische Pinzetten besitzen an ihrem Ende Zähne, mit denen sich festes oder schlüpfriges Gewebe wie Haut oder Faszie halten lässt.

Anatomische Pinzetten haben glatte oder geriffelte Endflächen, mit denen das Gewebe durch Zusammenpressen fixiert wird. Sie werden für weiches, verletzliches Gewebe wie Darm, Parenchym oder Blutgefäße eingesetzt. Weiter gibt es eine Vielzahl unterschiedlicher Formen der Pinzettenenden für spezielle Einsatzgebiete.
Pinzettenschenkel springen selbst auseinander, in der Regel besitzen sie keinen Schließmechanismus. Längeres Fassen oder Ziehen kann Druck- und Gewebeschäden verursachen.
Halten Sie eine Pinzette in der nicht operierenden Hand, die andere Hand brauchen Sie fast immer für andere Instrumente (❚ Abb. 1).

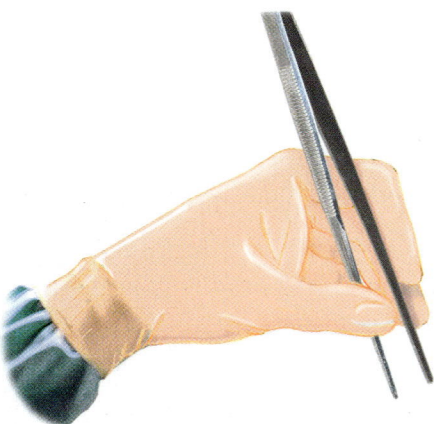

❚ Abb. 1: Hand- und Fingerhaltung bei Gebrauch einer Pinzette.

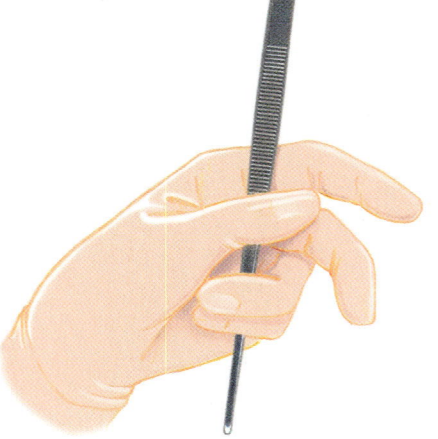

❚ Abb. 2: Handhaltung zum Halten der gerade nicht benötigten Pinzette.

Üben Sie, eine Pinzette mit Ringfinger und kleinem Finger in Ihrer Handfläche zu fixieren. So haben Sie die anderen Finger zwischenzeitlich frei (z. B. zum Knoten), ohne die Pinzette abgeben zu müssen (❚ Abb. 2).

Klemmen

Klemmen fassen Gewebe dauerhaft. Sie besitzen einen Schließmechanismus an den Griffen, eine Sperrklinke, deren Zähne beim Zusammendrücken ineinandergreifen. Da sie nach dem Schließen im Gegensatz zu Pinzetten nicht mehr festgehalten werden müssen, sind sie in vielen Situationen zum Halten von Gewebe einsetzbar. Die Palette reicht von sehr feinen Modellen bis hin zu großen Formen, es gibt eine Vielfalt unterschiedlicher Enden.
Wenn Klemmen leicht, also gerade eben geschlossen sind, treffen sich nur ihre Enden, stärkerer Druck schließt sie entlang der gesamten Längsfläche.
Führen Sie zum Halten der Klemme den vorderen Teil Ihres Daumens durch einen Griff der geöffneten Klemme. In den anderen Griff wird der Ringfinger halb eingeführt. Zur Stabilisierung werden Mittelfinger und kleiner Finger um den Handgriff geschlungen. Der Zeigefinger ruht auf dem Scharnier (❚ Abb. 3). Ähnlich führen Sie auch eine Schere.
Zum Lösen einer Klemme müssen Sie die Griffe etwas zusammenpressen und in einem leichten Winkel auseinanderführen.
Üben Sie diesen Handgriff einhändig mit jeder Hand, bis es Ihnen keine Probleme

mehr macht, eine Klemme zu schließen und wieder zu öffnen.
Klemmen werden zum Fassen, Festhalten und Zusammenhalten von Gefäßen, Darm und Sehnen verwendet. Klemmen sollten lang genug sein, dass ihre Griffe außerhalb der Wunde verbleiben, um nicht die Sicht oder den Operateur zu behindern. Die Auswahl der Klemme richtet sich nach der Gewebekonsistenz, der Stärke des zu fassenden Gewebes und der Empfindlichkeit. Bei empfindlichen Geweben üben Sie möglichst wenig Zug aus.

Darmklemmen: Die Anwendung von Klemmen am Darm zum Verschluss des Lumens kann zu Schäden führen. Achten Sie darauf, am Darm die Klemmen nur leicht zu schließen und dabei möglichst nur den Darm zu fassen. Mesenterialgefäße sollten Sie getrennt mit Gefäßklemmen fassen bzw. verschließen. Ein Verschluss der Mesenterialvenen kann zum Blutstau und zu Gefäßeinrissen führen. Einblutungen im Mesenterium sind schwierig zu finden und zu stillen.

Gefäßklemmen: Es gibt feine atraumatische Klemmen, mit der Gefäße nur vorübergehend verschlossen werden, ohne einen Gewebeschaden zu verursachen. Mit anderen werden Gefäße gehalten und anschließend verschlossen. Kleine Gefäße werden dabei mit den Enden der Klemme gefasst; das Einrasten des Schließmechanismus in der ersten Sperre reicht meist. Dickere Gefäße werden eher in der Nähe des Scharniers

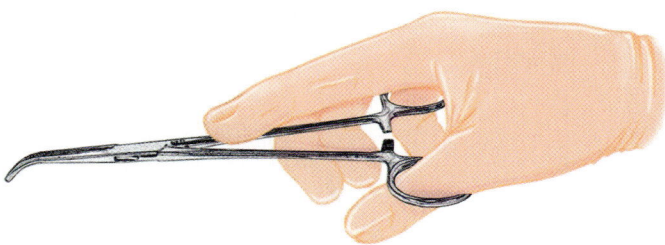

■ Abb. 3: Hand- und Fingerhaltung beim Gebrauch einer Klemme (hier Overholt-Klemme).

gefasst, um die Klemme nicht zu sehr zu belasten. Zur Blutstillung und Unterbindung größerer Gefäße zeigen die Enden einer gebogenen Klemme nach oben. Die Ligatur (Unterbindung) oder Naht wird direkt unterhalb der Klemme gesetzt und verknotet, bevor die Klemme gelöst wird. Als Assistent müssen Sie beim Setzen von Ligaturen nach der Unterbindung die Gefäßklemme entfernen.

> Fassen Sie mit der Klemme bei Unterbindungen möglichst nur das Gefäß, kein anderes Gewebe. Sonst kann es passieren, dass eine unterhalb der Klemme angebrachte Unterbindung wieder leicht abrutscht.

Nadelhalter

Die früher übliche Praxis, Nadeln in den Fingern zu halten, wurde aufgrund der Verletzungs- und Infektionsgefahr verlassen. Heute werden die Nadeln mittels Nadelhalter geführt. Es existiert eine große Bandbreite verschiedener Nadelhalter; allerdings werden nur wenige davon eingesetzt. Die meisten sind gerade. Die eingespannte Nadel führen Sie durch Pro- und Supination Ihrer Hand.
Ähnlich wie bei den Klemmen besitzen viele Nadelhalter einen Schließmechanismus an den Griffen.

▶ Fassen Sie die (meist) gebogene Nadel in ihrer Mitte mit den Enden des Nadelhalters in einem 90-Grad-Winkel. Die Nadelspitze zeigt in Richtung der nicht operierenden Hand bzw. aufwärts, wenn sich die operierende Hand in mittlerer

Pronationsstellung befindet. Die Hand bewegt sich beim Nähen aus der Pronation in die Supinationsstellung. Die Naht zum Verschluss einer Wunde wird möglichst in Richtung des Operateurs bzw. in Richtung der operierenden Hand geführt.

▶ Um nach jedem Stich ein neues Einsetzen der Nadel in den Nadelhalter zu vermeiden (Verletzungsgefahr, Zeitverlust), sollten Sie die Nadel nach dem Stich mit dem Nadelhalter in der Mitte so greifen, dass Sie sofort den nächsten Stich ausführen können.

Benutzen Sie beim Nähen in der Tiefe einen langarmigen Nadelhalter, damit Sie sich mit Ihrer Hand nicht die Sicht versperren.

> Bei Nähten in der Tiefe kann es erleichternd sein, die Nadel statt in einem 90-Grad-Winkel etwas schräg einzuspannen. Vermeiden Sie es, die Nadel am Übergang zum Faden mit dem Nadelhalter zu fassen, sie ist dort am zerbrechlichsten.

Um zwischendurch kurz andere Tätigkeiten wie Knoten auszuführen, ist es hilfreich, den Nadelhalter (oder auch andere Instrumente wie Klemmen) in die Handfläche zu drehen. Nehmen Sie dafür den Daumen aus seinem Griffring und rotieren Sie den Nadelhalter entweder zwischen Daumen und Handfläche (■ Abb. 4) oder in Richtung des Ellenbogens. Entfernen Sie vorher die Nadel!

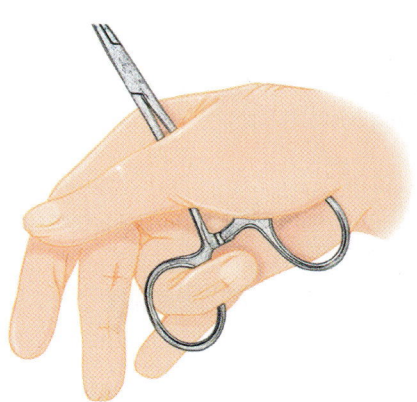

■ Abb. 4: Mögliche Haltung einer Klemme oder eines Nadelhalters z. B. beim Knoten.

Zusammenfassung

✖ Um Gewebe und Strukturen zu greifen und zu halten, werden Pinzetten und Klemmen benutzt, die in verschiedenen Größen und Formen je nach Einsatzbereich vorkommen.

✖ Auch das Führen einer Nadel beim Nähen wird nur noch in Ausnahmefällen mit der Hand vorgenommen. Üblich ist der Einsatz eines Nadelhalters.

Retraktoren, Knocheninstrumente

Retraktoren und Haken

Retraktoren und Haken dienen dazu, dem Operateur die Sicht auf das Operationsfeld zu ermöglichen oder zu erleichtern. Manche Retraktoren und Haken lassen sich feststellen, andere müssen gehalten werden. Die Palette reicht von stumpfen und scharfen Wundhaken über Spatel bis hin zu Retraktoren wie Rippensperrer (▌Abb. 1), von sehr kleinen Haken und Sperrern bis zu großen Leber- und Beckenspateln. Es gibt auch zahlreiche komplexe Haltesysteme, die fest am Operationstisch montiert werden und an denen mehrere verstellbare und feststellbare Halteinstrumente befestigt werden können.

Verschaffen Sie sich einen Überblick, welche Instrumente Ihnen zur Verfügung stehen. Es ist zu jedem Zeitpunkt wichtig, den Überblick über das Operationsgebiet zu behalten.

Bedenken Sie beim Einsatz, dass zu starker und zu lang andauernder Zug das Gewebe schädigen kann. Entlasten Sie das Gewebe so oft wie möglich. Manchmal reicht es auch, mit einer Hand und einer Kompresse Zug auszuüben. Dies ist meist gewebeschonender als ein Metallhaken.

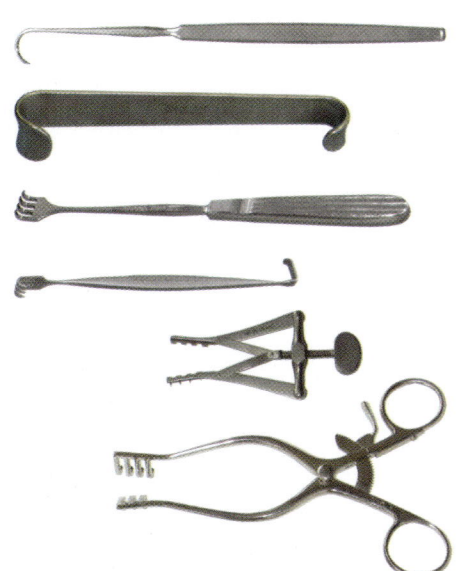

▌ Abb. 1: Auswahl an Wundhaken und Wundspreizern. Von oben nach unten: Wundhäkchen, Roux-Haken, scharfer Wundhaken, kombinierter Wundhaken (scharfes und stumpfes Ende), kleiner und mittlerer arretierbarer Wundspreizer.

▌ Abb. 2: Knochenfasszange und Retraktor beim Einsatz am Knochen.

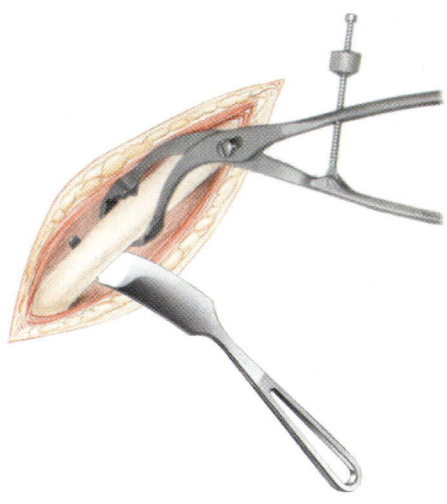

> Denken Sie als Operateur auch an Ihre Assistenten, die die Haken halten, das Operationsgebiet darstellen und Ihnen somit erst das Operieren ermöglichen. Auch ihre Kraft und Ausdauer sind nicht unbegrenzt. Schonen Sie deren Kräfte, indem Sie nur jeweils das Gebiet darstellen lassen, das Sie gerade bearbeiten.

Am Knochen wird häufig mit scharfen Instrumenten gearbeitet. Um ein Abrutschen zu vermeiden, ist es wichtig, den Knochen während des Arbeitens richtig zu halten und darzustellen.
Nutzen Sie Hebel, Retraktoren, Wundhaken, Knochenzangen und Kompressen, um den Knochen festzuhalten und das umliegende Gewebe zu schützen (▌Abb. 2).

Knocheninstrumente

(s. auch S. 90, Eingriffe am Knochen)

Sägen

Handsägen werden heute fast nur noch bei großen Amputationen eingesetzt. Wie bei jedem Einsatz einer Säge gilt auch am Knochen, dass Sie die Säge ruhig halten und zunächst zu sich hinziehen. Führen Sie dabei gleichmäßige Bewegungen bei minimalem Druck durch. Halten Sie die Säge gerade und führen Sie sie beidhändig. Lassen Sie zum Ende hin den Knochen vom Assistenten halten, damit er nicht abbricht. Und achten Sie darauf, nicht die unter dem Knochen liegenden Weichteile zu verletzen.
Meist werden elektrische oder druckluftgetriebene Sägen eingesetzt. In der Chirurgie handelt es sich dabei um oszillierende Sägen, bei denen sich das Sägeblatt nicht kreisförmig, sondern nur in einem begrenzten Kreissegment in hoher Frequenz hin- und herbewegt (▌Abb. 3). Dabei ist die Gefahr der Weichteilverletzung deutlich geringer. Allerdings muss das Sägeblatt scharf sein.

> Die Schneideblätter erhitzen sich während des Einsatzes. Kühlen Sie sie deshalb mit steriler Kochsalzlösung. Die Hitze kann zu Knochennekrosen und damit zu Knochenheilungsstörungen und Infekten führen.

Nutzen Sie möglichst einen Gewebeschutz (z. B. Wundhaken, Retraktoren), um die umliegenden und unter dem zu sägenden Knochen liegenden Weichteile zu schützen.

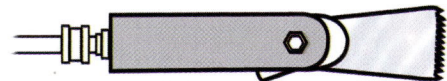

▌ Abb. 3: Oszillierende Säge.

Meißel, Osteotome, Hohlmeißel

Mit dem Meißel und seinen Verwandten, dem Osteotom und Hohlmeißel (❙ Abb. 4), wird ein Knochen in eine bestimmte Form gebracht. Typisch ist mindestens eine abgeschrägte Seite.

Meißel sind sehr robust, sie werden mit Hilfe eines Hammers vorwärtsgetrieben. Dosieren Sie die Schlagstärke vorsichtig. Zeigt das abgeschrägte Ende des Meißels nach oben, wird die Rinne, die in die Knochen getrieben wird, immer tiefer. Zuletzt kann der Meißel fast vertikal stehen und so den Knochen frakturieren (❙ Abb. 5a–c). Zeigt dagegen die gerade Seite nach oben, wird die Knochenrinne immer flacher. So können Sie mit dem Meißel ein Knochenstück abheben (❙ Abb. 5d–f).

Osteotome sind als scharfe Meißel an beiden Seiten abgeschrägt und werden für geradlinige Knochendurchtrennungen benutzt (❙ Abb.4b). Sie sind dünner und weniger robust als die anderen Meißel, damit der Knochen nicht zu weit gespalten wird.

Hohlmeißel besitzen eine gewölbte Schneidefläche, die ein Kreissegment bildet (❙ Abb. 4c). Mit ihm wird eine Furche in den Knochen getrieben. Die Abschrägung befindet sich an der Außenseite und verhindert, dass sich der Hohlmeißel zu tief eingräbt.

Knochenschneidezangen

Knochenzangen durchtrennen dünnere Knochen (meist Rippen). Sie quetschen ihn dabei aber auch, so dass es zu Knochensplitterungen kommen kann.

Rongeure

Mit diesen maulförmigen und geschliffenen Zangen können Sie Knochen stückchenweise abtragen, sei es zur histologischen Untersuchung oder um Knochensplitter und -kanten abzutragen.

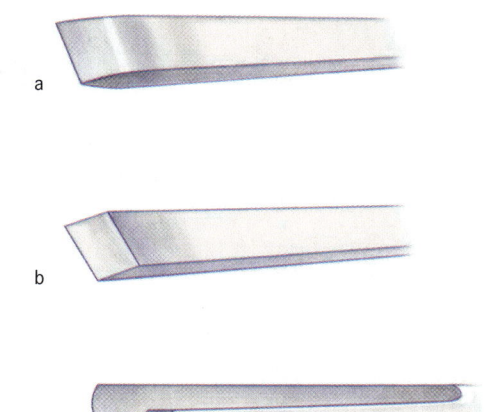

❙ Abb. 4: a Meißel, b Osteotom, c Hohlmeißel.

Bohrer

Meist werden Sie elektrische oder druckluftbetriebene Bohrer verwenden, seltener Handbohrer. Zur Stabilisierung des Bohrvorgangs und insbesondere des Anbohrens der harten Kortikalis verwenden Sie eine Gewebeschutzhülse bzw. Bohrhülse (s. a. S. 90, ❙ Abb. 1). Ein Bohrer erzeugt bei hoher Drehzahl Hitze, die eine Kühlung des Gewebes, z.B. mit physiologischer Kochsalzlösung, erfordert. Kontrollieren Sie zudem immer die Tiefe des Bohrlochs. Handbohrer kommen unter anderem noch zur Eröffnung des Schädels (Trepanation) bei Säuglingen und Kindern zum Einsatz. Mit verschiedenen konischen Schleif- und Fräsaufsätzen wird das Loch in der Schädelkalotte vergrößert.

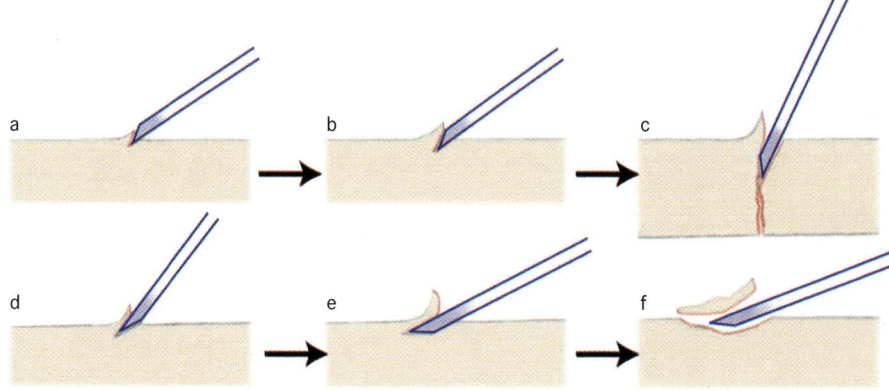

❙ Abb. 5: Das Benutzen eines Meißels am Knochen.

Zusammenfassung

✱ Zahlreiche Instrumente und Haltesysteme stehen zur Darstellung des Operationsgebiets zur Verfügung.

✱ Operationen an Knochen erfordern ein spezielles Instrumentarium, das den Werkzeugen zur Holzbearbeitung ähnelt.

Klammernähapparate

Hautklammern

Hautschnitte und Wunden können statt mit einer Naht oder einem Pflasterstreifen auch mit Metallklammern verschlossen werden. Das Prinzip gleicht dem eines Papierhefters. Meist wird ein Magazin mit mehreren Klammern verwendet, die Sie nacheinander setzen können. Die spitzen Enden der jeweiligen Klammer werden beim Setzen umgebogen und fixieren so die Haut- bzw. Wundränder (■ Abb. 1). Diese punktförmigen Einstiche können auch Narben hinterlassen.

Vorgehen: Halten Sie die Hautränder mit einer oder zwei chirurgischen Pinzetten adaptiert und leicht evertiert, also etwas nach außen gerichtet. Setzen Sie neben die Pinzetten jeweils eine Klammer, wobei Sie den Klammernahtapparat leicht auf die Haut im Wundbereich aufsetzen (s. S. 71, ■ Abb. 5).
Für das Entfernen der Klammern gibt es Klammernentferner, mit deren Hilfe Sie die Klammern wieder auseinanderbiegen und so entfernen können.

Gefäßklammern

Auch Blutgefäße und andere Strukturen können Sie mit Metallklammern verschließen.

Vorgehen: Das Setzen von Gefäßklammern oder Gefäßclips erfordert eine spezielle Zange. In diese werden die Clips jeweils einzeln eingesetzt und über das zu verschließende Gefäß gesetzt. Durch das Zusammendrücken der Zange wird der Clip verschlossen, wobei zunächst die Spitzen der Klammer aneinandergedrückt werden, damit die zu verschließende Struktur nicht herausrutschen kann (■ Abb. 2). Alternativ zu dieser klassischen Methode gibt es auch Clipzangen mit Magazinen, mit denen Sie mehrere Clips nacheinander setzen können. Diese Instrumente sind komfortabler im Umgang, allerdings aber auch teurer als viele der weiter unten vorgestellten Instrumente.

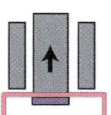 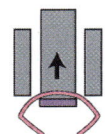 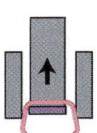

■ Abb. 1: Prinzip der Klammernahttechnik.

Näh- und Schneideapparate

Mit Nähapparaten lassen sich nicht nur Hohlorgane, Gefäße und Gänge verschließen, sondern auch anastomosieren bzw. adaptieren. Ein Nähapparat kann Ihnen helfen, in bestimmten Situationen standardisierte Operationsvorgänge zu vereinfachen und schneller durchführen zu können. Die Geräte setzen eine oder mehrere Klammernahtreihen (wie ■ Abb. 1). Manche schneiden auch das Gewebe zwischen den Klammernähten.

> Verschaffen Sie sich vor dem Einsatz eines Nähapparats einen Überblick über seine technischen Möglichkeiten und die Handhabung. Es macht keinen guten Eindruck und verursacht Ihnen unnötigen Stress, wenn Sie sich erst mit dem Gerät vertraut machen müssen, während Sie es schon einsetzen wollen.

Bedenken Sie aber auch den jeweiligen Nutzen und die Kosten (es handelt sich meist um Einmalgeräte!). Auch sollten Sie eine Vorstellung davon haben, wie Sie im Falle eines Versagens des Geräts weiter vorgehen wollen.
Klammernahtgeräte werden auch Stapler genannt. Ihr Wirkprinzip entspricht dem von Bürogeräten, mit denen Papier geklammert wird. Beispielhaft werden im Folgenden der lineare GIA-Stapler (GIA = gastrointestinale Anastomose) und der zirkuläre Stapler vorgestellt.

GIA-Stapler

Der GIA-Stapler setzt vier lineare Klammernahtreihen zwischen seinen beiden langen Schenkeln. Ein Schenkel nimmt das Magazin mit den Klammern auf, der andere Schenkel ist gewissermaßen der Amboss, an dem die Klammern gebogen werden. Mit einem integrierten Messer wird gleichzeitig ein Schnitt zwischen den Klammernahtreihen ausgeführt. Dieser Stapler kann zum Verschluss des Lumens bei der Durchtrennung des Darms und zur Herstellung einer Darmanastomose eingesetzt werden.

Anwendung: Führen Sie einen Schenkel des linearen Geräts über eine kurze Inzision in eines der beiden Darmlumina ein, den anderen Schenkel in gleicher Weise in das andere. Verbinden Sie die beiden Teile des Staplers miteinander, die zu nähenden Darmwände werden dabei zwischen den Geräteschenkeln eingeklemmt. Achten Sie möglichst auf eine antimesenteriale (= dem Mesenterium abgewandte Seite) Lokalisation der Nahtreihe, um nicht die Durchblutung zu schädigen. Es wird eine Seit-zu-Seit-Anastomose angelegt.
Sie können nun den Schlitten in dem Stapler vorschieben, wodurch die Klammernahtreihen fortlaufend gesetzt werden, während gleichzeitig das Gewebe zwischen den Nahtreihen

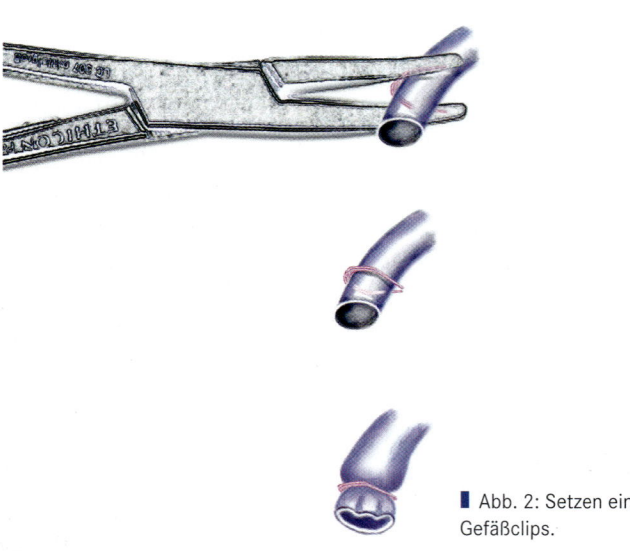

■ Abb. 2: Setzen eines Gefäßclips.

durchtrennt wird. Nach dem Lösen der Schenkel des Geräts lässt sich dieses entfernen, die Darminzisionen verschließen Sie mit Naht oder ebenfalls mit einem Stapler.

Zirkulärer Stapler

Mit zirkulären Staplern (CEA = zirkuläre endoluminale/endoskopische Anastomose) lassen sich End-zu-End-Anastomosen anlegen. Im Klammermagazin befinden sich zwei konzentrische, gegeneinander versetzte Klammerreihen, der Amboss als Gegenlager der Klammern wird dem Magazin gegenüber eingesetzt und festgeschraubt.

Anwendung: Führen Sie den Magazinkopf, der die Klammern und die Schneideeinrichtung enthält, durch einen Schlitz im Darm oder (bei tiefen rektalen Anastomosen) durch den Anus ein (▌ Abb. 3a rechts). Aus dem Gerät lässt sich ein spitzer Dorn ausfahren, der z. B. durch die Klammernaht des blind verschlossenen Darms oder Rektums vorgeschoben wird, ansonsten knoten Sie über dem Magazinkopf mittels Tabaksbeutelnaht das Ende des zu anastomosierenden Darms. Führen Sie das Gegenlager (Platte) in den zu anastomosierenden Darmabschnitt, verschließen Sie das Darmende mit einer Tabaksbeutelnaht an der Steckverbindung der Platte (▌ Abb. 4a links). Anschließend stecken Sie die Gegenplatte auf die Steckverbindung des Klammernahtgeräts, es muss hörbar einrasten (▌ Abb. 3b). Beide Darmenden liegen zwischen Platte und Magazin. Durch Drehen am Griff nähern Sie beide Darmenden aneinander an und lösen den Klammer- und Schneidemechanismus aus (▌ Abb. 3c). Vergessen Sie nicht zuvor das Entsichern des Geräts. Eine zirkuläre Klammernahtreihe verbindet beide Darmenden. Ein kreisförmiges Messer exzidiert den Gewebering um die Steckverbindung des Geräts. Lösen Sie das Gerät durch entgegengesetztes Drehen am Griff etwas, dann ziehen Sie das Instrument vorsichtig unter leicht drehenden Bewegungen aus dem Anus oder aus dem Darm zurück (▌ Abb. 3d).

Vergewissern Sie sich, dass die ausgeschnittenen Gewebeabschnitte beider Darmenden durchgehend zirkulär sind. Prüfen Sie auch die Anastomose auf Durchgängigkeit und Dichtigkeit.

Bei höher gelegenen Darmabschnitten oder auch bei Magen- und Ösophagusresektionen kann der zirkuläre Stapler über eine kurze Darmwandinzision (Kolotomie, Jejunotomie, Ileotomie) oder Mageninzision nahe der vorgesehenen Anastomose eingeführt werden, um damit zwei Darmenden miteinander bzw. Darm oder Magen mit dem Ösophagus zu verbinden.

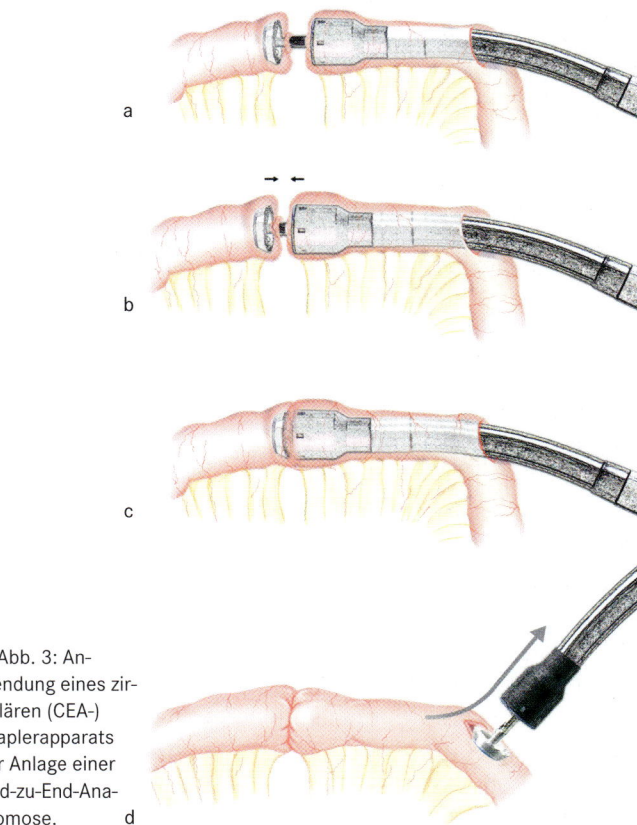

▌ Abb. 3: Anwendung eines zirkulären (CEA-)Staplerapparats zur Anlage einer End-zu-End-Anastomose.

Zusammenfassung

✖ Klammernaht und -schneideinstrumente können mehrere Arbeitsschritte in wenigen zusammenfassen.

✖ Wichtig ist, dass Sie mit dem Umgang des Instruments und seinen Einsatzmöglichkeiten vertraut sind.

✖ Bedenken Sie Kosten und Nutzen und auch die Tatsache, dass jedes Gerät versagen kann und Sie auf alternative konventionelle Verfahren zurückgreifen müssen.

Nahtmaterial

Nahtmaterial (Fäden) sind für Unterbindungen (Ligaturen) oder für Nähte erforderlich. Je nach Verwendungszweck kommen unterschiedliche Materialien, Verarbeitungen und Fadenstärken zum Einsatz. Fäden in der Chirurgie sollten reißfest und zuverlässig sein. Sie sollten auch möglichst keine entzündlichen, allergenen oder kanzerogenen Eigenschaften haben.

Verschiedene Fäden haben unterschiedliche Eigenschaften in Abhängigkeit von der Herkunft der Fasern (natürlich, synthetisch), der Resorbierbarkeit, der Materialart und der Fadenzusammensetzung (monofil, geflochten) sowie der Stärke des Fadens. Jeder Operateur hat bestimmte Vorlieben. Schauen Sie sich während Ihrer Ausbildung die möglichen Variationen an und sammeln Sie Erfahrungen, welches Nahtmaterial für welchen Einsatz gewählt wird.

Resorptionsverhalten und Herkunft

Manche Fäden sind resorbierbar, andere bleiben dauerhaft erhalten. Ist die Entfernung der Fäden vorgesehen (z. B. bei Haut und Sehnen), bietet sich nicht-resorbierbares Material an. Wird eine späte Nahtfestigkeit des Gewebes erwartet, so bieten sich nicht resorbierbare oder langsam resorbierbare (synthetische) Fäden an.

Resorbierbare Fäden: Der Vorteil resorbierbarer Fäden besteht darin, dass sie nicht entfernt werden müssen, der Nachteil, dass nach einigen Tagen Ihre Festigkeit nachlässt und sie meist im Rahmen der Resorption eine lokale Gewebsreaktion hervorrufen. Das bedeutet, dass der Faden so dünn wie möglich sein muss, um eine nur geringe lokale Gewebsreaktion hervorzurufen, aber so stark wie nötig, um zu halten.

Ein natürlicher resorbierbarer Faden stellt das Catgut dar. Aufgrund der potentiellen Gefahr, BSE zu übertragen, wird Catgut seit einigen Jahren nicht mehr verwendet und ist daher nur von historischem Interesse.

Synthetische resorbierbare Fasern bestehen aus Kunstfasern. Sie verursachen nur eine geringe Gewebsreaktion und

ihre abnehmende Reißfestigkeit lässt sich ungefähr vorhersagen. Manche behalten ihre Festigkeit so lange, dass sie nicht-resorbierbare Fäden ersetzen können. Es wird zwischen langsam, mittel und schnell resorbierbaren synthetischen Fäden unterschieden, wobei die Resorption auch von der Dicke des Fadens und dem Feuchtigkeitsgehalt des genähten Gewebes abhängt.

> Bei bradytrophem Gewebe (Sehnen, Faszien, Gefäße), Ligaturen und Umstechungen wählen Sie langsam resorbierbare Fäden, bei schneller Nahtfestigkeit (Muskel, Organe) nehmen Sie mittel- oder auch schnell resorbierbare Fäden.

Nicht-resorbierbare Fäden: Unter den natürlichen nicht-resorbierbaren Fasern sind vor allem Seide und Leinen zu nennen, die geflochtene Fäden darstellen. Synthetische nicht-resorbierbare Fasern sind aus Polyester, Polypropylen und Polyamid hergestellt, sie rufen alle nur geringe Gewebsreaktionen hervor.

Fadenmaterial und -eigenschaften

Monofile Fäden

Monofile (einfädige) Fäden werden durch Extrusion (extrudere = herausstoßen) hergestellt. Da dadurch nur ein einzelner Faden entsteht, ist die Materialoberfläche sehr glatt. Monofile Fäden bestehen z. B. aus Polydioxanon (PDS®) oder Polyglykolsäure (Maxon®).

Vorteile: Durch ihre glatte Oberfläche verursachen monofile Fäden nur minimale Entzündungsreaktionen. Außerdem bieten sie keine Angriffsfläche für Mikroorganismen, weshalb sie besonders bei vorhandenen oder zu erwartenden Infektionen indiziert sind.

Nachteile: Sie sind ziemlich starr und rutschig und deshalb schwierig zu handhaben. Die Knoten halten nicht sehr gut. Das liegt zum einen an der glatten Oberfläche, zum anderen daran, dass monofile Fäden dazu neigen, ihre gerade Ursprungsform einzunehmen. Eine Verletzung der Oberfläche (wie zum Beispiel Greifen oder Anklemmen mit

Instrumenten) beeinträchtigt ihre Reißfestigkeit stark.

Mögliche Einsatzgebiete:
▶ nicht-resorbierbare Fäden: Haut, Gefäße, Sehnen,
▶ resorbierbare Fäden: Faszien, Peritoneum, Darm, Parenchym, Haut, Gefäße.

Geflochtene Fäden

Ein geflochtener Faden (polyfiler Faden) besteht aus mehreren Einzelfäden, die in eine Richtung ineinander verdrillt sind. Dieser ist dadurch geschmeidiger und leichter zu knoten. Geflochtene Fäden werden z. B. aus Glycolid (Vicryl®) oder Lactid (Dexon®) hergestellt.

Vorteile: Sie sind leicht zu handhaben und die Knoten halten sehr gut. Resorbierbare geflochtene Fäden behalten lange ihre Reißfestigkeit.

Nachteile: In weichem Gewebe haben sie eine Sägewirkung und erzeugen einen hohen Reibungswiderstand. Sie besitzen eine „Dochtwirkung", also einen Kapillareffekt, der zu Fistelbildung und Ausbreitung von Infektionen führen kann. An der rauen Oberfläche können sich leicht Keime einnisten.

Pseudomonofile Fäden

Als Alternative gibt es sogenannte pseudomonofile Fäden. Es sind geflochtene Fäden, die sich leichter knoten lassen, deren Oberfläche jedoch beschichtet und damit glatt ist.

Fadenstärken

Dicke Fäden haben den Vorteil, große Kräfte aushalten zu können, da die Reißfestigkeit auch vom Querschnitt abhängt. So werden beim Nähen unter Zugspannung gerne dicke Fäden verwendet. Dicke Fäden hinterlassen aber nach dem Ziehen auch dicke Stichkanäle, die unschöne Narben verursachen können. Gebräuchlich sind bei den Fadenstärken zwei Skalen, die meist beide auf der Packung angegeben sind (▌ Tab. 1). Verbreiteter ist die USP-Einteilung (U. S. Pharmacopeia), bei der sich die Stärken eines Nahtmaterials von einem Standardfaden mit dem Wert 1 ableiten.

USP	10/0	9/0	8/0	7/0	6/0	5/0	4/0	3/0	2/0	0	1	2	3 & 4	5	7	
Metrisch	0,1	0,2	0,3	0,4	0,5	0,7	1	1,5	2	3	3,5	4	5	6	7	8

■ Tab. 1: Gegenüberstellung der USP-Einteilung und der metrischen Fadenstärken.

Dickere Fäden haben aufsteigende Zahlen (2, 3 etc.), dünnere werden mit abnehmender Dicke wie folgt bezeichnet: 1,0, 2/0, 3/0, 4/0 etc.
Die andere Einteilung (nach der Europäischen Pharmakopoe = EP) wird metrisch in 1/10 mm angegeben (z. B. metrisch 3 = 0,3 mm).
Zum Verständnis und als Anhalt einige Beispiele für Fadenstärken (natürlich können Sie auch andere Stärken wählen, wenn es Ihnen angebracht scheint):

Gewebe	Fadenstärke
Haut	3/0 oder 4/0
mittlere arterielle Gefäße	4/0 oder 5/0
kleine arterielle Gefäße	6/0 bis 8/0 (bis 10/0 unter Einsatz eines Mikroskops)
Darm und Magen	4/0
Peritoneum	2/0
Faszien und Bauchdecken	0 bis 2

■ Tab. 2: Gewebe und die jeweils empfohlenen Fadenstärken.

Nadeln

Früher wurden Fäden oft als sterile, unter Flüssigkeit in Flaschen gelagerte Meterware geliefert und bei Bedarf in wiederverwendbare Nadeln mit einem Federöhr eingespannt.
Heute sind praktisch nur noch einmal verwendbare Nadel-Faden-Kombinationen üblich, der Faden ist fest mit der Nadel verbunden. Sie müssen daher neben dem passenden Faden auch die für Ihre Zwecke geeignete Nadel auswählen. Die Nadeln unterscheiden sich in der Größe, in der Biegung (gerade, leicht oder stärker gebogen), im Querschnitt (rund oder dreieckig, geschliffen) und in anderen Aspekten für spezielle Einsatzgebiete. Welche Nadeln eingesetzt werden, richtet sich in erster Linie nach der Art des Gewebes.

Nadelkrümmung
In der Chirurgie werden vor allem gebogene Nadeln eingesetzt. Sie eignen sich für praktisch alle Gewebe und Situationen und lassen sich gut mit Nadelhaltern führen. Gerade Nadeln sind heutzutage weniger gebräuchlich und können nur eingesetzt werden, wenn der Stichkanal gerade verlaufen soll oder wenn das Gewebe sehr beweglich ist.

Form von Nadelkörper und -spitze
Rundkörpernadeln eignen sich besonders zum Nähen von zartem oder elastischem, in einer Faserrichtung angeordnetem Gewebe. Die Nadelspitze schiebt das Gewebe beiseite (Einsatz z. B. bei Darm und Blutgefäßen).

Schneidende Nadeln mit dreieckigem oder abgeflachtem Querschnitt werden vor allem für fibröse Gewebe (Faszien) und Haut benutzt. Die schneidende Seite bei dreieckig geschliffenen Nadeln kann innen oder außen an der Nadelkrümmung sein.

Stumpfe, runde Nadeln sind gut geeignet für Organgewebe, z. B. Leber.

Nadeln mit einer geschliffenen Trokarspitze werden für sehr festes Gewebe eingesetzt.

Sie führen die Nadel immer mit einem Nadelhalter, von denen es unterschiedliche Arten mit vielen Modifikationen gibt. Das Infektionsrisiko durch versehentliche Stichverletzungen ist dadurch geringer, Sie können auch kleinere Nadeln fassen und das Nähen in der Tiefe ist leichter.

Beim sogenannten atraumatischen Nahtmaterial ist das maximale Kaliber der Nadel mit dem des Fadens identisch und geht stufenlos ineinander über. Im letzten Teil der Nadel unmittelbar vor dem Faden ist herstellungsbedingt eine Schwachstelle, Sie sollten daher die Nadel dort nicht mit dem Nadelhalter greifen.

Tipps für den Umgang mit Nahtmaterial

▶ Fassen Sie Fäden nicht mit metallischen Instrumenten an (außer in Bereichen, die später entfernt oder abgeschnitten werden).
▶ Ziehen Sie nicht zu stark an einem Faden. Er kann dadurch reißen.
▶ Ziehen Sie den Faden nicht über Kanten und knoten Sie sorgfältig, ohne am Faden zu reißen.
▶ Decken Sie Instrumentengriffe ab, wenn Sie mit mehreren Fäden nähen oder knoten. Halten Sie das Operationsgebiet übersichtlich, wenn Sie nähen und knoten. Lassen Sie Fäden vom Assistenten führen, um eine Verschlingung der Fäden um Instrumente und Haken zu verhindern.
▶ Wollen Sie einen dauerhaft reißfesten Faden einsetzen, so müssen Sie einen nicht-resorbierbaren Faden wählen. Jeder resorbierbare Faden verliert im Laufe der Zeit seine Reißfestigkeit.
▶ Benutzen Sie immer einen Nadelhalter! Die Nadel direkt in die Hand zu nehmen mag zwar am Anfang einfacher erscheinen, ist aber gefährlich.
▶ Achten Sie darauf, die Nadel sorgfältig zu führen, verletzen Sie niemanden.
▶ Reichen Sie eine Nadel immer mittels Nadelhalter weiter oder zurück.

Zusammenfassung
✖ Bei der Wahl des Nahtmaterials haben Sie eine große Auswahl.
✖ Unterschieden werden natürliche und synthetisch hergestellte Nähte, resorbierbares und nicht-resorbierbares Nahtmaterial, monofile und geflochtene Fäden.
✖ Einsatzbereich, Gewebe, Dauer der gewünschten Nahtfestigkeit und nicht zuletzt Ihre Vorlieben sind Kriterien für die Auswahl passender Fäden und Nadeln.

Knoten: Grundsätzliches

Ein Knoten ist eine Verschlingung von Fäden, die diese durch die Reibung fest miteinander verbindet. Sie hängt nicht nur davon ab, wie fest er zugezogen wurde, sondern auch von der Art des Knotens, der Kontaktfläche, der Oberflächenstruktur des Fadens und der Länge des herausragenden Fadenendes.

Die folgenden Anleitungen können Sie Schritt für Schritt praktisch nachvollziehen. Stecken Sie dazu eine Sicherheitsnadel an eine Tischdecke, befestigen Sie einen Faden daran und üben Sie das Knoten, bis Sie es mit beiden Händen intuitiv beherrschen.

> Sie sollten lernen, sowohl mit der rechten als auch mit der linken Hand zu knoten.

Wechseln Sie auch die Hände und üben Sie spiegelverkehrt, um beidhändig knüpfen zu können. So können Sie auch in schwierigen und zunächst ungewohnten Operationssituationen flexibel reagieren.

> Halten Sie beim Knoten und Knüpfen die Fadenenden immer entweder mit den Fingern oder mit Instrumenten unter Kontrolle und Spannung.

Knoten lassen sich beid- oder einhändig knüpfen. Beim einhändigen Knüpfen führt eine Hand aktiv die Knotenbildung und das Durchziehen des Fadens durch, während mit der zweiten oder einem Instrument das andere Fadenende passiv gehalten wird.

> Beidhändiges Knoten hat den Vorteil, dass Sie Kontrolle über beide Enden haben und die Richtung und Spannung der Fäden gut steuern können.

Wichtige Knoten sollten beidhändig ausgeführt werden, es lassen sich so sichere chirurgische Knoten knüpfen. Sich wiederholende Routineknoten wie Einzelknopfnähte in der Haut lassen sich gut einhändig mit einem Nadelhalter ausführen.

Knotenarten – Grundlagen

Der **Halbknoten,** eine einfache Fadenumschlingung, ist die Grundlage fast aller chirurgischen Knoten.

Kreuzen Sie die Fäden so, dass sie eine geschlossene Schlinge bilden. Führen Sie dann eines der Enden durch die Schlinge. Das Ende kann zunächst hinter oder vor dem anderen Faden geführt werden (▌ Abb. 1).

Ziehen Sie die Enden nach dem Kreuzen in die entgegengesetzte Richtung. Wenn also der Faden links beginnt, endet er nach dem Knoten rechts und umgekehrt. Denken Sie bei jedem Halbknoten an das Kreuzen der Fäden (▌ Abb. 2).

▶ Der sogenannte **Weiber- oder Maurerknoten** entsteht, wenn über den ersten Halbknoten ein identisch gelegter zweiter Halbknoten gesetzt wird. Wenn Sie dem Verlauf des (linken) blauen Fadens folgen, sehen Sie, dass dieser beim ersten Halbknoten den grünen (rechten) von vorn nach hinten umschlingt und dann vorn rechts erscheint. Beim zweiten Halbknoten ist der grüne zum linken Faden geworden und verläuft auch von vorn nach hinten und wieder nach vorn (▌ Abb. 3).

▶ Legt man nach dem ersten Halbknoten einen zweiten Halbknoten in entgegengesetzter Richtung, erhält man einen **Schifferknoten.** Da die Fäden länger parallel verlaufen und die somit größere Kontaktfläche mehr Reibung erzeugt, hält dieser Knoten besser als ein Weiberknoten. Wenn Sie dem Verlauf des blauen (linken) Fadens folgen, sehen Sie, dass der zweite Halbknoten in entgegengesetzter Richtung gelegt ist (▌ Abb. 4). Von oben betrachtet, stehen die Enden bei einem Weiberknoten im rechten Winkel ab, während sie beim Schifferknoten parallel zu den Fäden liegen (▌ Abb. 3 und 4).

▶ Führt man einen Schifferknoten entsprechend fort, erhält man einen **dreifachen Knoten.** Er ist noch sicherer als der Schifferknoten und wird deshalb auch als Standardknoten der Chirurgie angesehen. Dazu wird der zweite Halbknoten wie ein erster angesehen und mit einem dritten Halbknoten zu einem zweiten Schifferknoten geknüpft (▌ Abb. 5).

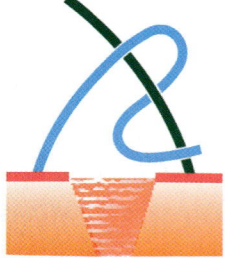
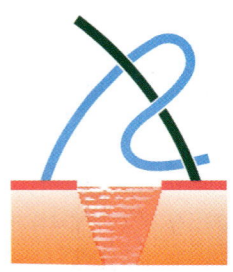

▌ Abb. 1

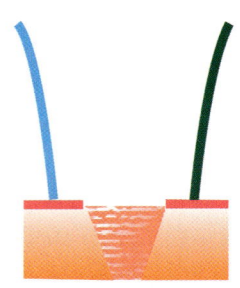
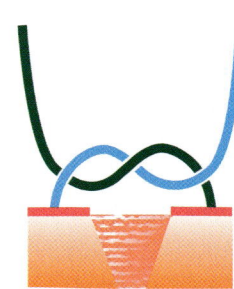

▌ Abb. 2

■ Abb. 3: Weiberknoten oder Maurerknoten.

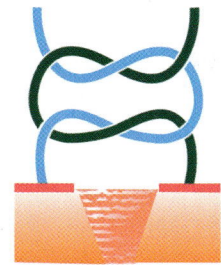

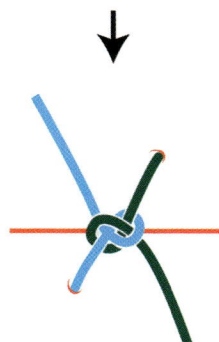

■ Abb. 5: Chirurgischer dreifacher Knoten.

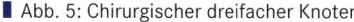

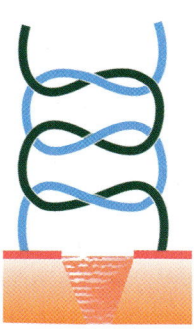

Bei glatten und starren (monofilen) Fäden müssen wegen der geringeren Reibung manchmal bis zu 7 Knoten übereinandergelegt werden, um ein Lösen des Knotens zu verhindern.

> Wenn Sie einen sicheren chirurgischen Knoten knüpfen wollen, denken Sie bei jedem Knoten und Halbknoten daran, dass Sie die Hände zum Knoten entweder kreuzen oder die Fadenenden tauschen.

Es ist meist übersichtlicher, die Hände in der sagittalen Ebene statt vor dem eigenen Körper zu kreuzen, also eine Hand zum Körper, die andere vom Körper weg zu führen (■ Abb. 6). Es kann helfen, sich dabei entsprechend zu drehen. Erst durch das Kreuzen der Fadenenden werden die Fäden korrekt zum chirurgischen Knoten gelegt und geknüpft.

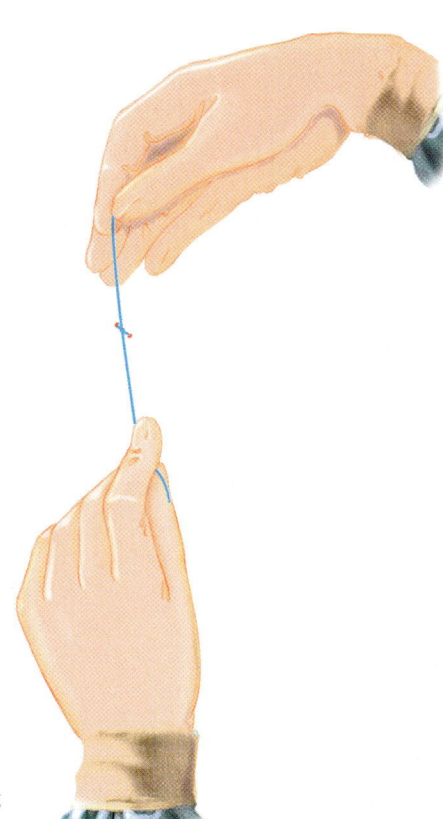

■ Abb. 6: Handhaltung beim Knoten.

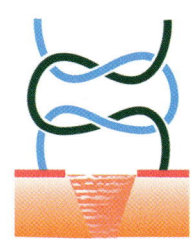

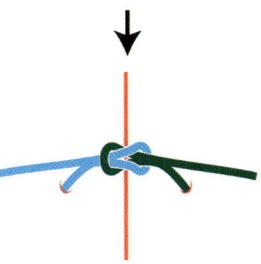

■ Abb. 4: Schifferknoten.

Zusammenfassung

✖ Grundlage der chirurgischen Knoten sind der Halbknoten und der Schifferknoten.

✖ Um einen sicheren Knoten zu knüpfen, müssen vor jedem weiteren Halbknoten die Fadenenden vertauscht oder die Hände gekreuzt werden.

Knotentechnik: zweihändiger Knoten

Stecken Sie eine Sicherheitsnadel an eine Tischdecke und befestigen Sie daran einen Faden, so dass ein Fadenende auf Sie zeigt, während das andere von Ihnen weg zeigt.

A Das kurze Fadenende ist Ihnen zugewandt.

Fassen Sie es mit dem linkem Daumen und Zeigefinger.

Mit eingeschlagenem Mittel-, Ring- und Kleinfinger der rechten Hand fassen Sie das lange Fadenende, das überschüssige Ende hängt hinten über.

Haken Sie den linken Ringfinger in das lange Ende und ziehen es nach links. So bilden Sie hinter dem kurzen Faden eine Schlinge (■ Abb. 1).

Fassen Sie die Kreuzungsstelle der beiden Fäden mit Daumen und Zeigefinger der rechten Hand.

Pronieren Sie diese, so dass der Daumen unter der Kreuzung zu liegen kommt, und geben Sie das kurze Ende in der linken Hand frei (■ Abb. 2).

Drücken Sie das kurze Ende mit einer Supinationsbewegung der rechten Hand unter der Fadenkreuzung durch auf sich zu (■ Abb. 3) und fassen es wieder mit linkem Daumen und Zeigefinger (■ Abb. 4).

Ziehen Sie nun das kurze Ende mit der linken Hand vom Körper weg und das lange mit der rechten Hand auf den Körper zu. Der Halbknoten wird angezogen (■ Abb. 5).

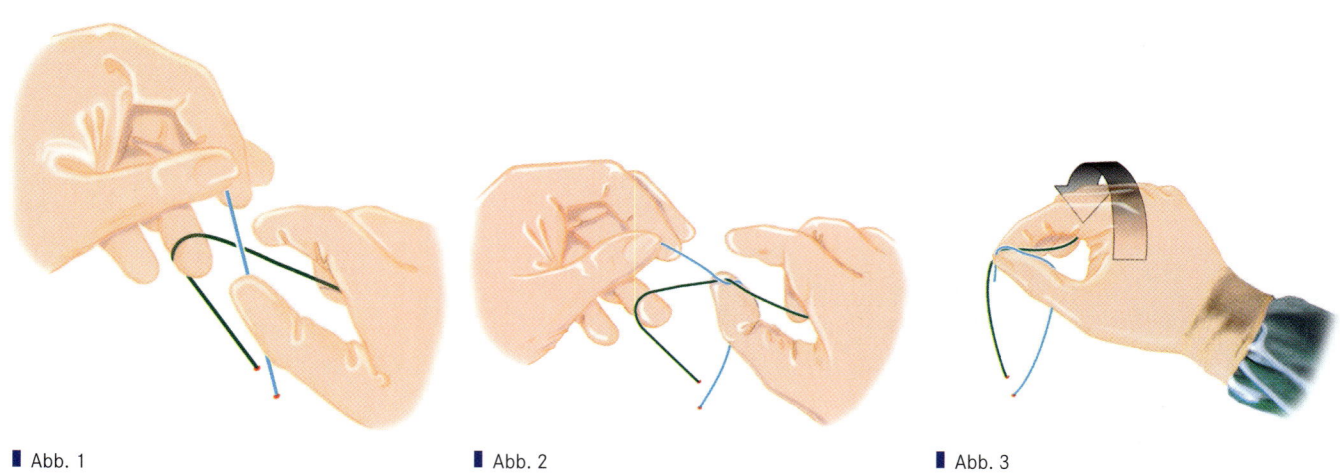

■ Abb. 1 ■ Abb. 2 ■ Abb. 3

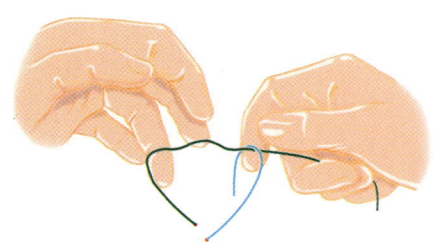

■ Abb. 4

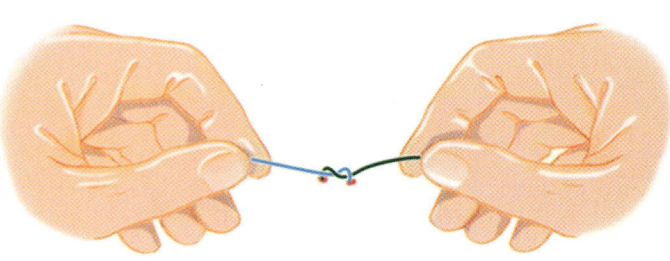

■ Abb. 5

B Das kurze Fadenende liegt nun auf der Gegenseite.

Fassen Sie es mit linkem Daumen und Zeigefinger.

Mit eingeschlagenem Mittel-, Ring- und Kleinfinger der anderen Hand fassen Sie das lange Ende.

Haken Sie den linken Ringfinger in das lange Ende und ziehen es nach links. So bilden Sie vor dem kurzen Faden eine Schlinge (▮ Abb. 6).

Fassen Sie die Kreuzungsstelle der beiden Fäden zwischen rechtem Daumen und Zeigefinger.

Supinieren Sie diese, so dass der Ringfinger unter der Kreuzung zu liegen kommt, und geben Sie das kurze Ende in der linken Hand frei (▮ Abb. 7).

Drücken Sie das kurze Ende mit einer Pronationsbewegung der rechten Hand unter der Fadenkreuzung durch von sich weg (▮ Abb. 8) und fassen es wieder mit linkem Daumen und Zeigefinger (▮ Abb. 9).

Ziehen Sie nun das kurze Ende mit der linken Hand auf den Körper zu und das lange Ende mit der rechten Hand vom Körper weg. Es ist ein Schifferknoten entstanden. Beginnen Sie die nächste Schlinge wieder bei **A.**

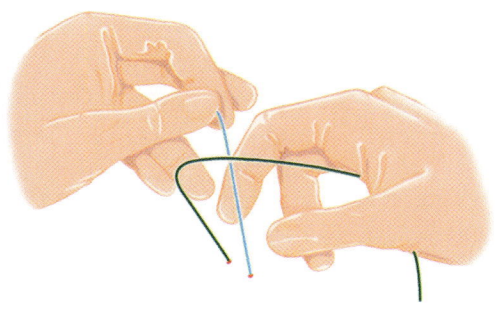

▮ Abb. 6

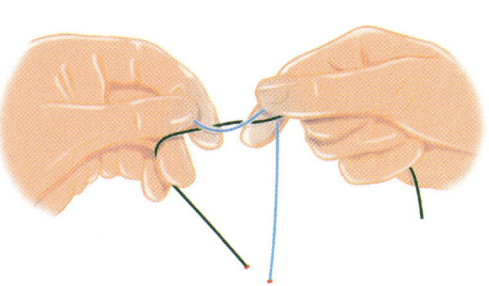

▮ Abb. 7

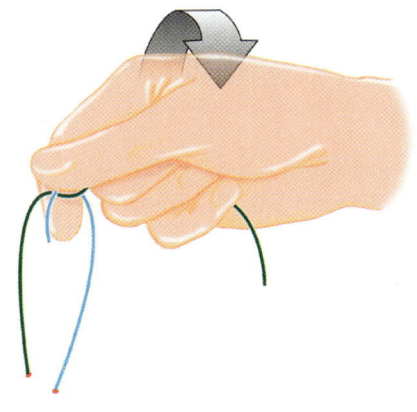

▮ Abb. 8

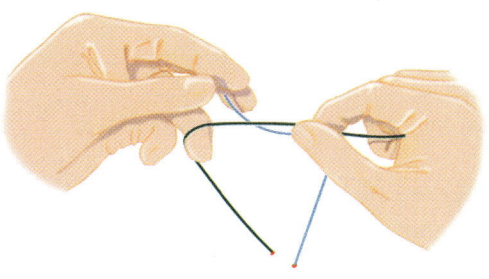

▮ Abb. 9

Zusammenfassung

✖ Der beidhändig geknüpfte Knoten ist der sicherste Knoten.

✖ Es ist wichtig, die Fäden zwischen den Halbknoten zu kreuzen.

✖ Die Spannung auf den Fäden lässt sich beidhändig gleichmäßig verteilen. Die Gefahr, den Knoten abzureißen, ist somit am geringsten.

Knotentechnik: einhändiger Knoten 1

Der einhändige Knoten sieht zwar elegant aus, erfordert aber meist etwas mehr Übung. Es ist schwieriger, die Zugkräfte zu dosieren und die Knoten richtig anzuziehen. Der Vorteil ist, dass sich dabei mit einer Hand ein Instrument halten lässt, während nur die andere aktiv knüpft. Den einhändigen Knoten können Sie sowohl mit der linken als auch mit der rechten Hand knoten, so sind Sie in jeder Situation flexibel. Es ist einfacher, wenn Sie mit einem langen und einem kurzen Faden arbeiten. Der kurze Faden lässt sich besser durch Schlingen oder Kreuzungen durchführen.

A Das kurze Fadenende ist Ihnen zugewandt.

Fassen Sie das lange Ende mit Zeigefinger und Daumen der rechten Hand und ziehen es nach oben.

Fassen Sie das kurze Ende mit Zeigefinger und Daumen der linken Hand. Schieben Sie mit Hilfe einer Supinationsbewegung den ausgestreckten linken Mittelfinger hinter den kurzen Faden und vor den langen Faden.

Bringen Sie den langen Faden über dem Mittelfinger nach vorn. Die Fäden kreuzen sich jetzt also vor dem linken Mittelfinger (❚ Abb. 1).

Beugen Sie das Endglied des linken Mittelfingers von hinten nach vorn um den langen Faden und schieben ihn oberhalb der Kreuzung unter den kurzen Faden. Dieser liegt dann dem Nagel des Mittelfingers an (❚ Abb. 2).

Strecken Sie den Mittelfinger und pronieren Sie die linke Hand so, dass eine Schlinge des kurzen Fadens unter der Fadenkreuzung nach hinten durchgezogen wird (❚ Abb. 3).

Lassen Sie das kurze Fadenende los, sobald die Schlinge hinter der Kreuzung auftaucht.

Ziehen Sie den Faden unter der Kreuzung durch und fassen ihn dahinter erneut mit der linken Hand (❚ Abb. 4). Klemmen Sie den kurzen Faden zunächst zwischen Mittel- und Ringfinger und tauschen dann den Ringfinger gegen den Daumen aus.

Ziehen Sie das kurze Ende mit der linken Hand vom Körper weg, mit der rechten Hand auf den Körper zu, der Halbknoten wird angezogen (❚ Abb. 5).

Eine Alternative ist der **„Drei-Finger-Knoten",** bei dem es manchmal leichter fällt, die Fadenschlinge mit dem Mittelfinger zu bewegen:

Fassen Sie das kurze Ende mit Zeigefinger und Daumen der pronierten linken Hand und ziehen es nach oben.

Schieben Sie Mittel-, Ring- und kleinen Finger der linken Hand mit Hilfe einer Supinationsbewegung hinter den kurzen Faden.

Nehmen Sie den langen Faden zwischen Daumen und Zeigefinger der rechten Hand und führen ihn an der Oberkante des Mittelfingers von hinten nach vorn (❚ Abb. 6).

Beugen Sie das Endglied des linken Mittelfingers hinter dem kurzen Faden von hinten nach vorn um den langen Faden und klemmen ihn zwischen Zeige- und Mittelfinger ein (❚ Abb. 7).

Strecken Sie den Mittelfinger, pronieren Sie die linke Hand so, dass eine Schlinge des kurzen Fadens unter der Fadenkreuzung nach hinten durchgezogen wird.

Lassen Sie das kurze Fadenende los und fassen es dahinter erneut mit der linken Hand (❚ Abb. 8).

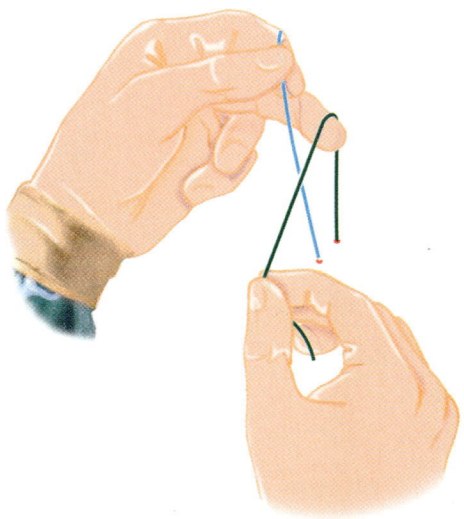

❚ Abb. 1

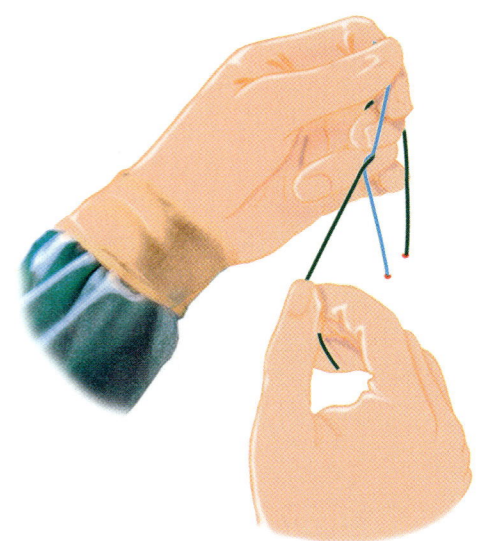

❚ Abb. 2

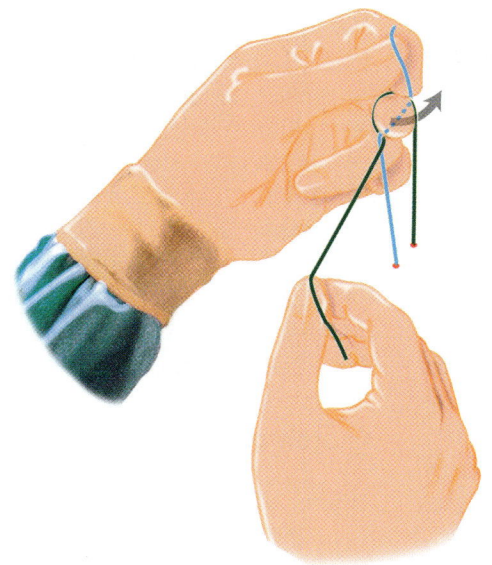

Abb. 3

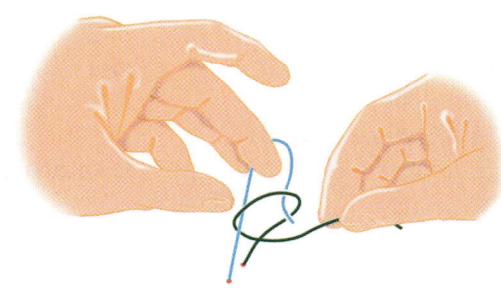

Abb. 4

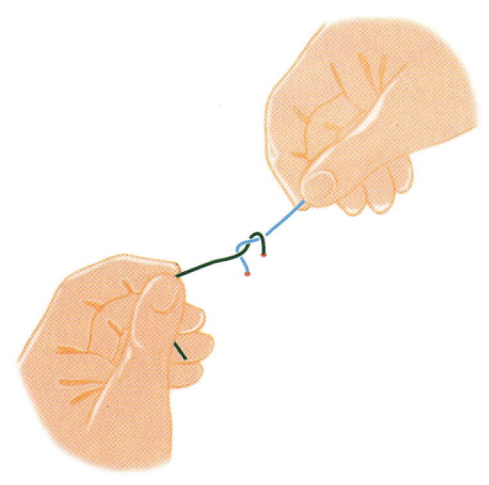

Abb. 5

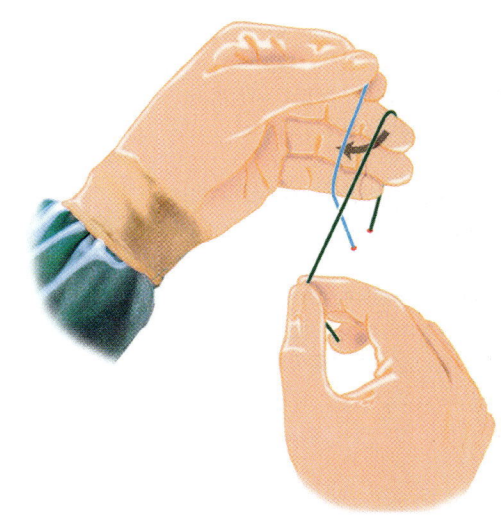

Abb. 6

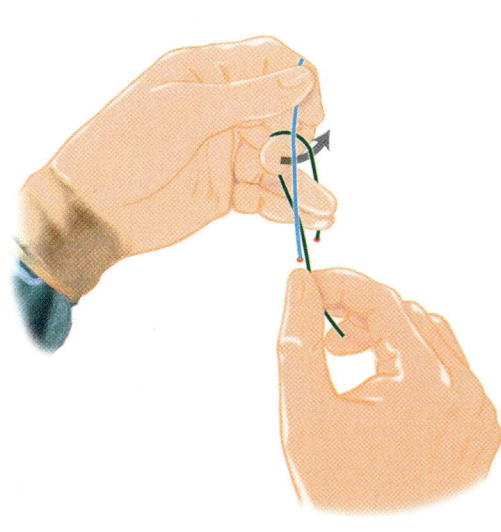

Abb. 7

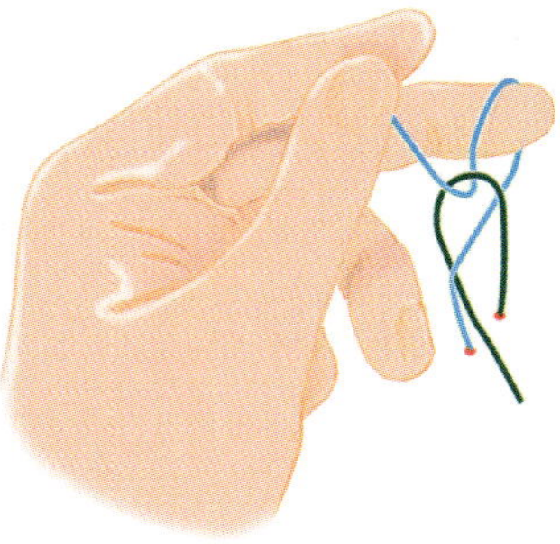

Abb. 8

B Das kurze Fadenende liegt weiter entfernt.

Fassen Sie das lange Ende mit rechtem Zeigefinger und Daumen und ziehen es nach oben.

Fassen Sie das kurze Ende mit Mittelfinger und Daumen der linken Hand.

Schieben Sie mit Hilfe einer Supinationsbewegung die Spitze des linken Zeigefingers unter den kurzen Faden, so dass hinter dem langen Faden eine Schlinge entsteht. Die Fäden kreuzen sich jetzt vor dem linken Ringfinger (▮ Abb. 1).

Beugen Sie den linken Zeigefinger von hinten nach vorn um den langen Faden. So können Sie eine Schlinge des langen Fadens nach oben ziehen, während der kurze Faden von unten gegen den Fingernagel gedrückt wird (▮ Abb. 2).

Halten Sie den kurzen Faden weiterhin mit Daumen und Zeigefinger fest.

Drücken Sie den kurzen Faden mit dem Zeigefinger unter der Kreuzung nach hinten oben durch (▮ Abb. 3).

Lassen Sie das kurze Fadenende los, sobald die Schlinge hinter der Kreuzung auftaucht.

Klemmen Sie den kurzen Faden hinter der Kreuzung zunächst zwischen Mittel- und Zeigefinger und tauschen dann den Zeigefinger gegen den Daumen (▮ Abb. 4).

Ziehen Sie das kurze Ende mit der linken Hand auf den Körper zu, mit der rechten Hand vom Körper weg. Der Halbknoten wird angezogen (▮ Abb. 5). Mit dem zweiten Knoten entsteht wieder ein Schifferknoten.

> Halten Sie beim Festziehen beide Fadenenden in einer geraden Linie, damit der Faden nicht beschädigt wird und der Knoten nicht abrutscht.

Knotentechnik – Was ist sonst noch zu beachten?

Schiebe- oder Rutschknoten

Werden mehrmals Halbknoten um einen straff gespannten Faden geschlungen, entsteht ein Schiebeknoten. Er lässt sich schieben bzw. löst sich einfach wieder. Erst ein gegensinniger Knoten verhindert das Lösen.

Während der eine Faden unter Spannung gehalten wird, schlingen Sie die Halbknoten um den gespannten Faden. Dieser Knoten lässt sich auch noch nach zwei Halbknoten anziehen oder festziehen (▮ Abb. 6), kann sich allerdings auch wieder lockern. Es gibt Situationen, in denen man bewusst zunächst einen Schiebeknoten platziert, den man anschließend mit dem gegenläufigen Halbknoten sichert.

Knoten unter Spannung

Obwohl Nähte und Knoten nicht unter Spannung stehen sollten, lässt sich dies zuweilen nicht vermeiden. Die Schwierigkeit besteht darin zu verhindern, dass sich der erste Halbknoten lockert, während der zweite geknüpft wird. Sie können Ihren Assistenten bitten, die Gewebe zusammenzuhalten, um die Spannung zu verringern. Alternativ kann er auch den ersten Halbknoten halten, während Sie den zweiten knüpfen (▮ Abb. 7). Achten Sie darauf, dabei nicht ein Stück des Assistenten-Handschuhs zu erwischen! Sie können auch vor der Naht einige Entlastungsnähte setzen und diese von Ihrem Assistenten anspannen lassen. Diese Nähte werden nach Abschluss der Naht wieder entfernt (▮ Abb. 8).

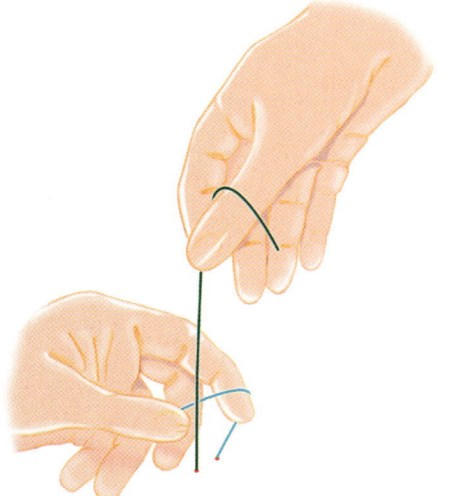

▮ Abb. 1

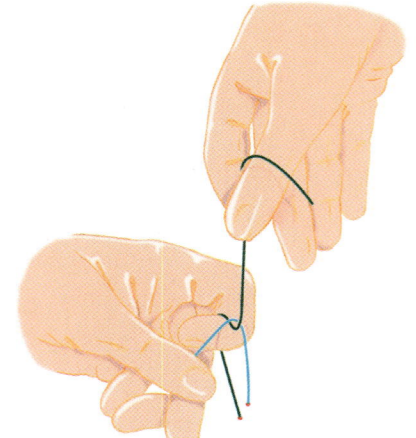

▮ Abb. 2

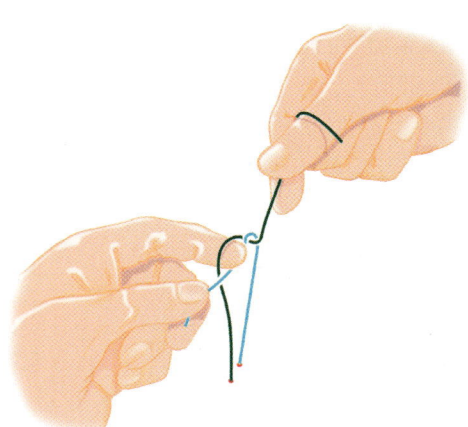

▮ Abb. 3

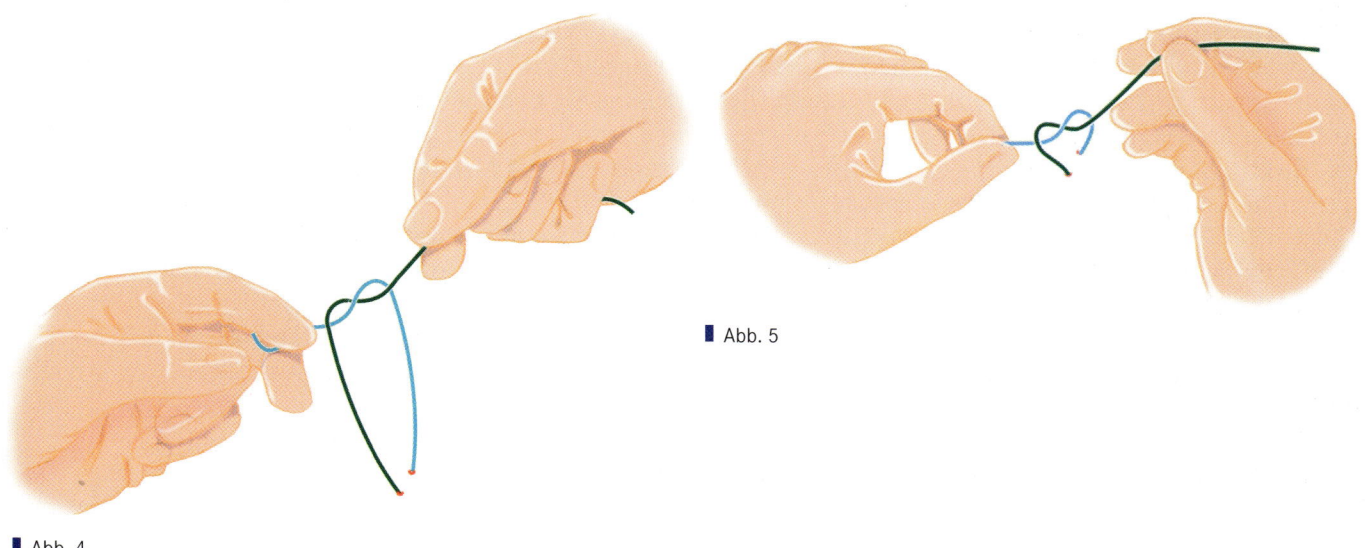

▌ Abb. 5

▌ Abb. 4

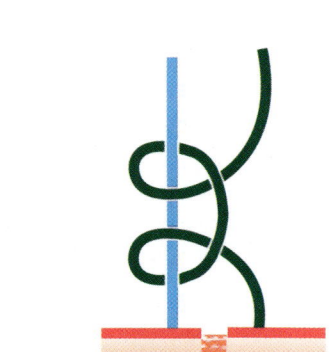

▌ Abb. 6: Schiebeknoten oder Rutschknoten.

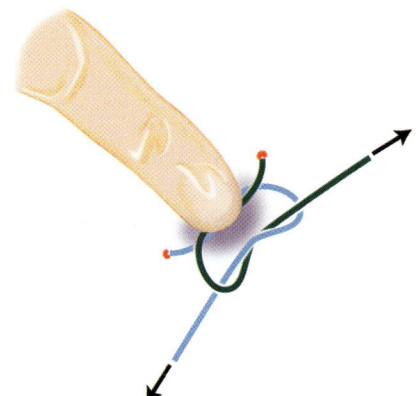

▌ Abb. 7: Sichern des ersten Halbknotens bei Naht unter Spannung.

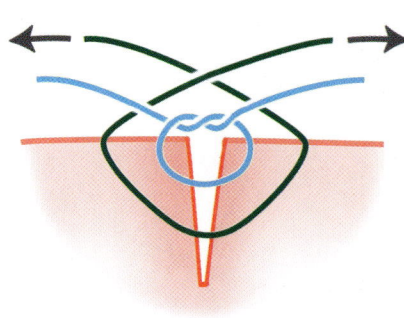

▌ Abb. 8: Entlastungsnähte bei Naht unter Spannung.

Zusammenfassung

✖ Beim einhändigen Knüpfen ist es schwieriger, die Spannung gleichmäßig zu halten und die Halbknoten richtig anzuziehen.

✖ Es kann mit rechts oder mit links geknüpft werden.

✖ Knoten sollten ohne erhöhte Gewebespannung gesetzt werden.

✖ Beachten Sie die Unterschiede zwischen einem korrekten chirurgischen Knoten und einem Rutsch-knoten!

Knotentechnik: Knoten mit Instrumenten

Beim einhändigen Knoten kann ein Fadenende auch mit einem Instrument (z. B. Nadelhalter) gehalten werden. So können Sie auch schwer zugängliche Gebiete erreichen, z. B. wenn Ihre Hände bei einem kleinen Operationsfeld zu groß sind. Sie können die Fäden sehr kurz halten, so dass Sie den Faden für mehrere Nähte nacheinander verwenden können. Wird der Nadelhalter gerade nicht gebraucht, kann er in die Handfläche (ohne Nadel!) gedreht werden. Sie erleichtern sich das Knoten, wenn Sie ein Fadenende kurz halten und eines lang lassen.

> Auch bei der minimalinvasiven Chirurgie können Sie mit den Instrumenten knoten.

A Das kurze Fadenende liegt näher.

Fassen Sie den Nadelhalter (alternativ auch eine Klemme) mit der rechten Hand und legen ihn mit der Spitze auf den langen Faden (■ Abb. 1).

Wickeln Sie den Faden ein- oder zweimal **von hinten nach vorn** über das Instrument (■ Abb. 2).

Fassen Sie das kurze Ende des Fadens mit dem Instrument durch die so gebildete Schlinge und ziehen es hindurch (■ Abb. 3).

Ziehen Sie den Halbknoten an, indem Sie das lange Ende auf den Körper zu-, das kurze vom Körper weg ziehen (■ Abb. 4).

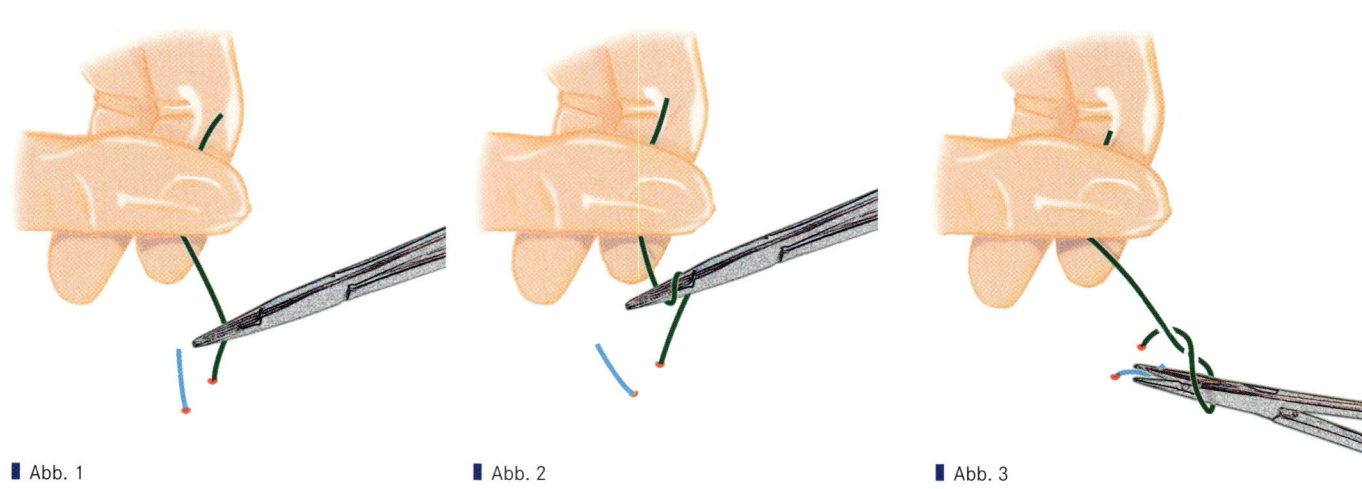

■ Abb. 1   ■ Abb. 2   ■ Abb. 3

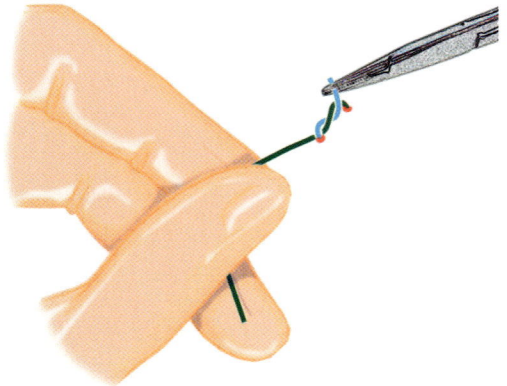

■ Abb. 4

B Wenn das kurze Fadenende weiter entfernt liegt.

Fassen Sie das Instrument (Nadelhalter oder Klemme) mit der rechten Hand und legen es mit der Spitze auf den langen Faden (❚ Abb. 5).

Wickeln Sie den Faden ein- oder zweimal **von vorn nach hinten** über das Instrument (❚ Abb. 6).

Fassen Sie das kurze Ende des Fadens mit dem Instrument durch die so gebildete Schlinge und ziehen es hindurch (❚ Abb. 7).

Ziehen Sie den Halbknoten an, indem Sie das lange Ende vom Körper weg, das kurze Ende auf den Körper zu ziehen (❚ Abb. 8).

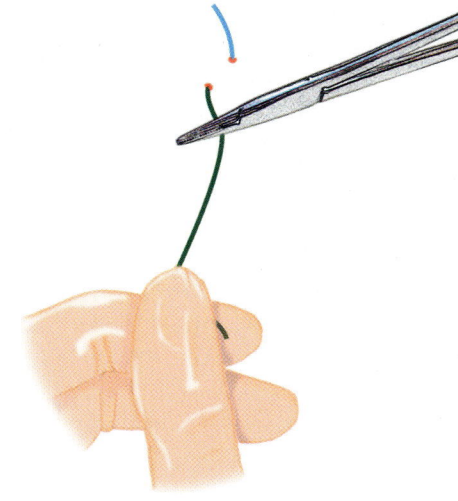

❚ Abb. 5

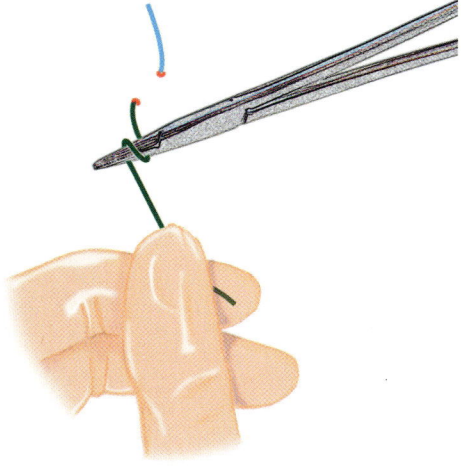

❚ Abb. 6

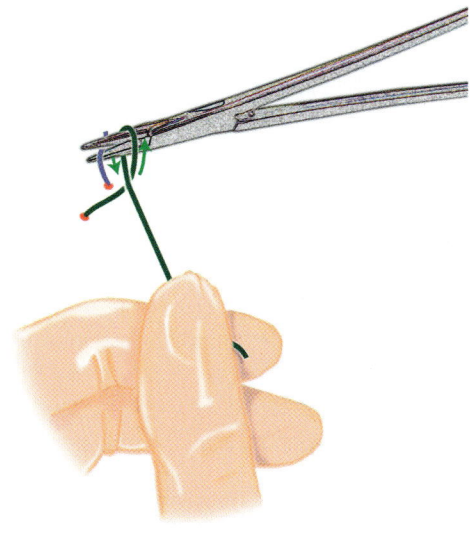

❚ Abb. 7

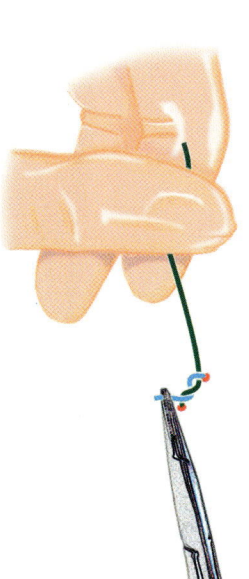

❚ Abb. 8

Zusammenfassung

✖ Das Knoten mit einem Nadelhalter ist bei einem kleinen Operationsgebiet übersichtlicher.

✖ Achten Sie darauf, das lange Ende des Fadens um Ihr Instrument zu wickeln und das andere Ende des Fadens, das Sie greifen, kurz zu halten.

Nahttechnik

Nähen ist die klassische Methode, um Strukturen und Gewebearten aneinanderzufügen. Die Wundheilung erfolgt durch Ausbildung einer Narbe und meist ohne Störungen, wenn das Gewebe spannungsfrei adaptiert und ausreichend durchblutet ist.

Auch wenn Nähen immer noch die flexibelste und beste Methode ist, gibt es inzwischen mehrere alternative Techniken neben der klassischen Naht: Metallklammern als einzelne Klammern oder als Klammernahtreihen in speziellen Nahtapparaten, Pflasterstreifen und verschiedene Formen von Gewebekleber. Sie sollten in jeder Situation mit den möglichen Nahttechniken vertraut sein.

Genäht wird mit Nadel und Faden, der Faden ist fast immer fest mit der Nadel verbunden. Jede Naht wird mit einem Knoten abgeschlossen. Verschiedene Nähte erfordern unterschiedliche Nadeln und Fäden. Verschaffen Sie sich vor jeder Operation einen Überblick über die einzusetzenden Fäden.

Des Weiteren benutzen Sie Nähte auch bei der „Durchstichligatur" (s.a. S. 56), als „Haltefäden" zum Halten von Gewebe und Strukturen und zum Markieren von Strukturen (z.B. mit gefärbtem nicht-resorbierbarem Faden).

Nähen ist ein Handwerk, das Übung erfordert. Nutzen Sie jede Gelegenheit, Nahttechniken selbst anzuwenden. Auch beim aufmerksamen Assistieren sehen und lernen Sie, welche Nadeln, Fäden und Techniken in welchen Situationen angewandt werden können.

Achten Sie auch auf die korrekte Größe und Länge der Nadel. Sie muss sich leicht durch das zu nähende Gewebe schieben lassen und sollte auf der anderen Seite mühelos wieder mit dem Nadelhalter gegriffen werden können. Ist die Nadel zu kurz, müssen Sie zu sehr ins Gewebe drücken. Vermeiden Sie daher auch, zu viel Gewebe auf einmal zu nähen. Bei dickem Gewebe durchstechen Sie besser die einzelnen Ränder nacheinander.

Spannen Sie die Nadel an der Spitze des Nadelhalters im rechten Winkel oder leicht nach vorn gekippt ein. Greifen Sie die Nadel ein wenig hinter, also fadenwärts, der Mitte. Vermeiden Sie den Übergang vom Faden zur Nadel, dies ist die Schwachstelle. Die Nadelspitze zeigt also anfangs nach dem Einspannen in den Nadelhalter aufwärts und in Richtung Ihrer anderen Hand. Die nähende Hand befindet sich zu Beginn der Naht in **Pronationsstellung** (▮ Abb. 1).

Stechen Sie senkrecht zur Oberfläche ein.

Folgen Sie dem Kurvenverlauf der Nadel und bewegen Sie die Hand aus der Pronation in die **Supinationsstellung** (▮ Abb. 2). Die Drehbewegung Ihrer Hand führt die Nadel ihrer Krümmung folgend durch das Gewebe. Vermeiden Sie hebelnde und scherende Bewegungen der Nadel. Die Nadel tritt auf der anderen Seite wieder möglichst senkrecht zur Oberfläche aus.

Fassen Sie die Nadel erneut mit dem Nadelhalter (oder auch zuweilen mit einer Pinzette) und ziehen Sie der Krümmung der Nadel folgend aus dem Gewebe heraus. Beachten Sie, dass die Nadelspitze leicht abbrechen kann, wenn Sie diese nur sehr knapp greifen.

> **Grundsätzliches zum Nähen**
> ▶ Nähen Sie auf sich zu bzw. auf die Hand zu, die den Nadelhalter führt.
> ▶ Nähen Sie von der Spitze des Nadelhalters weg.
> ▶ Führen Sie die Nadel immer ihrer Krümmung folgend durch das Gewebe (▮ Abb. 3a). Folgen Sie bei gebogenen Nadeln mit einer Drehbewegung von Hand und Nadelhalter der Krümmung der Nadel. Bei geraden Nadeln nähen Sie mit einer geradlinigen Bewegung, folgen Sie dem Nadelverlauf.
> ▶ Beim Nähen stellt der Assistent das Operationsgebiet dar. Seine zweite Aufgabe ist das Führen und Halten des Fadens.
> ▶ Der Assistent knotet nur, wenn die Übersichtlichkeit des Operationsgebiets dies ohne Einbuße zulässt.

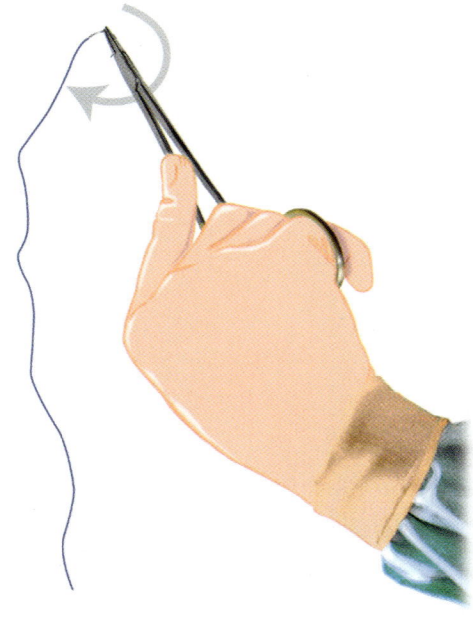

▮ Abb. 1: Handhaltung zu Beginn einer Naht oder eines Stichs.

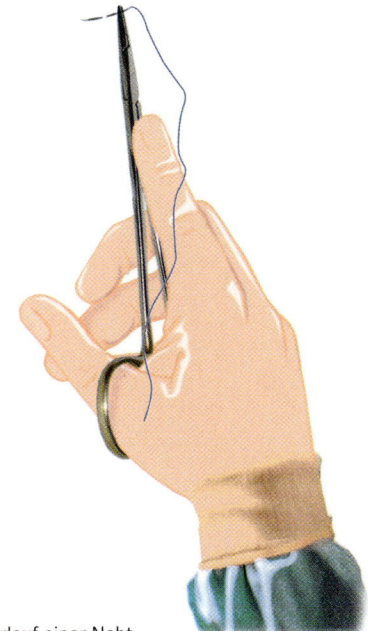

▮ Abb. 2: Handhaltung im Verlauf einer Naht.

Tipps:

▶ Versuchen Sie, die Nadel immer rechtwinklig zu fassen. Bei Nähten und Stichen in der Tiefe spannen Sie die Nadel etwas schräg ein, wobei die Spitze der Nadel etwas in Richtung der Spitze des Nadelhalters gerichtet ist.

▶ Üben Sie mit der Spitze der geschlossenen anatomischen Pinzette, die Sie in der anderen Hand halten, vorsichtig Druck neben der erwarteten Austrittsstelle der Nadel aus (❚ Abb. 3c und e). Drücken Sie die Pinzette nicht auf die Nadelspitze, sie würde dadurch stumpf werden.

▶ Wenn die Nadel wider Erwarten doch zu kurz oder das Gewebe zu dick sein sollte, lösen Sie den Nadelhalter und greifen die Nadel etwas weiter an ihrem Ende. Achten Sie darauf, nicht die Schwachstelle der Nadel am Übergang zum Faden zu schädigen (❚ Abb. 3e und g).

▶ Lösen Sie nach dem Stich den Nadelhalter und greifen Sie damit die Nadel in der Nähe ihrer Spitze möglichst rechtwinklig (❚ Abb. 3b). Ziehen Sie vorsichtig die Nadel aus dem Gewebe und folgen Sie dabei ihrem gebogenen Verlauf, indem Sie Ihre Hand supinieren. Beachten Sie, dass Sie leicht die Spitze der Nadel abbrechen oder knicken können, wenn Sie nicht dem gebogenen Verlauf der Nadel folgen.

▶ Wenn Sie ohne manuelles Umsetzen der Nadel vor dem nächsten Stich gleich weiternähen wollen, lösen Sie den Nadelhalter, bevor die Nadel das Gewebe verlässt. Die Nadel bleibt im Gewebe stecken, Sie können sie kurzfristig auch mit der Pinzette halten (❚ Abb. 3d). Greifen Sie dann mit dem Nadelhalter die Nadel erneut in der Mitte (❚ Abb. 3f) und drehen anschließend die Nadel mit dem Faden aus dem Gewebe (❚ Abb. 3h). Ziehen Sie den Faden mit den Fingern nach und lassen Sie Ihren Assistenten den Faden führen und halten. Fassen Sie die Nadel mit dem Nadelhalter in der richtigen Position und führen Sie diese erneut durch das Gewebe (❚ Abb. 3h und a).

> Fassen Sie den Faden nicht mit dem Nadelhalter an, sondern nur mit Ihren Fingern und Händen. Die modernen Fäden werden durch festen Druck und Metall geschädigt!

❚ Abb. 3: Nahttechnik.

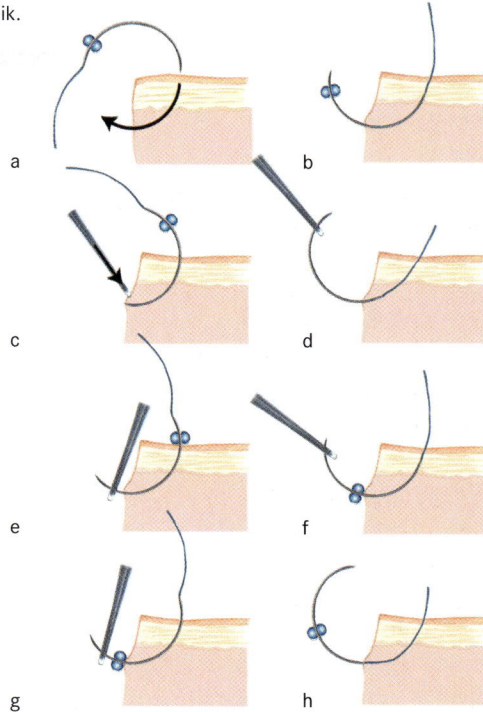

▶ Vermeiden Sie, den Faden an der Nadel durch das Gewebe zu ziehen. Dabei kann der Faden abreißen. Außerdem sollen scharfe Instrumente grundsätzlich im eigentlichen Operationsgebiet bleiben, sonst könnten Sie Ihre Assistenten verletzen.

▶ Unter schwierigen Bedingungen müssen Sie manchmal in Richtung Ihrer operierenden Hand oder von sich weg nähen. Manchmal hilft ein Positionswechsel am Operationstisch, ansonsten üben Sie größte Sorgfalt bei jedem Stich.

▶ Achten Sie beim Nähen auf den Faden und seine Enden. Er kann sich um Instrumente oder Gewebe winden. Lassen Sie Ihren Assistenten den Faden manuell führen, decken Sie störende Instrumentengriffe bei kritischen Nähten mit Tüchern ab.

Zusammenfassung

✖ Es ist wichtig, den Umgang mit Nadel, Faden und Nadelhalter zu üben, um in jeder Situation die passende Naht und Nahttechnik zu finden.

✖ Für spezielle Einsatzgebiete gibt es Alternativen wie Pflaster, Kleber und Klammern.

Nähte: Ligaturen

Für Ligaturen und Nähte wird das gleiche Fadenmaterial benutzt (s. S. 42, Nahtmaterial). Machen Sie sich mit dem Faden- und Nahtmaterial vertraut, das an Ihrer Klinik zum Einsatz kommt.

> Sie sollten in jeder Situation die kleinstmögliche Fadenstärke, die noch sicher hält, verwenden.

Während der Operation werden Gefäße oder andere Gänge mit Klemmen (z. B. Arterienklemmen, Overholt-Klemmen) vorübergehend verschlossen und durchtrennt. Auch Blutungen können Sie vorübergehend durch Anbringen einer Klemme stillen. Die Spitzen der Klemmen sollten dem Schnitt oder der Blutung abgewandt und die konvexen Seiten der gebogenen Klemmen dem Gewebe zugewandt sein. Die Spitzen der Klemmen sollten wenige Millimeter überstehen. Definitiv verschließen Sie das durchtrennte Gefäß oder Gewebe mittels Unterbindung (Ligatur).

Fassen Sie mit der Klemme möglichst nur das Gefäß oder nur die zu unterbindende Struktur. Bei so genannten Massenligaturen, bei denen Sie viel Gewebe zusammenraffen und abschnüren, hält die Unterbindung möglicherweise nicht. Zudem können sich die Gefäße aus dem Gewebe zurückziehen und erneut zu Blutungen führen.

Bei kritischen Unterbindungen können Sie diese auch mittels einer **Durchstichligatur** fixieren. Dazu durchstechen Sie das zu unterbindende, angeklemmte Gefäß mit einer Naht und knoten anschließend den Faden um die Klemme wie unten beschrieben.

Grundsätzlich sollten Sie als Operateur die Unterbindungen knoten. Dazu knoten Sie meist zunächst einen Halbknoten, den Sie anschließend mit einem chirurgischen Knoten sichern. Der Knoten muss ausreichend angezogen sein, damit die Ligatur sicher hält. Zu starker Zug kann zum Reißen des Fadens führen oder dazu, dass Sie feines Gewebe oder die zu unterbindende Struktur mit dem Faden zerschneiden.

Achten Sie darauf, die Ligatur nicht zu sehr ans Ende des Gefäßes zu setzen, sie könnte sonst leicht abrutschen. Schneiden Sie die Fadenenden nicht zu kurz ab, der Knoten könnte sich lösen (ca. 5 mm bei monofilen Fäden, sonst mindestens 2 – 3 mm).

Bei Ligaturen ist ein gutes Zusammenspiel von Operateur und Assistent hilfreich. Der Assistent spielt bei den Unterbindungen und vor allem bei der Positionierung der Unterbindungen eine wichtige Rolle.

▶ Der Assistent übernimmt die Klemme, so erleichtert er es dem Operateur, die Ligatur zu platzieren und zu knoten (▮ Abb. 1 und 2).
▶ Für das Setzen der Ligatur kann der Assistent die Klemme heben. Führen Sie dann den Faden hinter der Klemme von einer Hand zur anderen (▮ Abb. 1).
▶ Sie können den Faden hinter der Klemme mit beiden Händen anspannen und dann den Assistenten bitten, die Klemme über den Faden hinweg zu ergreifen und anzuheben (▮ Abb. 2). Anschließend entfernt der Assistent auf Ihre Anweisung die Klemme. Der Assistent muss darauf achten, beim Anheben der Klemme nicht zu stark an dieser zu ziehen. Er könnte sonst die Klemme vorzeitig abreißen und Gewebe schädigen.
▶ Wenn ein wichtiges Gefäß unterbunden wird, lassen Sie Ihren Assistenten während der ersten Ligatur die Gefäßklemme nur kurz lockern und setzen anschließend eine zweite Ligatur.
▶ Achten Sie bei jeder Unterbindung bzw. Ligatur darauf, dass sie nicht die Klemmenspitze umschlungen hat.

Unterbinden in der Tiefe

Gewöhnen Sie sich an, das Ende des Fadens vor allem bei Ligaturen in der Tiefe in die Spitze einer Klemme einzuspannen (▮ Abb. 3). So lässt sich der Faden leichter um die Klemme führen, mit der Sie die zu unterbindende Struktur verschlossen haben.

Manche Operateure lassen prinzipiell jeden Ligaturfaden in eine Klemme einspannen. Dies ermöglicht eine größere Übersichtlichkeit im Operationsfeld, da sich keine zusätzliche

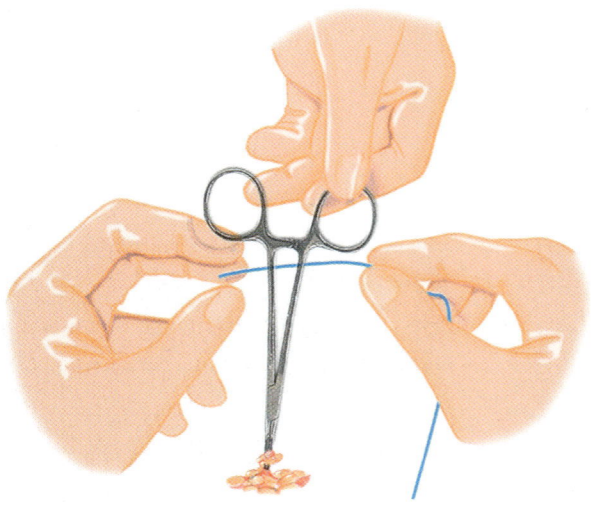
▮ Abb. 1: Anheben der Klemme zur Positionierung einer Unterbindung.

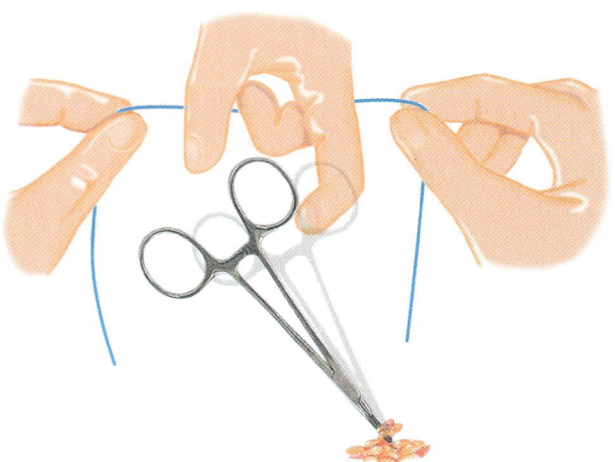
▮ Abb. 2: Positionierung einer Unterbindung hinter der Klemme.

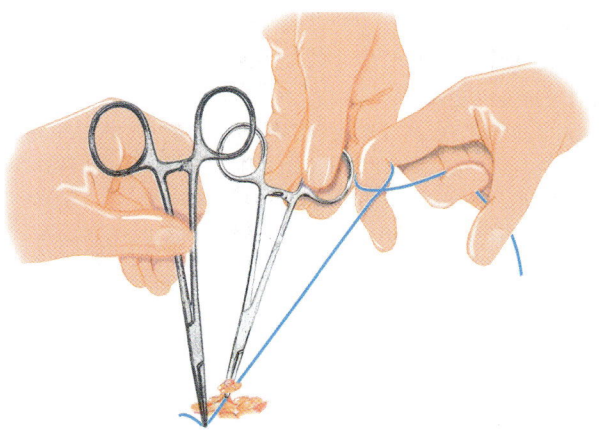

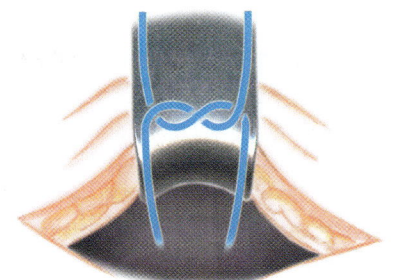

Abb. 4: Legen eines Knotens außerhalb der Wundhöhle bei Ligaturen in der Tiefe.

Abb. 3: Einspannen eines Ligaturfadens in eine Klemme.

Hand im Operationsgebiet befindet, die den Blick versperren könnte.

Beim Ligieren von Gefäßen und Gängen in tiefen Wundhöhlen können Sie den Faden alternativ auch zwischen den beiden Zeigefingerspitzen spannen und so unter die Klemmenspitze schieben. So können Sie auch kontrollieren, beim Ligieren nicht versehentlich die Klemmenspitze zu umschlingen.

Knoten in der Tiefe

Auch in tiefen Wundhöhlen müssen Sie sicher Knoten platzieren können. Häufig ist allerdings zum Knoten in der Tiefe kein Platz für zwei Hände. Legen Sie die Knoten außerhalb der Körperhöhle vor (Abb. 4). Die Fäden müssen dafür allerdings auch ausreichend lang sein. Achten Sie schon vor dem Knoten auf eine ausreichende Fadenlänge (je nach Tiefe 30–70 cm).

Mit dem ausgestreckten Zeige- oder Mittelfinger (oder auch mit einem Instrument) führen Sie den Halbknoten vorsichtig in die Tiefe, um ihn dann behutsam zuzuziehen (Abb. 5). Pressen Sie dabei ein Ende mit dem Finger tief in die Wunde, während Sie mit der gleichen Kraft das andere Ende nach oben ziehen. Achten Sie darauf, den Knoten in einer geraden Linie beider Fäden zu halten, ohne ihn in eine Richtung abzureißen. Auch beim Knoten in der Tiefe gilt, dass die Zugkraft gleichermaßen auf beide Fadenenden ausgeübt werden soll, um den Knoten ruhig zu halten.

Bei kritischen, schwierigen und auch nicht sicher einsehbaren Unterbindungen wollen Sie den Knoten und die Ligatur auf keinen Fall abreißen. Passen Sie vorsichtig die Spannung des ersten Halbknotens an die zu unterbindende Struktur an. Wichtige Knoten können Sie vorsichtig über mehrmaliges stakkatoähnliches (jeweils kurzes und abgehacktes) dosiertes Ziehen an den Enden zuziehen. Auch die weiteren Halbknoten werden in gleicher Weise gesetzt, um den Knoten zu sichern.

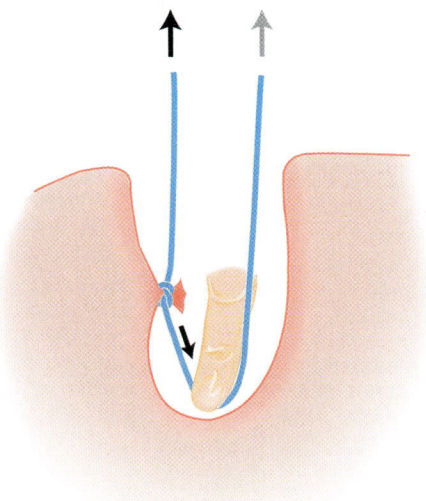

Abb. 5: Unterbindung in der Tiefe.

Zusammenfassung

✱ Unterbindungen bzw. Ligaturen sollen Strukturen und Gefäße sicher verschließen.

✱ Als Operateur achten Sie darauf, die Unterbindung anzuziehen und sicher zu knoten, um die zu unterbindende Struktur zu verschließen, ohne sie abzuschneiden oder abzureißen.

✱ Als Assistent ermöglichen Sie dem Operateur die Unterbindung, indem Sie die Klemme anheben bzw. halten und auf Anweisung lösen.

✱ Knoten in der Tiefe erfordern meist den Einsatz von Klemmen zum Halten und Führen eines Fadenendes. Manche Operateure lassen sich generell jeden Ligaturfaden in eine Klemme einspannen.

Nähte: Gewebenaht

Es gibt eine Vielzahl von Möglichkeiten, wie Gewebe adaptiert werden können. Nicht jede Naht eignet sich in jeder Situation, doch gibt es mehrere Möglichkeiten gleichwertiger Nahtmethoden. Für eine gute Naht ist die Art des Nähens entscheidend.

Wichtig ist, dass die Wundränder mit Rücksicht auf die Gewebeart aneinandergefügt werden. Besonderheiten zum Nähen der einzelnen Gewebe finden Sie in den entsprechenden Kapiteln.

Prinzipiell unterscheiden wir die **Einzelknopfnaht,** die mit mehreren Einzelfäden geknüpft wird, und die mit einem Faden hergestellte **fortlaufende Naht.**

Ein Vorteil der Einzelknopfnaht ist die Möglichkeit, einen Faden lösen zu können, ohne dass es dann zu einer kompletten Nahtdehiszenz (Klaffen der Naht) kommt. Außerdem wird weniger Fadenmaterial benötig.

Der wichtigste Vorteil der fortlaufenden Naht ist die bessere Heilungstendenz, da sich die Spannung zwischen den Stichen besser verteilt. Außerdem lässt sich diese Naht schneller durchführen, da nur zwei Knoten jeweils am Anfang und Ende nötig sind. Die fortlaufende Intrakutannaht zum Hautverschluss vermeidet die zusätzlichen leiter- oder punktförmigen Narben der einzelnen Fäden.

Einzelknopfnaht

Das Gewebe wird nach Platzierung jedes Stichs zueinander gezogen, anschließend verknoten Sie die Fadenenden seitlich oder über der Schnittlinie. Jeder einzelne Stich der Naht wird geknotet. Diese einfache Einzelnaht oder Einzelknopfnaht kann variiert und an unterschiedliche Bedingungen angepasst werden (■ Abb. 1). Unterschieden werden Rückstichnähte (mit oberflächlichem oder tieferem Rückstich), Kreuzstichnähte sowie Matratzennähte (Rückstichnähte mit vier Stichkanälen quer und parallel zum Wundspalt, vertikal oder horizontal). Je nach Stichrichtung und Verlauf werden die Wundränder evertierend (nach außen), invertierend (nach innen) oder direkt auf Stoß aneinander adaptiert.

Rückstichnähte bieten sich vor allem bei erhöhter Spannung an, da die Region der Wundheilung am unmittelbaren Schnittrand weitgehend entlastet wird. Verbreitet sind die Rückstichnähte nach **Donati** (vertikaler Rückstich) und **Allgöwer** (vertikaler Rückstich mit intra- bzw. subkutanem Ausstich). Führen Sie die Nadel bei allen Nähten senkrecht zur Oberfläche ein und auch wieder aus. Sonst besteht die Gefahr, dass sich die Wundränder nicht gerade aneinanderlegen.

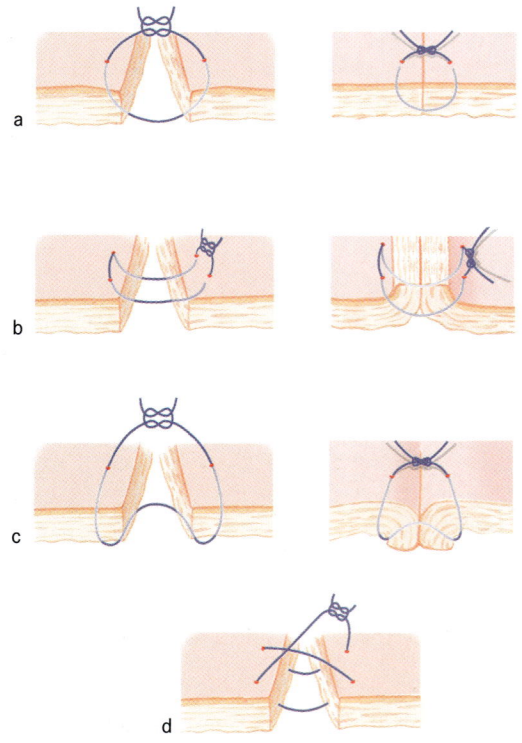

■ Abb. 1: Auswahl von Nahttechniken bei Einzelknopfnaht: a) einfache Naht, b) Rückstichnaht in Matratzentechnik, c) invertierende Rückstichnaht, d) kreuzförmige Rückstichnaht.

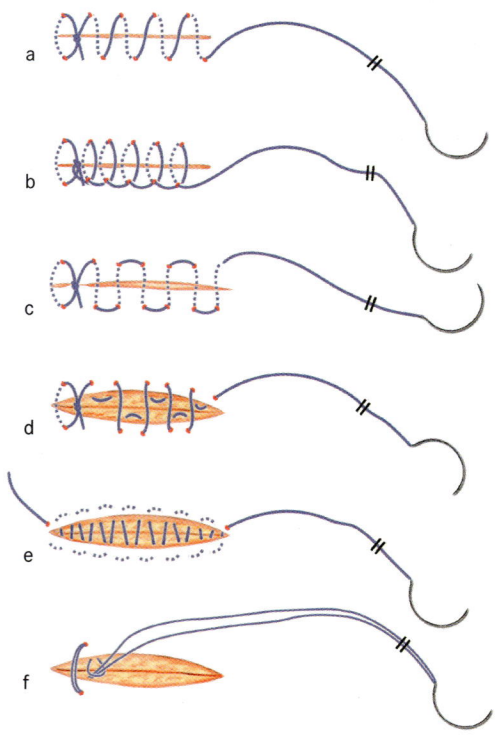

■ Abb. 2: Beispiele für Nahttechnik bei fortlaufender Naht: a) einfache fortlaufende Naht, b) umschlungene fortlaufende Naht, c) + d) fortlaufende Naht mit wechselnder Stichrichtung, e) fortlaufende intrakutane Naht, f) Fixierung eines doppelten Fadens bei fortlaufender Naht.

Fortlaufende Naht

Eine fortlaufende Naht hat viele Vorteile. Besonders bei Eingriffen in Bauchhöhle und Thorax sowie in der Gefäßchirurgie kommt sie ein- oder mehrreihig angelegt zum Einsatz. Auch die Haut kann mit einer intrakutanen fortlaufenden Naht verschlossen werden, was kosmetisch gute Ergebnisse bietet. Es existieren eine ganze Reihe verschiedener Arten fortlaufender Nähte. Prinzipiell kann jede Nahttechnik auch als fortlaufende Naht ausgeführt werden (■ Abb. 2). Der Faden wird am Anfang und Ende der Naht jeweils mit einem Knoten gehalten. Achten Sie daher auf einen sicheren Knoten.

Hinweise zur Technik: Knoten Sie den Faden nach dem ersten Stich. Achten Sie bei jedem weiteren Stich darauf, die Gewebeänder in der gewünschten Position zu halten (auf Stoß, evertiert, invertiert). Der Darm wird meist invertierend genäht, um die Mukosa einzustülpen, Gefäße evertierend, um die Intima zu adaptieren, und Haut eher plan oder etwas evertierend. Das Gewebe tendiert dazu, die am Anfang eingenommene Lage beizubehalten, achten Sie daher vor allem auf die ersten Stiche. Sie müssen gut platziert sein, hier bietet sich meist eine Variante eines Matratzenstiches an. Am Ende der Nahtreihe haben Sie zwei Möglichkeiten, den Knoten zu setzen (■ Abb. 3).

Abb. 3a: Fassen Sie die letzte Schlinge, bevor Sie den Faden nach dem letzten Stich ganz durchgezogen haben, und halten Sie diese fest. Schneiden Sie die Nadel ab und verknüpfen Sie die gehaltene Schlinge (als wäre es ein Faden) mit dem durchgezogenen Ende des Fadens. Knoten Sie mehrere Halbknoten, wegen der unterschiedlichen Fadendicken halten die Knoten nicht so sicher.

Abb. 3b (Aberdeen-Knoten): Fassen Sie die letzte Schlinge, bevor Sie den Faden ganz durchgezogen haben, und halten Sie diese fest, während Sie den Faden nach dem letzten Stich durchziehen. Bilden Sie aus dem Fadenende eine Schlinge und führen diese durch die erste. Ziehen Sie diese nun fest, bilden erneut eine Schlinge aus dem Fadenende und führen diese durch die zweite. Das wiederholen Sie noch ein- oder zweimal. Führen Sie am Schluss das Ende mit der Nadel durch die Schlinge ganz hindurch, ziehen Sie diese fest. Vor dem Abschneiden des verbliebenen Fadens können Sie den Knoten mit einem weiteren Stich versenken.

Falls Sie während der Naht merken, dass der Faden zu kurz für die Naht ist, schneiden Sie die Nadel ab und beginnen dort mit einer neuen Naht. Setzen Sie einen ersten Stich und knüpfen Sie einen Anfangsknoten. Anschließend kann der Anfangsfaden mit dem Endfaden der ersten Naht verknotet werden.
Sollte das Ende des Fadens nach Abschluss der Naht zu kurz zum Knoten sein, so können Sie das Fadenende der Naht entweder mit einer weiteren Einzelknopfnaht oder mit einem durch den letzten Stich durchgezogenen Faden verknoten.

> Bei einer fortlaufenden Naht muss der Faden vom Operateur oder Assistenten ständig nachgeführt und unter Spannung gehalten werden. Sonst lässt er sich nach mehreren Stichen nicht mehr ausreichend über die gesamte Länge festziehen, ohne das Gewebe zu schädigen.

Führen Sie den Faden, indem Sie ihn mit einem Finger oder zwischen zwei Fingern anheben und jeweils unter Spannung halten. Wenn Sie den Faden mit einem Instrument greifen oder fassen, so können Sie ihn dadurch beschädigen und seine Reißfestigkeit beeinträchtigen.

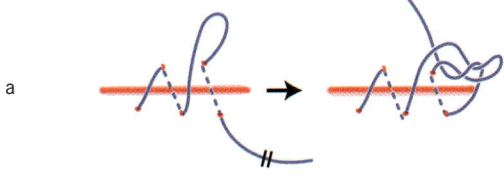

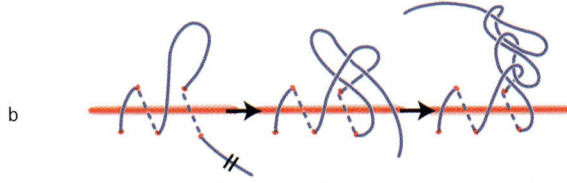

■ Abb. 3: Abschlussknoten bei fortlaufender Naht.

Zusammenfassung

✖ Wichtig beim Nähen ist die Wahl des passenden Fadens und der passenden Nadel. Beim Nähen gibt es mehrere verschiedene Stich- und Nahtvariationen, die dem zu nähenden Gewebe angepasst werden.

✖ Die Einzelknopfnaht besteht aus mehreren einzeln geknoteten Fäden. Ein lockerer Knoten führt daher nicht zum vollständigen Lösen der ganzen Nahtreihe.

✖ Die fortlaufende Naht wird lediglich am Anfang und Ende geknüpft, bei ihr verteilt sich die Gewebespannung besser.

Hautschnitt und Zugangswege

Prinzipielles: Jeder Zugangsweg muss sorgfältig geplant werden. Ihr Wissen um mögliche Verletzungsgefahren und Risiken dient dem Schutz des Patienten. Nutzen Sie daher Standardzugänge, die Ihnen vertraut sind.

> Orientieren Sie sich an bekannten Strukturen und durchtrennen Sie keine Struktur, die Sie nicht identifiziert haben.

Wann immer es möglich ist, sollten Sie nur Faszien inzidieren und Muskeln stumpf auseinanderschieben. So lassen sich auch Gefäße, Nerven, Sehnen und Bänder darstellen und lösen, ohne sie versehentlich zu durchschneiden. Nutzen Sie die volle Länge Ihrer Hautinzision aus, um eine bestmögliche Sicht zu erhalten. Lassen Sie die Wundränder und Strukturen, die Ihre Sicht behindern, weghalten.

Hautinzision

Im Feinrelief der Haut zeigen sich Linien: Die Hautspannungslinien entsprechen der stärksten Zugspannung. Diese verläuft senkrecht zu den Hautspaltlinien (Langer-Linien). Die Begriffe „Hautspannungslinien" und „Hautspaltlinien" werden allerdings auch synonym verwandt. Als Hautspaltlinien werden heute die senkrecht zum darunter liegenden Muskel verlaufenden Linien bezeichnet (Kraissl-Linien). Hautschnitte sollten möglichst entlang dieser Linien gesetzt werden, sie zeigen dann die beste Heilung und geringste Neigung zur Kelloidbildung. Die Linien verlaufen meist zirkulär und parallel zu den Falten im Bereich der Gelenke (❙ Abb. 1). Im

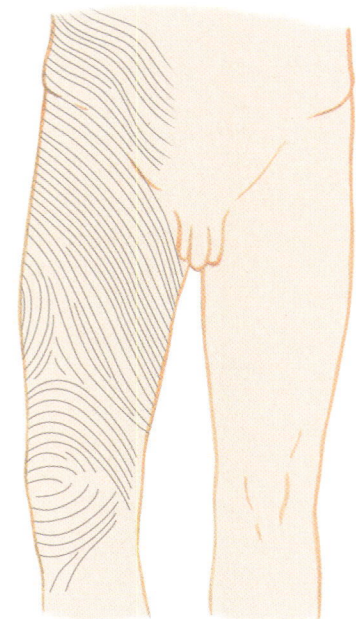

❙ Abb. 1: Hautspaltlinien (Kraissl-Linien).

Gesicht können sie durch Grimassenschneiden identifiziert werden.

Spannen Sie die Haut zwischen Daumen und Zeigefinger der nicht operierenden Hand oder lassen Sie Ihren Assistenten die Haut spannen. Die gespannte Haut lässt sich leichter mit einem Schnitt durchtrennen (❙ Abb. 2).

Ziehen Sie das Skalpell mit seiner Schneide in einem Zug entlang der vorgesehenen Schnittlinie ohne allzu großen Druck durch die Haut. Achten Sie darauf, an allen Stellen gleich tief zu schneiden. Wenn Sie von vertrauten Standard-Schnittführungen abweichen, ist es manchmal hilfreich, die Schnittführung vor der Operation anzuzeichnen. Nur in Ausnahmefällen wird zum

Schneiden der Haut eine Schere verwendet.

Stillen Sie die einsetzende Blutung, indem Sie mit den Fingerspitzen der nicht operierenden Hand auf den einen Rand, Ihr Assistent auf die andere Seite drückt. Mit einem Tuch kann der Druck verteilt werden, gleichzeitig spannen Sie die Wundränder auseinander (❙ Abb. 3). Stärkere Blutungen im Hautbereich können auch mit Klemmen gestillt werden. Legen Sie diese im Abstand von etwa 1 cm an die tiefere Schicht des Wundrandes (nicht an die Haut selbst!) an und evertieren Sie die Haut damit. Die so erzeugte Spannung an den Wundrändern verschließt die dort verlaufenden Gefäße.

> Benutzen Sie wegen der Gefahr von Brandwunden keine Diathermie an den oberen Hautschichten.

Operativer Zugang

Für jede Operation gibt es empfohlene Zugangswege. Wichtig ist es bei jedem Zugangsweg, Strukturen wie Nerven und Gefäße zu schonen und das Gewebe so wenig wie möglich zu traumatisieren. Unnötige Schnitte durch die Muskulatur sollten vermieden werden. Beispielhaft werden im Folgenden zwei operative Zugänge zur Bauchhöhle beschrieben:

❙ die mediane Laparotomie und
❙ der Wechselschnitt.

Es existieren allerdings zahlreiche weitere Zugänge, deren Kenntnis Ihnen

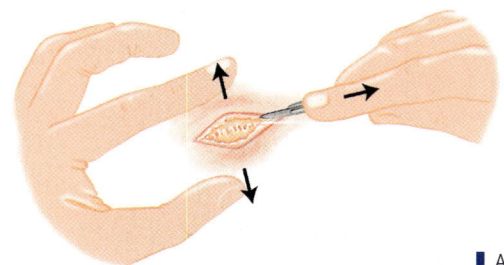

❙ Abb. 2: Hautinzision mit dem Skalpell.

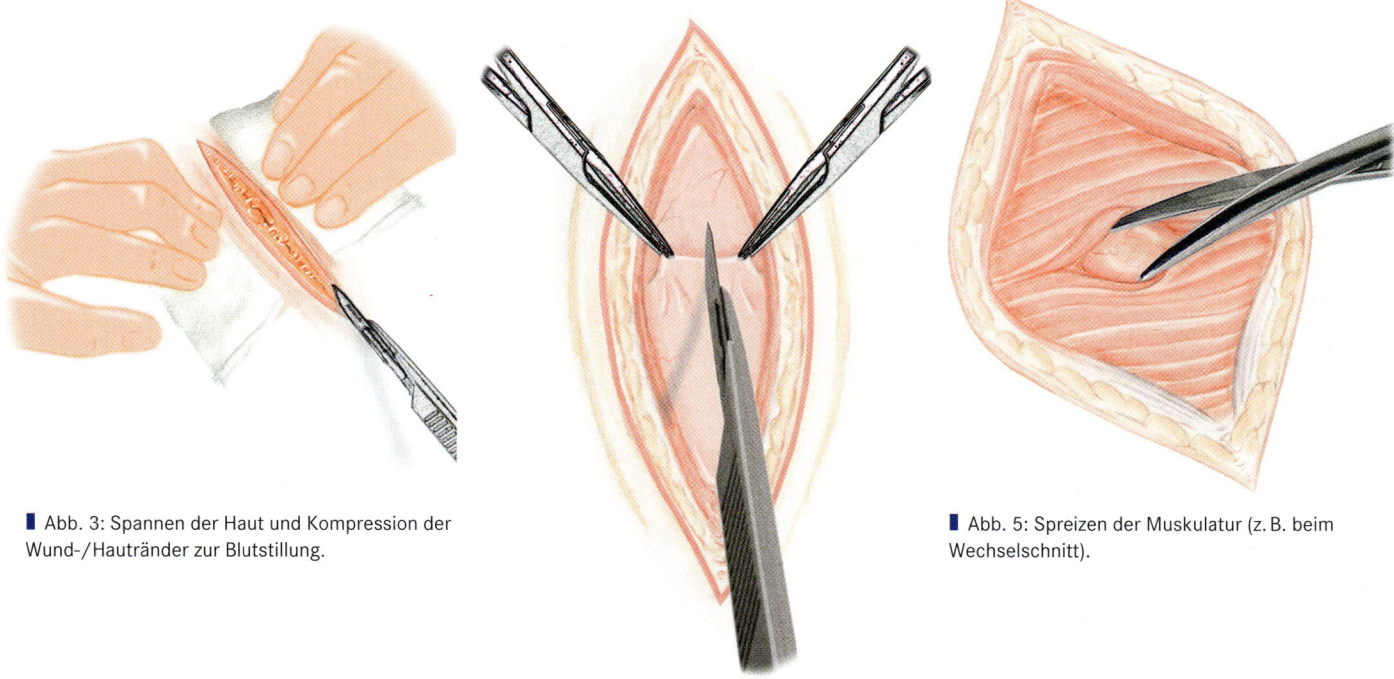

Abb. 3: Spannen der Haut und Kompression der Wund-/Hauträner zur Blutstillung.

Abb. 4: Eröffnen des Peritoneums.

Abb. 5: Spreizen der Muskulatur (z. B. beim Wechselschnitt).

hilft, differenziert auf unterschiedliche Situationen zu reagieren (s. S. 119, ■ Abb. 1).

Als Operateur stehen Sie (als Rechtshänder) üblicherweise an der rechten Seite des Patienten.

Mediane Laparotomie

Die mediane Laparatomie ist ein Standardzugang zur Bauchhöhle, der auch im Notfall einen schnellen Zugang zu allen Bereichen der Bauchhöhle bietet (s. S. 119, ■ Abb. 1a). Sie kann in jedem Abschnitt zwischen Xiphoid und Symphyse unter Linksumschneidung des Nabels durchgeführt werden.

Durchtrennen Sie die Haut in einem Schnitt senkrecht mit dem Bauch des Skalpells, indem Sie auf Ihre operierende Hand zu schneiden (von kranial nach kaudal).

Stillen Sie die Blutungen, bevor Sie das subkutane Fettgewebe stumpf auseinanderziehen oder mit dem Skalpell bzw. der Diathermie bis auf die glänzend-weiße Faszie durchtrennen.

Inzidieren Sie die weiße, derbe, fibröse Faszie der Linea alba in der Mittellinie, Sie erreichen das darunter liegende Fettgewebe, das die Fascia

transversalis und das Peritoneum bedeckt.

Schieben Sie das Fettgewebe stumpf beiseite.

Heben Sie das Peritoneum mit der Spitze einer Pinzette an. Ihr Assistent fasst das Peritoneum ebenfalls mit einer Pinzette nahe Ihrer Pinzette. Lösen Sie Ihre Pinzette und greifen Sie dann das Bauchfell erneut mit Ihrer Pinzette. Ihr Assistent kann dies nochmals durchführen. Durch dieses zweimalige Wechseln und Nachgreifen wollen Sie vermeiden, unbeabsichtigt Darmanteile mit gefasst zu haben.

Inzidieren Sie das Peritoneum zwischen beiden Pinzetten (■ Abb. 4). Sobald Luft in die Bauchhöhle eindringt,

können Sie das Peritoneum besser anheben (Vorsicht bei Verwachsungen).

Schieben Sie die Darmschlingen mit einem Finger beiseite und erweitern die Inzision des Peritoneums nach kaudal und kranial. Das präperitoneale Fettgewebe schieben Sie stumpf beiseite.

Wechselschnitt

Der Wechselschnitt wird vor allem zur Appendektomie eingesetzt. Die Inzision liegt am McBurney-Punkt im rechten Unterbauch und folgt dem Verlauf der Spaltlinien (s. S. 119, ■ Abb. 1b). Wichtigstes Merkmal ist das stumpfe Spreizen der Schichten der schrägen Bauchmuskulatur mit einer Schere oder Klemme (■ Abb. 5). Anschließend wird das Peritoneum wie bei der medianen Laparotomie eröffnet (s. o.).

Zusammenfassung

✖ Bedenken Sie schon beim Hautschnitt, dass Ihr Patient von der Operation nur die Hautnaht und später die Hautnarbe sieht. Er wird daran Ihre chirurgischen Fähigkeiten messen.

✖ Achten Sie beim Hautschnitt auf den Verlauf der Hautspaltlinien, schonen Sie Strukturen wie Nerven und Gefäße beim operativen Zugang.

Präparation, Dissektion

Darstellung des Operationsfelds

Die Darstellung des Operationsfelds ist eine der Grundvoraussetzungen, um chirurgische Eingriffe sicher und komplikationsfrei durchzuführen. Außerdem müssen Sie die Anatomie kennen und Gewebe sowie Strukturen erkennen können. Die Trennung des Gewebes unter Beachtung anatomischer Strukturen führt zur Darstellung des Operationsgebiets.

> Durchtrennen Sie nie Strukturen, die Sie nicht sehen oder nicht identifiziert haben.

Präparationstechniken

Präparieren bedeutet, die zu operierenden Strukturen freizulegen und dabei Gewebe mit möglichst geringem Schaden zu durchtrennen. Es gibt zahlreiche Techniken. Beobachten Sie erfahrene Operateure, nichts ersetzt jedoch Ihre eigene Erfahrung im Umgang mit Gewebe, Organen und anatomischen Strukturen. Finden Sie dabei selbst Ihre Methode, Ihre Art zu operieren.

> Grundsätzliches zur Präparation.
> ▶ Lernen Sie, Gewebsschichten zu erkennen und Strukturen entlang dieser Schichten darzustellen und zu trennen. Bereiten Sie sich immer vor, denn Kenntnisse der Anatomie Ihres Operationsgebiets sind unabdingbar.
> ▶ Lernen Sie zu beurteilen, was geschont werden muss.
> ▶ Identifizieren Sie jede Struktur, bevor Sie sie durchtrennen oder eröffnen. Ein flüssigkeitsgefüllter Gang oder ein Gefäß kann mittels feiner Nadel und aufgesetzter Spritze durch Flüssigkeitsaspiration im Zweifelsfall identifiziert werden.
> ▶ So banal es klingt: Blut ist rot, Galle ist grün, Urin meist gelb.
> ▶ Blutstillung hat fast immer Vorrang vor allen anderen Maßnahmen.

Scharfes Präparieren – Schneiden

Das Skalpell durchtrennt Gewebe mit minimaler begleitender Schädigung. Wichtig ist, dass Sie die Klinge während des Schneidens gleichmäßig in das Gewebe drücken.
Spannen Sie beim Schneiden das Gewebe. Dadurch klaffen auch die Schnittränder auseinander, Sie sehen die Schneidetiefe (▌ Abb. 1). Haut sollte immer mit einem Skalpell inzidiert werden.

Die Schere verursacht nur geringe begleitende Gewebsschäden. Sie eignet sich besser für weiches Gewebe. Voraussetzung für atraumatisches Schneiden ist, dass die Scherenblätter fest aneinander gleiten und das Gewebe nicht gequetscht oder gerissen wird.
Gewebe mit parallelen Fasern (z. B. Faszien, Aponeurosen) lassen sich gut mit einer Schere durchtrennen. Führen Sie ein Scherenblatt durch eine kleine Inzision ein und schließen Sie die Schere bis auf eine kleine V-förmige Öffnung (▌ Abb. 2). Schieben Sie nun die Schere in Faserrichtung vorwärts. Vergewissern Sie sich vor dem Schneiden, dass keine Strukturen der Schicht, die Sie schneiden, von unten anhaften. Diese könnten sonst unbeabsichtigt verletzt werden.
Scheren haben den Vorteil, dass sich mit ihnen sowohl scharfe als auch stumpfe Präparationen vornehmen lassen.

Stumpfes Präparieren

Aufspreizen: Muskeln und Faszien lassen sich stumpf spreizen. Auch Bindegewebe entlang längs verlaufender Strukturen wie Nerven, Blutgefäße und Sehnen wird stumpf gespreizt. Die Gewebstrennung folgt dem natürlichen Faserverlauf. Das Aufspreizen erfolgt meist mit einer Schere oder auch mit einer Klemme, seltener mit einer Pinzette.
Führen Sie die geschlossene Schere (oder Klemme) senkrecht ein. Öffnen Sie die Schere dann vorsichtig in Faserrichtung (▌ Abb. 3). Wenn Sie darunter liegende Strukturen freilegen wollen (z. B. Gefäße, Nerven), öffnen Sie die Schere zunächst vorsichtig quer zum Faserverlauf bzw. quer zur beabsichtigten Gewebstrennung gerade so weit, um einen Einblick zu erhalten.

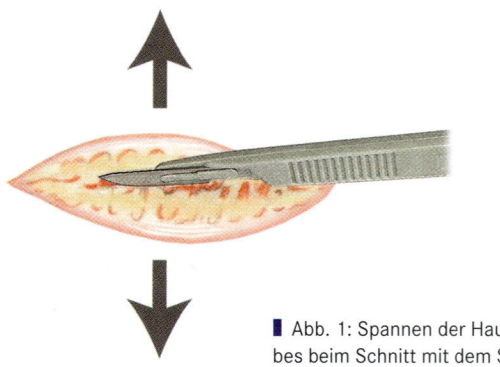

▌ Abb. 1: Spannen der Haut oder des Gewebes beim Schnitt mit dem Skalpell.

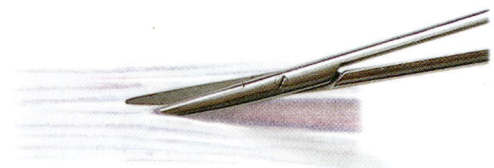

▌ Abb. 2: Schneiden mit der Schere entlang der Faserrichtung (z. B. bei Faszien, Aponeurosen).

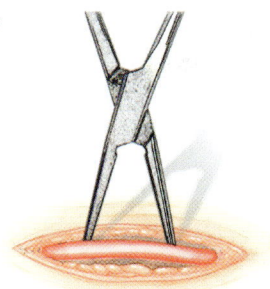

Abb. 3: Stumpfes Spreizen des Gewebes mit einer Klemme oder Schere.

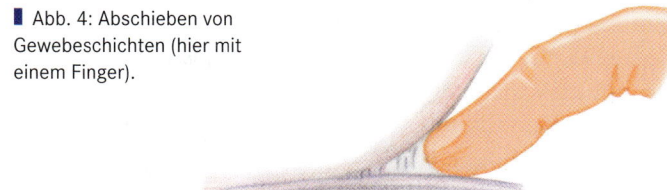

Abb. 4: Abschieben von Gewebeschichten (hier mit einem Finger).

Stumpfes Reißen: Es klingt grob, doch ist das Zerreißen oder Aufreißen von Gewebe ein guter Weg, Gewebe an seiner schwächsten Stelle zu trennen. Bei der Trennung von Fettgewebe, Muskulatur und miteinander verwachsenen Strukturen stellt es eine gute Alternative zum scharfen Dissezieren dar. Allerdings erfordert diese Methode viel Erfahrung, ehe sie sinnvoll angewandt werden kann.

Führen Sie bei dieser stumpfen Gewebstrennung vorsichtig zwei oder mehr Finger jeder Hand ein und trennen Sie unter Zug langsam das Gewebe. Die Kraft lässt sich unter Sicht sehr gut dosieren. Achten Sie darauf, dass der so entstehende Riss im Gewebe nicht die vorgesehene Richtung verlässt.

Abschieben: Nutzen Sie einen Gazetupfer oder Ihren Finger, um Strukturen voneinander abzuschieben und zu lösen. Besonders geeignet ist dieses Verfahren bei lockeren flächigen Verwachsungen und Verklebungen. Vergewissern Sie sich beim Abschieben, dass sich die Gewebe auch in der richtigen Schicht voneinander lösen (▌ Abb. 4).

Fixieren Sie das Gewebe mit dem Finger oder einem Tupfer und ziehen oder schieben es vorsichtig ab. Vermeiden Sie wischende Bewegungen auf dem Gewebe, dies traumatisiert unnötig.

Zerdrücken – Kneifen – Zusammendrücken: Gerade bei unübersichtlichen Verhältnissen in der Tiefe ist der Einsatz der Finger zum Fühlen und Lösen der Strukturen oft sinnvoll. Bei umschriebenen Verwachsungen (z. B. bei oder nach Entzündungen) drücken Sie zunächst vorsichtig das Gewebe zusammen. Meist spüren Sie so die Stelle der Verwach-

sung. Im Bereich der vermuteten Grenzschicht drücken Sie etwas kräftiger dosiert das Gewebe (▌ Abb. 5). Verklebungen lassen sich so wenig traumatisierend lösen. Schieben Sie das Gewebe anschließend weg.

Finger-Fracture-Technik: Diese klassische Technik dient der Präparation und Dissektion in stark vaskularisierten soliden Organen mit weichem Parenchym (z. B. Leber). Sie zerdrücken das Parenchym im Verlauf der beabsichtigten Trennungs- oder Resektionslinie mit den Fingern oder einer breiten Klemme. Während das Parenchym dadurch zerdrückt wird, bleiben Gefäße und Gallengänge sowie andere bindegewebige Strukturen erhalten. Sie werden durch das Zerdrücken freigelegt und können dann unterbunden und durchtrennt werden.

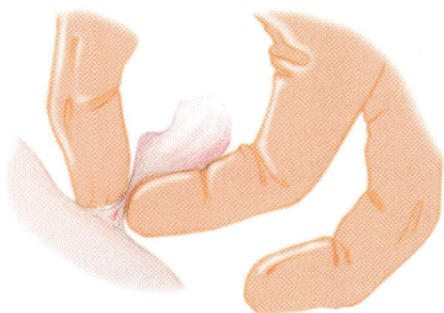

Abb. 5: Drücken oder Kneifen des Gewebes im Verlauf der vermuteten Grenzschicht.

Zusammenfassung

✖ Ihr Ziel sollte sein, die geeignete Kombination von scharfem Durchtrennen und stumpfem Lösen zur Darstellung Ihres Operationsgebiets zu finden.

✖ Bei jedem chirurgischen Eingriff und Trauma gilt: So viel wie nötig, so wenig wie möglich.

Blutsparendes Operieren: Blutleere, Diathermie

Blutungen behindern die Sicht beim Operieren. Nachblutungen können postoperativ zu Hämatomen und Wundheilungsstörungen führen. Weiterhin ist die Gabe von Blutkonserven mit einem Risiko für den Patienten verbunden. Weniger Sauerstoffträger und nachfolgende Gewebshypoxie können ebenfalls zu Gewebsschäden führen.

Es gibt also viele Gründe, blutsparend zu operieren. Sollte es trotz all Ihrer Bemühungen dennoch zu einer Blutung kommen, so denken Sie an die alten Grundsätze der Blutstillung:

▶ Komprimieren Sie die Blutung (auch mal für 5 Minuten). Meist findet sich anschließend eine überraschend wenig dramatische Blutung.
▶ Setzen Sie nie einen Eingriff bei anhaltender Blutung fort, stillen Sie immer zuerst die Blutung. Ansonsten könnten Sie sich bald auf dem Weg in eine Katastrophe befinden.

Die hier aufgeführte Liste der Instrumente und Geräte, die Ihnen zum gewebeschonenden und somit blutsparenden Operieren zur Verfügung steht, ist nicht vollständig. Der Einsatz der Geräte erfordert eine Einweisung, um damit verantwortlich umgehen zu können. Unterschätzen Sie auch nicht das Gefahrenpotential, die vom unsachgemäßen Einsatz dieser Geräte ausgeht.

Operationen in Blutleere/ Blutsperre

Mit einer Druckluftmanschette können Sie an Extremitäten eine vorübergehende Ischämie (die Unterbrechung des Blutflusses) erreichen. Dies verbessert die intraoperativen Sichtverhältnisse. Angewendet wird sie v. a. bei kleineren Eingriffen an den Extremitäten, z. B. bei Metallentfernungen.

Vorgehen:
Legen Sie die Druckmanschette an und sichern Sie diese mit einem Verband oder Pflaster. Halten Sie die Extremität hoch, um die Venen zu entleeren.

Wickeln Sie eine breite elastische Gummibinde von peripher nach zentral an der betroffenen Extremität bis zur Druckmanschette an, um die Venen weitgehend vollständig zu entleeren (Blutleere). Die Lagen überlappen sich (▌Abb.1).

Pumpen Sie die Manschette auf
(Druck s. u.), wodurch der arterielle Zustrom unterbrochen wird (Blutsperre). Wickeln Sie die elastische Gummibinde wieder ab.

Achten Sie bei jeder Hautdesinfektion darauf, dass keine Desinfektionslösung unter die Druckmanschette läuft. Blasenbildung und schwer heilende Hautnekrosen könnten die Folge sein. Zum Ende der Operation entlasten Sie die Druckmanschette vor dem Wundverschluss. Falls erforderlich, führen Sie die Blutstillung durch und verschließen anschließend bei Bluttrockenheit die Wunde. Die Ischämiezeit sollte zwei Stunden nicht überschreiten, sonst könnten Gewebsschäden auftreten. Achten Sie zwischenzeitlich auf ausreichende Durchblutung bei längeren Operationen in Blutleere (mindestens 30 Minuten alle zwei Stunden). Notieren Sie daher die Zeiten der Stauung.
Beim Erwachsenen stellen Sie den Manschettendruck

▶ am Oberarm auf 250 bis 300 mmHg (50 – 70 mmHg über dem systolischen Blutdruck),
▶ am Oberschenkel auf 300 bis max. 400 mmHg (90 – 100 mmHg über systolischem Blutdruck) ein.

Überprüfen Sie den Druck auch während der Operation!

Kontraindikationen:
▶ bei Ischämie,
▶ bei tiefer Beinvenenthrombose,
▶ bei erhöhtem Thromboserisiko (s. auch S. 8; Thromboseprophylaxe),
▶ bei Gewebsinfektionen (Risiko der Keimverschleppung) und
▶ bei frakturierten Knochen.

Diathermie

Diathermie bezeichnet die Anwendung hochfrequenten Stroms, der je nach Geräteeinstellung zur lokalisierten Er-

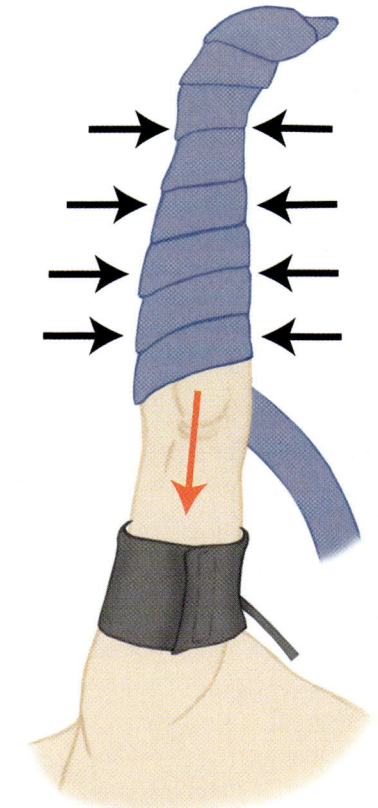

▌ Abb. 1: Anlage einer Blutleere.

wärmung im Gewebe mit nachfolgender Koagulation eines begrenzten Gewebsareals (Verschorfung) oder Dissektion (Durchtrennung) des Gewebes führt. Grundsätzlich sollten Sie sich unbedingt mit jedem Diathermiegerät vertraut machen, bevor Sie es einsetzen (Einweisung!). Beginnen Sie immer zunächst mit einer niedrigen Stromstärke, um versehentliche Verbrennungen zu vermeiden, bevor Sie die Stromstärke erhöhen und einstellen lassen.

Man unterscheidet monopolare und bipolare Ströme bei der Diathermie.

> Bei Herzschrittmachern kann die Anwendung monopolaren Stroms zu Funktionsstörungen führen.

Wichtig: Achten Sie auf die Geräteeinstellungen vor jedem Einsatz.

Monopolare Ströme

Bei monopolarem Strom benötigen Sie zwei Elektroden:

Eine großflächige, inaktive Neutralelektrode, über die der Strom abgeleitet wird. Sie muss großflächigen, sicheren Hautkontakt haben, da eine Konzentration des Stroms auf eine kleinere Fläche zur Erwärmung und damit zu Verbrennungen führen kann. Ihr Patient darf keinen elektrischen Kontakt (Metall) zum Operationstisch oder zum Boden haben, da auch an diesen exponierten Stellen Verbrennungen auftreten können.

Eine kleine aktive Elektrode, an der auf kleiner Fläche der Strom in das Gewebe eindringt. Mit dieser Elektrode operieren Sie. Den schneidenden, gewebsdurchtrennenden Effekt erzielen Sie durch dauerhaft eingestellten Stromfluss. Eine Koagulation erreichen Sie durch impulsförmigen Strom. Jeder Kontakt der aktiven Elektrode mit dem Patienten kann zu Verbrennungen führen. Lassen Sie daher nie die Elektrode auf dem Patienten liegen.
Bei der Elektrokoagulation koagulieren Sie umschriebene Gewebsareale im Bereich Ihrer aktiven Elektrode. Die lokale Gewebsaustrocknung und die Proteinkoagulation lassen einen Schorf entstehen. Dieser wirkt vor allem blutstillend. Beim Schneiden von Gewebe mit einer meist spitzen oder auch einer schlingenförmigen Elektrode kommt es zu großer Hitzebildung im Bereich der Spitze der aktiven Elektrode. Führen Sie dazu die feine, aktive Elektrode in einer gleichmäßigen Bewegung knapp über das zu trennende Gewebe. Durch die ständige Bewegung vermeiden Sie lokalisierte tiefere Verbrennungen. Für Operationen steht eine Vielzahl verschiedener Ansatzstücke für die aktive Elektrode zur Verfügung. Mit einer Nadelelektrode oder Lanzette lässt sich Gewebe schneiden, mit der Diathermieschlinge lassen sich z. B. Polypen abtragen. Kugelförmige oder flächige Elektrodenaufsätze werden vor allem zur Koagulation und Blutstillung eingesetzt.

Bipolare Ströme

Die bipolare Elektrode enthält zwei Spitzen, zwischen denen der Strom fließt. Eine Neutralelektrode entfällt. Eingesetzt wird die bipolare Diathermie in erster Linie zum Koagulieren zwischen den Elektroden (z. B. einer Pinzette, Klemme oder Schere).
Die bipolare Stromanwendung ist im Hinblick auf das Risiko begleitender Verbrennungen durch unbeabsichtigten elektrischen Kontakt zur Erdung sicherer als die monopolare Stromanwendung. Eine Gewebsdissektion wie mit monopolarem Strom ist nicht möglich. Die schneidende Funktion unter gleichzeitiger Koagulation kann mit einer Schere erreicht werden, deren Scherenblätter (elektrisch voneinander getrennt) die beiden Elektroden darstellen.

Laser, Lichtbestrahlung, Photokoagulation

Ein Laser verstärkt und bündelt die Wirkung des Lichts. Dies führt zur Erhitzung von Gewebe, zur Zerstörung (Vaporisation) und zur Koagulation von Gefäßen. Der Laserstrahl kann gut dirigiert und gerichtet werden, das umliegende Gewebe wird nur gering thermisch belastet. In der Laserchirurgie werden verschiedene Laser verwendet:

▶ CO_2-Laser;
▶ Neodym-YAG-Laser
▶ Excimer-Laser.

Sie unterscheiden sich im aktiven Material zur Bündelung des Strahls und haben unterschiedliche Eigenschaften. Mit einem Laser können Sie Gewebe abtragen, Tumoren zerstören (bzw. vaporisieren), Gefäße und gefäßreiches Gewebe koagulieren, Gefäße endoluminal revaskularisieren, gastrointestinale Blutungen stillen, Harnleitersteine zerstören und die Netzhaut wieder anheften.

Wichtig: Vor dem Einsatz eines Lasers müssen Sie in den Umgang mit den Geräten eingewiesen sein und ein Training absolviert haben. Beim Einsatz müssen Sie die Sicherheitsmaßnahmen beachten und einhalten.

Ultraschall

Mit Ultraschall können Sie je nach Frequenz und Leistung ebenfalls verschiedene Effekte im Gewebe hervorrufen. Auch der Ultraschall eignet sich zur Dissektion (zum Schneiden) und zur Koagulation. Mit speziell hergestellten Geräten und Aufsätzen (Ultraschallmesser) können Sie die Wirkung des Ultraschalls anwenden. Das Gewebe wird dabei zwischen den beiden Schenkeln des Geräts eingeklemmt, erhitzt, koaguliert und durchtrennt bzw. verschweißt. Bei niedriger Leistung verschweißen Sie unter Kompression kleinere bis mittlere Gefäße zwischen den Schenkeln des Geräteaufsatzes. Höhere Leistung führt zu einer gleichzeitig schneidenden und koagulierenden Wirkung, wodurch Sie Gewebe mit minimalem Blutverlust trennen können. Das umliegende Gewebe wird weitgehend geschont. Nachteil der Ultraschallmesser, die auch harmonische Skalpelle genannt werden, sind die nicht unerheblichen Kosten. Es sind meist Einmalgeräte, die an die Steuerungseinheit angeschlossen werden.

Wichtig:
Vor dem Einsatz eines Ultraschallmessers müssen Sie in den Umgang mit den Geräten eingewiesen sein.

Zusammenfassung

✱ Achten Sie immer auf Blutstillung und übersichtliche Operationsverhältnisse.

✱ Die Blutleere ermöglicht Ihnen ein blutsparendes und übersichtliches Operieren an den Extremitäten.

✱ Der Einsatz moderner Instrumente und meist teurer Geräte zur Gewebsdissektion und Koagulation soll Ihnen ebenfalls helfen, blutsparend zu operieren.

Blutstillung

Wichtiger als die Beherrschung von Blutungen ist deren Vermeidung. Dazu gehören die präoperative Bestimmung von Gerinnungsparametern, die Abklärung einer Anämie und auch die Bestimmung der Blutgruppe im Rahmen der Vorbereitung.

Entwickeln Sie einen Ehrgeiz, blutsparend zu operieren. Gehen Sie atraumatisch vor, ligieren Sie Gefäße, die Sie durchtrennen müssen, bevor Sie zu Blutungen führen. Operieren Sie vorausschauend.

Übermäßiger Blutverlust gefährdet Ihren Patienten. Blutungen behindern Ihre Sicht auf die zu operierenden Strukturen. Und vergessen Sie nicht: Blutstillung hat immer Vorrang. Gehen Sie in Notfallsituationen systematisch und zielgerichtet vor.

> Ihre wichtigsten Verbündeten bei der Blutstillung sind Zeit und Kompression! Vermeiden Sie bei der Blutstillung gerade bei unübersichtlichen Verhältnissen hektische und unüberlegte Handlungen.

Art der Blutung

Die arterielle Blutung ist pulsierend, das Blut ist hellrot. Die Blutung sieht meist dramatischer aus, doch besitzen gesunde Arterien die Fähigkeit, sich zu kontrahieren; die Blutung steht mehr oder weniger spontan. Verkalkte Arterien besitzen diese Fähigkeit nur noch eingeschränkt.

Bei der venösen Blutung fließt schwallartig oder gleichmäßig flutend dunkelrotes Blut. Venen können sich kaum kontrahieren. Die Lokalisation einer venösen Blutung ist oftmals schwieriger auszumachen als die einer arteriellen Blutung. In vielen Fällen hilft erst einmal eine Tamponade, um Zeit zu gewinnen.

Die kapilläre Blutung ist eine Sickerblutung meist aus der Haut oder verletzten parenchymatösen Organen. Zur Blutstillung reicht bei intakter Gerinnung meist kurzfristige Kompression.

Petechiale Blutungen (punktförmige Blutungen innerhalb der Haut und Schleimhaut) sind meist auf Gerinnungsdefekte oder verminderte Kapillarresistenz zurückzuführen.

Blutsparendes Operieren

Wollen Sie wichtige Gefäße eröffnen und erhalten, so kontrollieren Sie den Blutfluss, indem Sie die Gefäßabschnitte anschlingen und ausklemmen (s. S. 80, ▌ Abb. 2). Um den Blutverlust beim Durchtrennen von Gewebe und Gefäßen gering zu halten, stellen Sie größere Gefäße dar, setzen Klemmen und durchtrennen Sie die Gefäße bzw. das gefäßhaltige Bindegewebe zwischen den Klemmen. Anschließend ligieren Sie die Gefäßstümpfe (▌ Abb. 1).

Lassen Sie beim Setzen der Klemmen genügend Raum, um das Gewebe auch durchtrennen zu können.

Die Ligaturen lassen sich anschließend leichter platzieren, wenn die konkaven Seiten der Klemmen einander zugewandt sind.

Die Enden der durchtrennten Gefäße dürfen nicht zu kurz sein, sonst rutscht Ihre Ligatur ab.

Insbesondere wenn Sie gefäßhaltiges Gewebe breit mit der Klemme fassen und ligieren wollen, können sich Gefäßstümpfe aus der „Massenligatur" (▌ Abb. 2) zurückziehen und zu erneuten Blutungen führen. Auch durch Gefäßpulsationen kann sich eine Ligatur wieder lockern oder abschieben. Wenn möglich, ligieren Sie Gefäße einzeln und vermeiden Sie unnötige aber bequeme „Massenligaturen". Die Zeit, die Sie bei der Präparation einzusparen meinen, benötigen Sie anschließend für die Blutstillung. Um ein Abrutschen der Ligatur zu vermeiden, legen Sie eine Durchstechungsligatur an (s. S. 56).

Blutungen aus einzelnen Gefäßen

Finden Sie das blutende Gefäß, stellen Sie es dar und setzen Sie eine Klemme darauf.

Wenn Sie das Gefäß nur mit der Klemmenspitze fassen, ist eine Ligatur schwierig anzubringen (▌ Abb. 3a). Heben Sie die

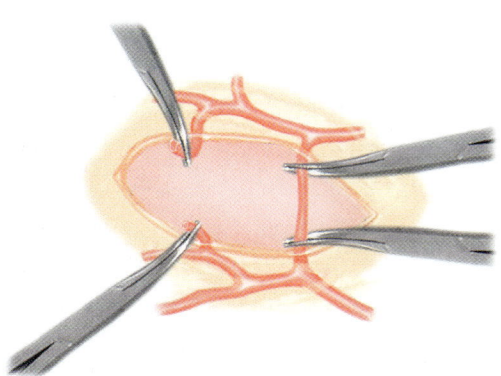

▌ Abb. 1: Setzen von Klemmen vor Durchtrennung und Ligatur von Gefäßen.

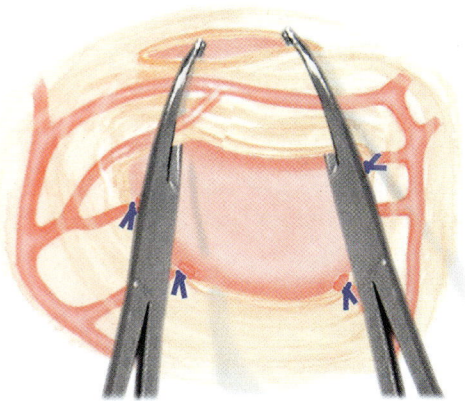

▌ Abb. 2: Breitflächige Unterbindung von Gewebe mit Gefäßen („Massenligatur").

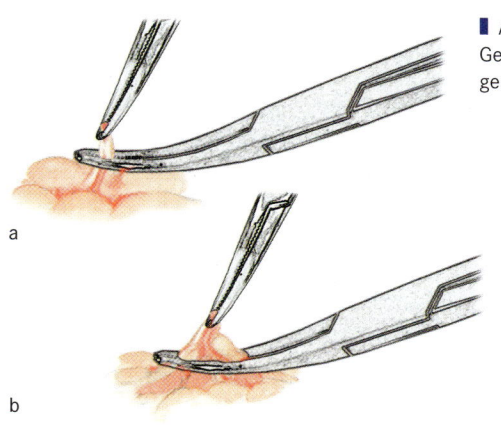

Abb. 3: Ligatur von Gefäßen nach Anbringen einer Klemme.

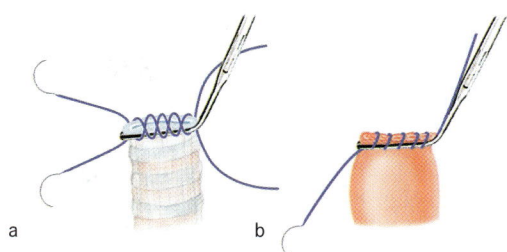

Abb. 4: Fortlaufende Naht zum Verschluss größerer Strukturen nach Klinkenberg: a) doppelte Naht auf Bronchus, b) einfache Naht auf Gefäß.

Klemme vorsichtig an und bringen Sie darunter eine zweite Klemme quer dazu so an, dass die Spitze hervorragt (█ Abb. 3b). Bringen Sie dann die Ligatur an. Bei Blutungen aus Venen oder entzündlich verändertem Gewebe ist es zuweilen schwierig, die einzelnen Gefäße darzustellen. Versuchen Sie, die blutenden Gefäße mit einer Klemme quer zu fassen. Sollte die Blutung stehen, legen Sie eine blutstillende fortlaufende Naht um Ihre Klemme statt einer Ligatur an, die Sie nach Entfernen der Klemme knoten (█ Abb. 4b). Achten Sie beim Setzen der Klemme, dass Sie keine Strukturen mit gefasst haben, die Sie schonen wollen. Diese Naht (auch in doppelter Ausführung) eignet sich auch sonst zum Verschluss größerer und festerer Strukturen („Klinkenberg"-Naht, █ Abb. 4a).

Generalisierte Blutungen

Sicker- und diffuse Blutungen lassen sich am besten mittels manueller Kompression beherrschen. Legen Sie Bauchtücher oder Kompressen auf, drücken Sie manuell oder mit einem Haken auf das Wundgebiet.

> Intrathorakale und intraabdominelle Blutungen sind lebensbedrohlich.

Eröffnen der Höhle und Absaugen kann zum Verbluten führen. Sorgen Sie daher zunächst für eine Kompression, eine Tamponade der Blutung. Halten Sie Bauchtücher und Streifen bereit, ehe Sie (z. B. bei intraabdomineller Blutung) die Bauchhöhle eröffnen.
Eröffnen Sie das Abdomen rasch. Stopfen Sie in alle vier Quadranten und anschließend in die Mitte Bauchtücher (Packs), drücken Sie auf die Bauchtücher (█ Abb. 5). Warten Sie auf die Stabilisierung des Kreislaufs und saugen Sie das Blut ab, denken Sie an den Cell-Saver und die Eigenbluttransfusion, halten Sie alle Instrumente bereit.
Entfernen Sie die Tücher vorsichtig eins nach dem anderen, achten Sie dabei auf mögliche Blutungsquellen. Bei umschriebenen sichtbaren Blutungen versuchen Sie, diese mit Naht oder Ligatur zu versorgen. Bei unklarer anhaltender oder

nicht sicher darstellbarer Blutungsquelle belassen Sie die Tücher als Tamponade für 24–48 Stunden. Meist ist das Operationsgebiet dann übersichtlicher, die meisten Blutungen sistieren.

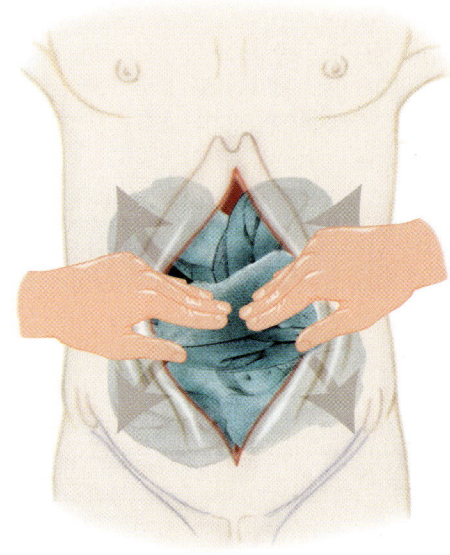

Abb. 5: Blutstillung am offenen Abdomen mittels Packing/Tamponade.

Zusammenfassung

✖ Wichtigster Grundsatz ist atraumatisches Operieren, um unnötigen Blutverlust zu vermeiden.

✖ Zu jedem Zeitpunkt einer Operation hat Blutstillung Vorrang.

✖ Achten Sie auf ein übersichtliches, blutleeres Operationsgebiet. Stellen Sie blutende Gefäße sorgfältig dar.

✖ Kompression und Zeit können bei der Blutstillung Ihre wichtigsten Verbündeten sein.

Drainagen

Drainagen sollen Sekret, Eiter, Blut, andere Flüssigkeiten und Luft aus Wundgebieten und Körperhöhlen ableiten. Die Notwendigkeit ihres Einsatzes ist zu allen Zeiten diskutiert worden, auch heute stehen unterschiedliche Meinungen nebeneinander. Ein möglicher Nutzen von Drainagen ist, dass Flüssigkeiten, die ein Nährboden für Keime sein könnten, über einen Drain entfernt werden. Komplikationen wie Blutungen und Nahtinsuffizienzen können unter Umständen früher erkannt werden. Andererseits können Drainageschläuche Gewebsschäden und entzündliche Reaktionen auslösen, sie selbst können auch eine bakterielle Besiedlung begünstigen. Der Fremdkörper kann die Wundheilung verzögern. Viele Drainagen verschließen sich innerhalb von wenigen Stunden. Verwenden Sie für den jeweiligen Einsatz möglichst weiche, wenig gewebereizende Materialien, insbesondere wenn die Drainage in der Nähe verletzlicher Strukturen liegt. Nutzen Sie nach Möglichkeit ein geschlossenes System, das Risiko einer sekundären bakteriellen Kontamination soll dadurch verringert sein.

Beobachten Sie, sammeln Sie eigene Erfahrungen und entscheiden Sie dann selbst, bei welchen Operationen und Indikationen der mögliche Nutzen einer Drainage gegenüber ihren Nachteilen zu überwiegen scheint. Bedenken Sie auch, dass sich praktisch jeder operative Eingriff ohne Einlage einer Drainage abschließen lässt. Im Folgenden werden die einzelnen Drainageprinzipien, Drainageformen und mögliche Einsatzgebiete vorgestellt.

> Eine Drainage ersetzt nicht die gründliche Wundreinigung und eine angemessene Wundversorgung.

Prinzipien der Drainage

Drainage durch Schwerkraft: Das Drainagerohr bzw. sein Ende sowie eventuell vorhandene zusätzliche seitliche Öffnungen liegen im Körperinnern oben und werden nach außen unten abgeleitet.

Drainage durch Sog: Das Drainagerohr bzw. sein Ende sowie seine seitlichen Öffnungen liegen im Körperinnern an der Stelle, wo sich das Sekret sammeln könnte. Der Schlauch muss pumpstabil sein und darf nicht unter Sog kollabieren.

Drainage durch Kapillarkräfte: Das Ende des weichen Schlauchs liegt im Körperinnern an der Stelle, wo sich das Sekret sammelt. Das Innere ist meist geriffelt, um die Oberfläche zu vergrößern, die Drainage sollte keine zusätzlichen seit-

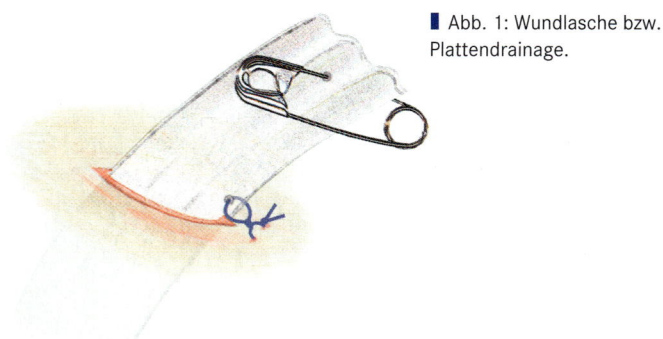

Abb. 1: Wundlasche bzw. Plattendrainage.

lichen Öffnungen aufweisen. Auch gazeförmige Dochte und Kompressen wirken vor allem durch Kapillarkräfte.

Offene Drainagen

Versorgung offener Wunden oder nach außen offener Abszesshöhlen mit Gaze, Kompressen oder anderen Verbänden. Die Drainagewirkung beruht auf Kapillarkräften, die Gaze saugt sich voll und muss dann erneuert werden. Um zu vermeiden, dass Kompressen und Gaze mit dem Wundgebiet verkleben, nutzen Sie z. B. eine fett- bzw. silikonimprägnierte Gaze als Wundauflage unter dem Verband.

Für kleine Wunden können Sie Gaze zusammenrollen und wie einen Docht in das Wundgebiet einlegen.

Wundlaschen und Plattendrainagen

Mit länglichen Streifen aus Latex oder Kunststoff (Abb. 1) können Sie einen Kanal nach außen offen halten (Einsatz häufig bei Abszesshöhlen). An diesem Streifen kann durch den Kanal das Wundsekret ablaufen, es wird dann außen entweder in einem aufgeklebten Beutel oder in einem Verband aufgefangen. Ein Verband muss regelmäßig gewechselt werden, um Keimen den Nährboden zu entziehen.

Sie müssen die Drainage fixieren, um ein Hineingleiten in die Wund- oder Körperhöhle zu verhindern. Nähen Sie die Drainage entweder mit einem Faden an der Haut an oder sichern Sie das Ende mit einer Sicherheitsnadel (Abb. 1).

Geschlossene Drainagen

Bei geschlossenen Drainagen läuft das Sekret in einen Behälter, der mit der Drainage verbunden ist. In einem geschlossenen System soll das Risiko einer Kontamination und damit einer Infektion der Wundhöhle geringer sein. Meist werden rohrförmige Drainageschläuche verwendet, sie weisen an ihrem Ende in der Regel mehrere zusätzliche seitliche Öffnungen auf.

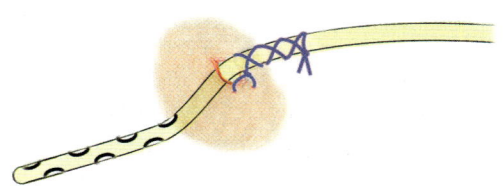

Abb. 2: Rohrförmige Drainage mit zusätzlichen seitlichen Öffnungen.

Sichern Sie auch diese Drainagen mittels eines Fadens an der Haut. Nach einem Stich durch die Haut legen Sie einen lockeren Knoten vor, schlingen dann den Faden einige Male um die Drainage und knoten den Faden. Den Drainageschlauch sollten Sie nicht mit der Nadel durchstechen (■ Abb. 2). Wenn Sie eine rohrförmige Drainage nutzen, so sollte diese nicht kollabieren. Achten Sie darauf, dass sie von dem zu drainierenden Gebiet nach unten verläuft. Die Flüssigkeit folgt der Schwerkraft.

Geschlossene Drainagen mit Sog

An ein pumpstabiles Drainagerohr schließen Sie einen Sog an, dies soll der besseren Drainage der Flüssigkeit dienen. Außerdem muss dass Wundgebiet luftdicht verschlossen sein, da das System sonst „Luft ziehen" kann. Möglich ist der Anschluss einer Vakuumflasche wie z. B. bei der Redondrainage oder einer Pumpe mit Ablaufbehälter wie z. B. beim Vakuumverbandsystem.

Insbesondere bei der postoperativen Ausleitung von Blut, zur subkutanen Wundverkleinerung, bei der Thoraxdrainage und bei der Vakuumversiegelung auch von ausgedehnten Wunden und Wundgebieten werden Saugsysteme und entsprechende Verbände angelegt.

Bei der intraoperativen Absaugung von Flüssigkeiten findet neben dem einfachen Saugsystem auch der sogenannte Korb-Sauger oder die „Sumpf-Drainage" Anwendung (■ Abb. 3). Dabei befindet sich der eigentliche Sauger in einem weiteren Außenrohr mit seitlichen Löchern. In dem Außenrohr sammelt sich das Wundsekret wie in einem Sumpf und wird über den innenliegenden Schlauch abgesaugt. Vorteil ist, dass der Sauger nicht so leicht durch eingezogenes oder angesaugtes Gewebe verschlossen wird.

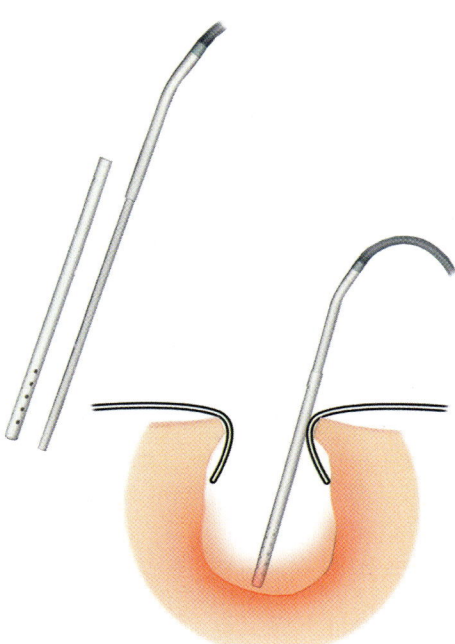

■ Abb. 3: Prinzip des „Korbsaugers"
bzw. der „Sumpfdrainage".

Entleerung durch Kapillarwirkung

Zur Entfaltung der Kapillarkräfte müssen die Innenwände der Drainage aneinanderliegen, die Innenoberfläche sollte möglichst groß sein (z. B. innen geriffelt). Der Drain hat an beiden Enden nur jeweils eine Öffnung und keine seitlichen Öffnungen. Das innere Ende wird an dem Punkt platziert, an dem sich vermutlich die zu drainierende Flüssigkeit sammeln könnte. Das äußere Ende wird an der Haut fixiert. Auf die Austrittsstelle der Drainage an der Haut platzieren Sie einen dicht aufsitzenden Klebebeutel, in dem das ablaufende Sekret aufgefangen wird.

Legen von Drainagen

Grundsätzliches zum Legen von Drainagen
▶ Legen Sie die Drainage außerhalb der Operationswunde über eine zusätzliche Stichinzision ein.
▶ Bei endoskopischen Eingriffen (Laparoskopie, Arthroskopie) wie bei offenen Eingriffen legen Sie die Drainage immer unter Sicht, beachten Sie den Verlauf von Nerven und größeren Gefäßen. Halten Sie Darmschlingen oder andere Organe weg, um sie nicht zu verletzen.
▶ Sichern Sie die Drainage an der Haut: Rohrdrainagen knoten Sie an die langen Fäden eines Hautstichs, flache Drainagen durchstechen Sie mit dem Hautstich.

Bei muskulären Verletzungen können Blutungen und Flüssigkeitsansammlungen zum Druckanstieg in geschlossenen Kompartimenten führen (s. S. 17; Kompartmentsyndrom). Lassen Sie die Faszien offen, legen Sie eine Blutungsdrainage (Saugdrainage) für maximal 24–48 Stunden ein.

Subkutane Wundhöhlen lassen sich ebenfalls mit einer Saugdrainage verkleinern. Auch diese sollten nach spätestens 48 Stunden postoperativ entfernt werden.

Über den Nutzen intraperitonealer Drainagen ist viel diskutiert worden. Bedenken Sie die mögliche Druckschädigung der Darmschlingen durch rigide Schläuche. Erwägenswert ist die vorübergehende Ableitung von Aszites während der postoperativen Wundheilung.

Sinnvoll erscheint auch die Drainage von Galle nach Operationen an den Gallenwegen, z. B. mittels T-Drainage.

Zusammenfassung

✖ Zugrunde liegende Prinzipien der Drainage sind die Schwerkraft, der Sog und die Kapillarkräfte.

✖ Machen Sie sich eigene Gedanken zu Sinn und Nutzen von Drainagen.

Hautverschluss

Für eine Hautnaht werden meist synthetische monofile, sowohl resorbierbare wie nicht-resorbierbare Fäden verwendet. Sie sind meist fest mit gebogenen Nadeln verbunden. Damit die Wunde optimal zusammenwachsen kann, ist es wichtig, die Wundränder plan oder wenig evertiert (nach außen zeigend) zu adaptieren. Bei einer invertierten (nach innen zeigenden) Naht haben nur die oberen Hautschichten Kontakt zueinander. Da die verhornten Zellen dieser Schichten nicht vital sind, ist eine verzögerte Heilung die Folge.

Technik der Hautnaht

Halten Sie die Wundränder unter Spannung. So lassen sich die Stiche leichter setzen und die Hautränder verschieben sich nicht so leicht gegeneinander.

Platzieren Sie die Stiche wenige Millimeter vom Rand entfernt. Ein- und Ausstich sollten den gleichen Abstand haben. Fassen Sie mit dem Nadelhalter die gebogene Nadel knapp hinter der Mitte in einem 90-Grad-Winkel. Die Nadelspitze zeigt in Richtung der nicht operierenden Hand bzw. aufwärts. Die Hand bewegt sich beim Nähen aus der Pronation in die Supinationsstellung. Die Wunde wird in Richtung auf den Operateur zu oder in Richtung der operierenden Hand genäht.

Führen Sie die Nadel von außen nach innen durch einen Hautrand. Folgen Sie der Krümmung der Nadel mit einer entsprechenden Drehung des Nadelhalters. Die Nadel lässt sich leichter vorschieben, wenn Sie ein wenig Gegendruck ausüben (∎ Abb. 1a und b).

Fassen Sie die Nadel hinter ihrer Spitze und ziehen Sie sie heraus, indem Sie ihrer Krümmung folgen.

Stechen Sie genau gegenüber dem Austrittspunkt durch den anderen Hautrand von innen nach außen (in der gleichen Tiefe; ∎ Abb. 1c).

Fassen Sie erneut die Nadelspitze und ziehen Sie die Nadel heraus (∎ Abb. 1d).
Falls die Ränder dazu neigen, sich einzurollen, kann eine evertierende Rückstichnaht (Matratzennaht) verwendet werden (∎ Abb. 2).

Einzelknopfnähte
Knoten Sie den Faden nach jedem Stich und nur auf einer Seite der Naht. Achten Sie darauf, mit der Spannung des Fadens beim Knoten die Hautränder gerade aneinanderzubringen. Hohe Spannung und feste Knoten verursachen Narben auf der Haut.

Fortlaufende Nähte
Achten Sie darauf, dass der Faden zwischen den Hauträndern möglichst senkrecht zu diesen verläuft. Die Knoten am Anfang und Ende der Naht müssen sicher halten.

Intrakutannaht
Eine fortlaufende Naht innerhalb der Haut (Intrakutannaht) oder innerhalb der Subkutis (Subkutannaht) hat den Vorteil, dass auf der Hautoberfläche keine Stichspuren mit zusätzlicher Narbenbildung sichtbar sind (∎ Abb. 3a und 4a). Vor allem bei Kindern verwenden Sie dazu resorbierbare Fäden, deren Knoten an beiden Enden unter der Haut versenkt werden. Das erspart sowohl

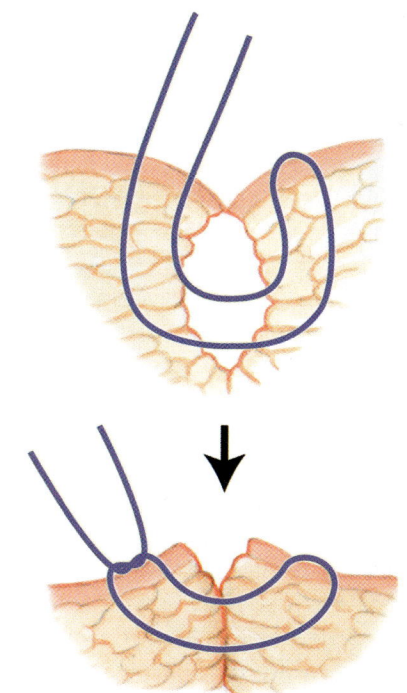

∎ Abb. 2: Adaptation der Hautränder mit leichter Eversion bei Rückstichnähten (z. B. Donati, Allgöwer).

Ihnen als auch Ihren kleinen Patienten das Trauma des Fadenentfernens. Eine Intrakutannaht lässt sich am besten bei spannungsfreien, geradlinigen Wunden setzen. Verschließen Sie, wenn erforderlich, zuvor die Subkutanfaszie mit einer Naht.

Führen Sie die Nadel etwa 1 cm von einem Wundwinkel entfernt ein und stechen Sie knapp neben dem Wundwinkel intrakutan aus.

Um den Knoten zu versenken, können Sie auch innerhalb der Wunde (z. B. im Subkutangewebe) eine Naht mit Knoten setzen und dann anschließend im Wundwinkel die Naht intrakutan ausstechen (∎ Abb. 4b).

Stechen Sie intrakutan dann in den gegenüberliegenden Wundrand ein und nach 5–10 mm wieder intrakutan aus. Jeder weitere Stich wird in derselben Weise gesetzt. Wichtig ist der parallele Verlauf der Fäden, bei dem der Ausstich und der nächste Einstich einander gegenüberliegen. Stechen Sie immer in der gleichen Tiefe innerhalb der Hautschichten ein und aus. Halten Sie bei der Naht den jeweiligen Hautrand mit

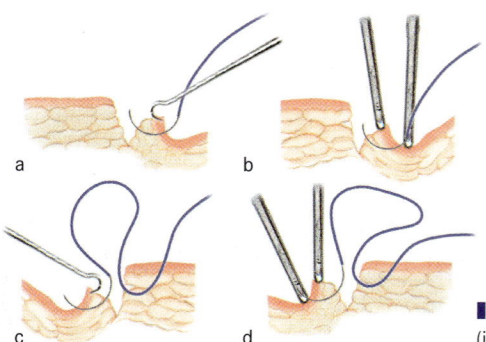

∎ Abb. 1: Stichrichtung und -verlauf der Hautnaht (im Querschnitt).

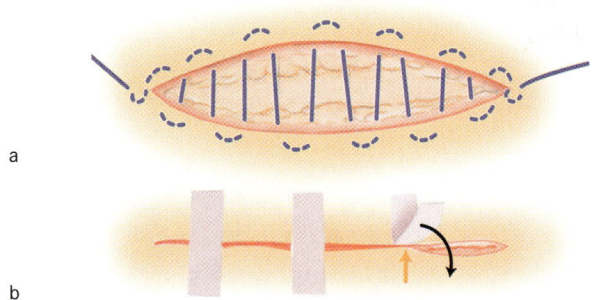

a

b

■ Abb. 3: Fortlaufende Intrakutannaht mit außenliegenden Fadenenden (a) und Hautverschluss mittels Klebestreifen (b).

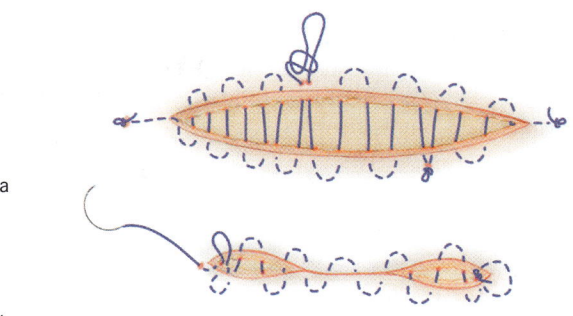

a

b

■ Abb. 4: Außenliegende Zwischenknoten und Endknoten (a) und versenkte Knoten (b).

einer Pinzette oder einem Wundhäkchen etwas evertierend und unter Spannung. Die Nadel wird intrakutan parallel zur Hautoberfläche geführt.
Sind die Wunde und die umgebende Haut trocken und die Wundränder weitgehend spannungsfrei adaptiert, können Sie einen Hautverschluss auch mittels Klebestreifen durchführen (■ Abb. 3b).

Führen Sie die Nadel am anderen Wundwinkel im Abstand von ca. 1 cm an die Hautoberfläche. Ziehen Sie vorsichtig die beiden Fadenenden auseinander, so dass sich die Wundränder adaptieren.

Fixieren Sie die Fadenenden mittels Knoten (■ Abb. 4), Clips oder Klebestreifen. Bei einem versenkten Faden (resorbierbarer Faden) knoten Sie die letzte Schlinge intrakutan (z. B. Aberdeen-Knoten, s. S. 58, Abb. 4) und stechen anschließend den Faden aus, um den Knoten zu versenken (■ Abb. 4b). Zuletzt kürzen Sie den Faden.
Bevorzugen Sie einen nicht-resorbierbaren Faden, den Sie entfernen müssen, so ist es sinnvoll, bei langen Nähten in regelmäßigen Abständen die Naht an der Haut aus- und wieder einzustechen und diese Stelle mit einem Knoten oder einem Fadenrest zu markieren (■ Abb. 4a). Dadurch können Sie den Faden später über mehrere Stellen entfernen. Das Risiko, dass er Ihnen

beim Entfernen reißt, ist dadurch geringer.

Hautklammern
Hautinzisionen können auch mittels Hautklammerapparat mit Metallklammern verschlossen werden.
Auch hier ist es wichtig, die Wund- bzw. Hautränder leicht zu evertieren, um eine gute Heilung zu gewährleisten. Ihr Assistent platziert die Hautklam-

mern, Sie evertieren jeweils leicht die Hautränder vor jeder Klammer mit einer oder auch zwei Pinzetten (■ Abb. 5).

Kleben
Oberflächliche, trockene, gut adaptierte Wundränder v. a. bei Kindern können auch mittels aufgetragenen Acrylatklebers verschlossen werden. Dieser löst sich nach 5 – 7 Tagen ab.

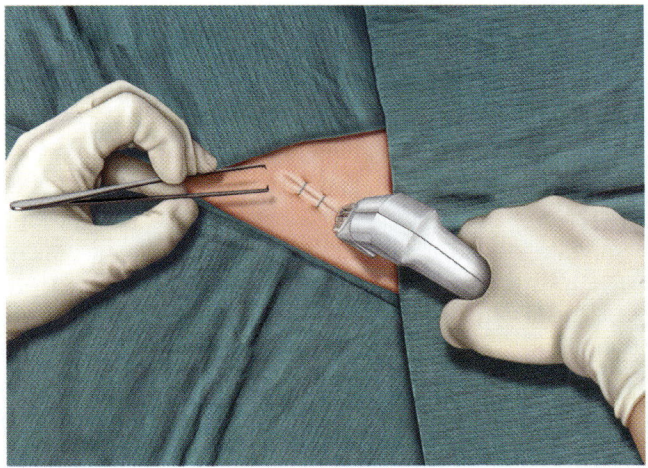

■ Abb. 5: Hautverschluss mit Klammerapparat und Hautklammern. [1]

Zusammenfassung

�֍ Beim Hautverschluss werden die Wundränder plan oder leicht evertierend aneinander adaptiert.

✖ Neben der klassischen Naht gibt es auch Klammern, Kleber und Klebestreifen.

✖ Kosmetisch am schönsten ist die versenkte Intrakutannaht mit resorbierbarem Faden.

✖ Die Hautnaht ist für den Patienten das einzige sichtbare Zeichen Ihrer Operation. Seien Sie entsprechend sorgfältig.

Anastomosen, Darmnähte

Anastomosen sind natürliche oder operativ angelegte Verbindungen zwischen Gängen und Hohlorganen, Gefäßen und Nerven. Je nachdem, welche Anteile vereinigt werden, unterscheidet man

▶ End-zu-End-Anastomosen,
▶ End-zu-Seit-Anastomosen,
▶ Seit-zu-Seit-Anastomosen und
▶ Umgehungsanastomosen.

Mit Anastomosen lassen sich Gänge oder Gefäße z. B. nach Resektion eines Anteils wiedervereinigen, um die Durchgängigkeit wiederherzustellen. Eine Anastomose herzustellen, also operativ oder traumatisch durchtrennte oder verletzte Strukturen zu rekonstruieren, gehört zu den wichtigsten Operationstechniken. Einige Grundsätze und Regeln gilt es dabei zu beachten.

▶ Erhalten Sie eine ausreichende Blutversorgung und gewährleisten Sie den unbehinderten venösen Abfluss. Nur bei ausreichender Durchblutung heilt die Anastomose.
▶ Stellen Sie sicher, dass sich vor und hinter der Anastomose keine Entzündung, Infektion, Tumoren oder Fremdkörper befinden. Bevor Sie die Anastomose anlegen, müssen Sie auch sicher sein, dass der distale Anteil durchgängig ist.
▶ Beachten Sie die Peristaltik. Hohlorgane wie der Darm und der Ureter müssen entsprechend der natürlichen physiologischen Flussrichtung verbunden werden, sonst kommt es zum Stau und damit zur gestörten Wundheilung und Infektion.

Darmnähte

Die flexibelste Methode, Darm zu verbinden, ist immer noch das Nähen. Die Technik mit Klammernahtgeräten ist bestimmten Situationen vorbehalten, in denen sie leichter durchführbar (z. B. Double-Stapling-Technik beim tiefen Rektumkarzinom, Ösophagojejunostomie bei Gastrektomie) oder wesentlich schneller ist (z. B. bei der Pouch-Anlage mittels GIA-Klammerapparat).

▶ Benutzen Sie beim Umgang mit dem Darm möglichst glatte oder geriffelte Pinzetten, vor allem um Gegendruck auszuüben. Vermeiden Sie, damit unnötig die Darmwand zu greifen und zu ziehen, denn sie ist sehr empfindlich und kann leicht verletzt werden.
▶ Planen Sie die Anastomosen am Darm sorgfältig. Es ist häufig angenehmer und leichter, auf sich oder die operierende Hand zu zu nähen. Nehmen Sie sich Zeit, den Eingriff und die Naht vorzubereiten, indem Sie sich den Darm so legen oder halten lassen (evtl. Haltenähte benutzen), wie er hinterher verbunden sein soll.
▶ Achten Sie dabei auf die natürliche Lage und Richtung sowie auf Spannungsfreiheit und ausreichende Durchblutung im Nahtbereich. Spannung und Zug im Anastomosenbereich führen zu Durchblutungs- und somit zu Heilungsstörungen.
▶ Kontrollieren Sie vor Beginn jeder Anastomosennaht, dass keine Verdrehung vorliegt.
▶ Sorgen Sie für Übersichtlichkeit, wenn Sie nähen wollen und Fäden im Operationsgebiet eingesetzt werden. Belassen Sie keine unnötigen Instrumente und andere Strukturen in Ihrem Arbeitsbereich, an denen sich der Faden verfangen könnte.
▶ Gehen Sie Schritt für Schritt sorgfältig vor. Jeder Handgriff und jeder Nahtstich müssen sitzen und so ausgeführt sein, dass Sie sie nicht wiederholen müssen. Jeder Stich ist ein Trauma für den Darm, unnötige Perforationen gilt es zu vermeiden.

Vorgehen bei der Anastomosennaht

Stellen Sie sicher, dass die Darmenden aneinanderpassen. Hat ein Ende einen geringeren Durchmesser, kann dieser durch Anschrägen (▮ Abb. 1) oder durch antimesenteriale Längsinzision (also Inzision auf der dem Mesenterium gegenüberliegenden Seite) vergrößert werden. Die Darmseite mit dem Ansatz des Mesenteriums lassen Sie länger, um die Blutversorgung nicht zu beeinträchtigen.
Um die Enden zu halten und auch das Austreten von Darminhalt zu vermeiden, können spezielle weiche Darmklemmen angebracht werden (▮ Abb. 2a). Sie können an jedem Ende Haltenähte anbringen, um die Darmenden besser halten lassen zu können (▮ Abb. 2b). Zwei Nähte bringen Sie beidseitig etwas hinter dem Übergang von Vorder- zu Hinterwand an, so dass bei Zug daran die Vorderwand entspannt bleibt und weggehalten werden kann und so leichteren Zugang zur Hinterwand bietet. Die Vorderwand kann auch mit Fäden oder Klemmen offen gehalten werden, um Zugang zur hinteren Wand zu erhalten. Die für das Nähen wichtigste Schicht ist die Submukosa. Sie muss in jedem Fall bei einer Anastomosennaht mit gefasst werden. Früher wurden meist alle Schichten bei der Naht gefasst (▮ Abb. 3a). Heute wird häufig eine einreihige Technik angewendet, bei der alle Schichten, außer der Schleimhaut,

▮ Abb. 1: Ausgleich eines Kaliberunterschiedes durch schräg verlaufende Inzision.

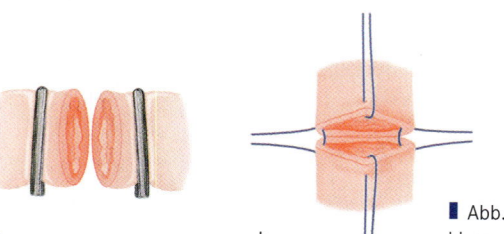

a   b

▮ Abb. 2: Halten der Darmenden mit Darmklemmen oder Haltenähten.

miteinander verbunden werden (▌Abb. 3b). Eine Naht, die nur die Serosa und Muskularis (ohne Submukosa) verbindet, wird in der Regel nur als verstärkende zweite Nahtreihe eingesetzt (▌Abb. 3c).

Verwenden Sie synthetisches, resorbierbares Fadenmaterial der Stärke 3/0 oder 4/0 (s. a. S. 42; Nahtmaterial). Monofile Fäden sind besonders geeignet bei Infektions- und Entzündungsgefahr. Sie gleiten leichter durch das Gewebe, haben keine Dochtwirkung, lassen sich aber durch ihre Steifigkeit schlechter knoten als geflochtene Fäden.

Bevor Sie beginnen, müssen Sie blutende Gefäße mit einer Ligatur versorgen oder koagulieren. Hämatome im Nahtbereich sind der erste Schritt zur Wundheilungsstörung.

Bei der Wahl der Anastomosennaht hat jeder Operateur eigene Präferenzen. Wichtig ist bei allen Methoden, dass die jeweiligen Darmenden spannungsfrei und exakt aneinandergefügt werden und die Schleimhaut nicht prolabiert. Möglich sind fortlaufende, Einzelknopf- oder Matratzennähte, die 3–4 mm vom Rand entfernt senkrecht durch die Schichten geführt werden, und zwar in einem Abstand von etwa 3–4 mm. Eine Matratzennaht unterbricht den Blutfluss im Nahtbereich meist am wenigsten (s. a. S. 58; Nähte). Versuchen Sie, wenn möglich, auf sich oder Ihre nähende Hand zu zu nähen. Die Hand ist am Anfang proniert und führt die gebogene Nadel mittels zunehmender Supination durch das Gewebe.
Jede Schicht soll mit der entsprechenden Schicht des anderen Endes verbunden werden, die Durchgängigkeit der Verbindung muss gewährleistet sein.
Die Fäden müssen dabei so fest gezogen werden, dass die Naht hält, aber nicht so fest, dass sie die Blutzufuhr im Nahtbereich unterbrechen. Sonst wird die Heilung verzögert und es kann zu Schleimhautulzera und auch zu Nekrosen und damit Undichtigkeiten im Anastomosenbereich kommen.

Überprüfen Sie nach dem Fertigstellen der Anastomose die Dichtigkeit der Naht und die Durchgängigkeit des Lumens. Dazu stecken Sie von jeder Seite die Darmwand auf Ihrem Finger vorsichtig einmal durch den Anastomosenring. Versuchen Sie, an dieser Stelle etwas Luft oder Flüssigkeit im Darm einzuklemmen, wobei Sie prüfen, ob diese im Bereich der Anastomose entweicht.

> Prüfen Sie zu jedem Zeitpunkt der Naht und abschließend vor Verschluss der Bauchhöhle die Vitalität und die Farbe des Darms vor allem im Anastomosenbereich, die auf eine ausreichende Blutversorgung hinweisen sollten.

Verschließen Sie auch die Mesenterialöffnung mit fortlaufender Naht oder Einzelknopfnähten. Achten Sie darauf, dabei keine Gefäße im Mesenterium zu verletzen oder einzuknoten. Dies kann sofort Minderdurchblutung der Anastomose und ein Mesenterialhämatom verursachen, das zu einer Heilungsstörung der Anastomose führen kann.

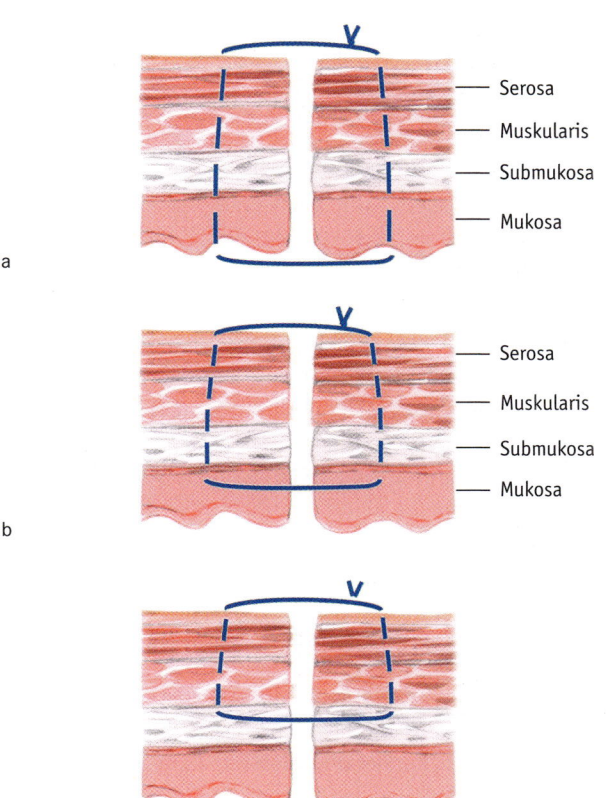

a

Serosa
Muskularis
Submukosa
Mukosa

b

Serosa
Muskularis
Submukosa
Mukosa

c

▌Abb. 3: Nahttechniken der Darmwand (Längsschnitt durch Anastomose).

Zusammenfassung

✖ Eine der wichtigsten chirurgischen Techniken ist die Herstellung einer Verbindung zwischen Hohlorganen oder Gängen (Anastomose).

✖ Am universellsten ist die Verbindung mittels Naht, die als Einzelknopfnaht oder fortlaufend angelegt werden kann.

✖ Wichtig sind bei jeder Anastomose die ausreichende Durchblutung der zu verbindenden Enden und die Spannungsfreiheit der Naht, um das Risiko der Wundheilungsstörung möglichst gering zu halten.

Anastomosen: Nahttechniken

Die im Folgenden beschriebenen Techniken lassen sich prinzipiell im gesamten Darmtrakt anwenden. Gebräuchlich sind heute meist End-zu-End-Anastomosen und einreihige Nähte. Das Vorgehen variiert bei beweglichen Darmabschnitten (also meist Dünndarm) und fixierten Darmabschnitten (z. B. Dickdarm und Rektum).

Einreihige Naht

Mobile Darmabschnitte

Bewegliche Darmabschnitte werden meist mit einer End-zu-End-Anastomose versorgt. Im Folgenden wird die Anastomosennaht mit Einzelknopfnähten und mit einer fortlaufenden Naht beschrieben.

Einzelknopfnähte: Setzen Sie die Nähte an der Vorderwand des Darms, wobei Sie die Darmenden aneinander adaptieren. Passen Sie auf, nicht versehentlich die hintere Wand mit zu fassen. Die Fäden knoten Sie an der Außenseite des Darms. Lassen Sie die Eckfäden als Haltefäden lang.
Wenn Sie die Vorderwand verbunden haben, drehen Sie den Darmabschnitt so, dass die hintere Wand vorne liegt. Spannen Sie den zu nähenden Darmabschnitt an den liegenden Haltefäden. Verbinden Sie nun die vorne liegende Hinterwand des Darms auch mit Einzelknopfnähten (❙ Abb. 1). Abschließend kürzen Sie die Ecknähte und entfernen Haltenähte, falls Sie welche benutzt haben.
Achten Sie vor allem an den Ecken der Naht, an den Übergängen von der vorderen zur hinteren Wand sowie an der Seite des Mesenteriums auf sorgfältige Nahttechnik.

> Eine Insuffizienz tritt meist mesenterialseits auf.

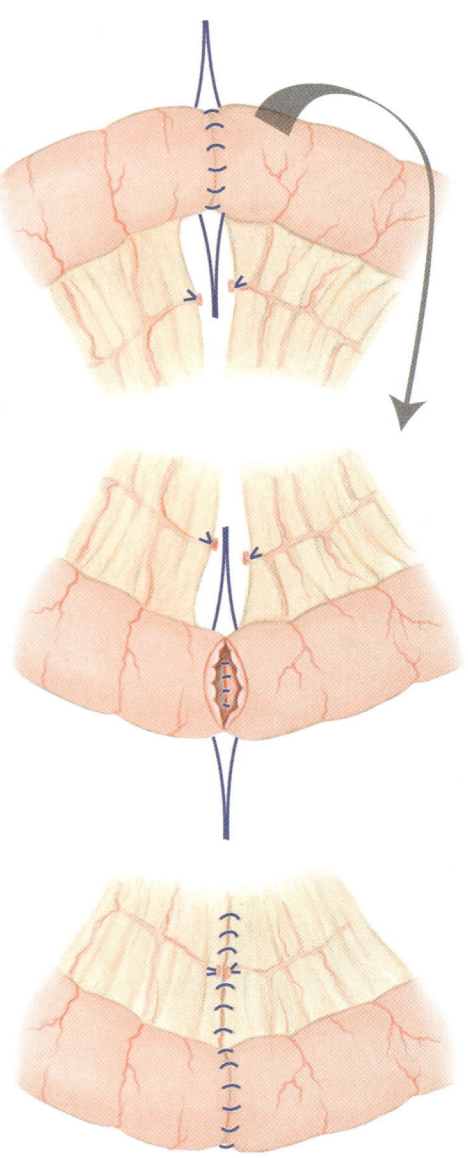

❙ Abb. 1: Prinzip der Einzelknopf-Anastomosennaht bei beweglichen Darmabschnitten.

Kontrollieren Sie die Anastomose auf Durchgängigkeit und Dichtigkeit. Auch Defekte im Mesenterium müssen Sie verschließen, ohne die Blutversorgung zu gefährden.

Fortlaufende Naht: Führen Sie an einem Ende der Anastomose von außen einen Stich durch die Schichten nach innen, und führen Sie diesen an dem anderen Ende wieder von innen nach außen.
Verknoten Sie den Faden. Bringen Sie am kurzen Ende eine Klemme an und führen Sie die Nadel wieder nach innen in das Lumen und auf der gegenüberliegenden Darmwand wieder von innen nach außen. Führen Sie nun die Nadel wendelförmig weiter durch das Gewebe, so dass eine fortlaufende Naht entsteht (❙ Abb. 2; S. 58). Drehen Sie den Darmabschnitt und setzen Sie die Naht bis zum Ausgangsfaden fort. Dort schließen Sie die Naht ab und verknoten den Faden.
Bei beweglichen, drehbaren Darmabschnitten können Sie die Anastomose (Vorderwand) am entfernten Ende beginnen. Setzen Sie die ersten Stiche nach Möglichkeit auf der Mesenterialseite des Darms. Nach Naht der Vorderwand drehen Sie den

Darm und nähen die Hinterwand anschließend wie die Vorderwand.

Fixierte Darmabschnitte

Fortlaufende Naht: Unbewegliche Darmabschnitte (z. B. Dickdarm) werden ebenfalls meist mit einer End-zu-End-Anastomose versorgt. Im Gegensatz zu der oben beschriebenen Technik kann der Darm nicht gedreht werden, daher wird die Hinterwand zuerst von innen genäht.
Beginnen Sie die Naht am Ihnen zugewandten Ende bzw. auf der Seite der nähenden Hand. Nähen Sie die Hinterwand von sich bzw. von der nähenden Hand weg, die Vorderwand auf sich zu.
Führen Sie an einem Ende der Anastomose von außen einen Stich durch die Schichten nach innen und führen Sie diesen an dem anderen Ende wieder von innen nach außen. Verknoten Sie den Faden. Bringen Sie am kurzen Ende eine Klemme an und führen Sie die Nadel wieder durch die Wand nach innen in das Lumen.
Führen Sie nun die Nadel wendelförmig immer weiter durch das Gewebe, so dass eine fortlaufende Naht entsteht

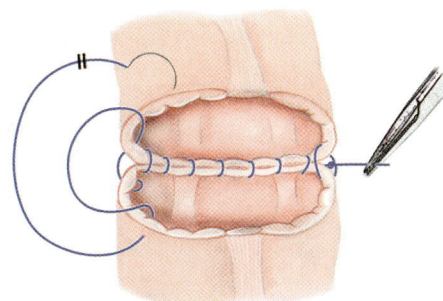

■ Abb. 2: Prinzip der fortlaufenden Anastomosennaht.

(■ Abb. 2). Umrunden Sie mit der Naht das entfernte bzw. linke Ende und nähen Sie die Vorderseite, bis Sie wieder am Startpunkt angelangt sind.

Um zu vermeiden, dass Sie beim Zurücknähen den Stich von links nach rechts führen müssen, können Sie mit der Nadel am entfernten bzw. linken Ende mit einem einfachen Matratzenrückstich von innen nach außen stechen. Damit kehren Sie die Stichrichtung um. Wenn Sie am Ausgangsfaden wieder angekommen sind, schneiden Sie die Nadel ab und verknoten das freie Fadenende mit dem Fadenende in der Klemme.

Einzelnähte – Fallschirmtechnik:

Fixierte Darmabschnitte werden auch mit Einzelnähten, z. B. mit Matratzennähten, versorgt. Das folgende Verfahren ist besonders für Anastomosen im Bereich des Rektums geeignet. Der Zugang an dieser Stelle ist nur eingeschränkt möglich, die Anastomose wird in der Tiefe genäht.

Ist der Darmabschnitt fixiert und nur eingeschränkt zugänglich, wird das Nähen schwerer und unübersichtlicher, je mehr Knoten Sie bereits gesetzt haben. Es ist daher leichter, zunächst die einzelnen Nähte der Hinterwand zu platzieren, sie aber noch nicht festzuziehen, sondern die Fadenenden erst einmal jeweils mit einer Klemme zu fassen (■ Abb. 3).

Bringen Sie die Klemmen in die richtige Reihenfolge, spannen Sie die Fäden an und bringen Sie das mobile Darmende (Kolon) an das fixierte (Rektum). Verknoten Sie erst jetzt die Fäden und setzen anschließend die invertierenden Nähte auf der Vorderseite. Während die Knoten der Hinterwand innen liegen,

sehen Sie die Knoten auf der Vorderwand außen.

Viele Operateure verbinden alle Schichten, andere lassen die Mukosa außerhalb der Naht, wieder andere verbinden nur die Serosa und Muskularis (■ Abb. 3 a – c; S. 73).

Statt der einfachen Einzelnähte können Sie für die hintere Wand auch vertikale Matratzennähte verwenden. Dafür wird der Faden in einem Abstand von ca. 4 – 5 mm vom Rand durch alle Schichten nach außen und am anderen Darmrand in etwa der gleichen Entfernung wieder in Richtung des Lumens geführt. Anschließend wird die Naht jeweils durch ein kleines Stück der beiden Enden (submukös oder allschichtig) gestochen und im Lumen verknotet (s. a. ■ Abb. 1; S. 58).

Es ist wichtig, die Dichtigkeit der Anastomose bei tiefen rektalen Anastomosen zu prüfen. Dazu wird zunächst vorsichtig ein Finger durch den Anus eingeführt, um die Anastomose zu tasten. Anschließend erfolgt die optische Überprüfung mittels eines starren Rektoskops. Füllen Sie das kleine Becken mit steriler Flüssigkeit, verschließen Sie das

Kolon oberhalb der Anastomose manuell oder mit einer Darmklemme und lassen Sie über das liegende Rektoskop vorsichtig Luft in den Darm insufflieren. Füllt sich der Darm oberhalb der Anastomose und zeigen sich keine Luftblasen in der Flüssigkeit, spricht das für eine durchgängige und primär dichte Anastomose.

> Anastomosen können auch End-zu-Seit und Seit-zu-Seit erfolgen. Bei jeder Technik muss darauf geachtet werden, dass die Lumendurchmesser zueinander passen.

Zweireihige Naht

In der Vergangenheit (vor allem als noch Seide für Darmnähte verwendet wurde) wurden Magen oder Darm häufig mit zweireihigen Nähten versorgt – zunächst eine innere Naht, die durch alle Schichten geht, anschließend eine verstärkende seromuskuläre Naht mit resorbierbaren oder nicht-resorbierbaren Fäden. Da ein zusätzlicher Nutzen nicht erwiesen ist, führen die meisten Chirurgen heute nur eine einreihige Naht aus.

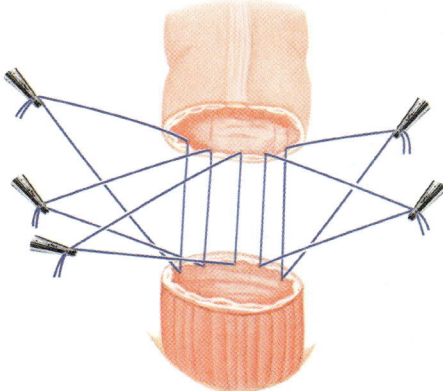

■ Abb. 3: Fallschirmtechnik zur Naht einer Anastomose.

Zusammenfassung

✖ Magen und Darm werden heute meist mit einschichtiger, fortlaufender Naht genäht. Wichtig sind ausreichende Durchblutung der Darmenden und Spannungsfreiheit der Naht.

✖ Bei tiefen und unübersichtlichen Anastomosen sind Einzelknopfnähte oder vorgelegte Nähte (Fallschirmtechnik) vorteilhaft.

✖ Wichtig sind nach jeder angelegten Anastomose die Kontrolle auf Durchgängigkeit und Dichtigkeit sowie der Verschluss des Mesenteriums.

Stomaanlage, weitere Anastomosen

Stomaanlage

Als Stoma wird eine künstlich geschaffene Mündung eines Hohlorgans bzw. Gangs zur Körperoberfläche bezeichnet (z. B. Kolostoma, Urostoma). Unterschieden werden

▶ endständige (häufig permanente) von
▶ doppelläufigen Stomata.

Die Einheilung der herausgeleiteten Darmwand erfolgt an der Haut. Kommt es in diesem Bereich zu Wundheilungsstörungen, so kann eine narbige Einengung die Folge sein. Öffnungen des Dünndarms zur seitlichen Bauchwand dienen sowohl der Stuhlableitung als auch der enteralen Ernährung und Spülung des Darms. Die Verbindung zwischen Bauchwand und Darmlumen kann sowohl durch direkte Naht der Darmwand mit der Haut als auch über einen Katheter erfolgen. Zur Ernährung ist die Anlage eines katheterisierten Enterostomas üblich. Die operative Ausleitung des Dickdarms dient in erster Linie der Stuhlableitung, z. B. bei Passagestörung.

Anlage eines Kolostomas

Markieren Sie die Stelle des vorgesehenen Stomas über dem lateralen Rand der Rektusmuskulatur auf der Haut.

Exzidieren Sie die Haut und das subkutane Fettgewebe zirkulär (bei endständigem Kolostoma ca. 2 cm, bei doppelläufigem Kolostoma ca. 3 cm).

Inzidieren Sie die Faszie der Rektusmuskulatur über dem lateralen Muskelanteil kreuzförmig und spalten Sie stumpf die Muskelfasern in Längsrichtung. Inzidieren Sie das hintere Faszienblatt und das Peritoneum ebenfalls kreuzförmig. Die Öffnung in der Bauchwand sollte für knapp drei Querfinger passierbar sein.

Klemmen Sie die Faszienblätter an und ziehen Sie den zuvor präparierten Darm durch die Öffnung. Beim endständigen Stoma sollte sich das vorgesehene Darmende spannungsfrei etwas mehr als 1 cm über die Haut ziehen lassen. Beim doppelläufigen Stoma sollten Sie unter dem herausgezogenen Darm einen Steg (**„Reiter"**) platzieren können, der auf der Haut oder im Subkutangewebe ruht.

Fixieren Sie den Darm mit Einzelknopfnähten an die Faszien, ohne den Darm dabei wieder in den Bauch zurückzuziehen. Eröffnen Sie den Darm nach Verschluss der Bauchdecken. Beim endständigen Stoma belassen Sie ca. 1 cm Darm über der Haut, beim doppelläufigen Stoma eröffnen Sie die Vorderwand des Darms quer in Richtung des unterlegten „Reiters". Verletzen Sie dabei nicht die Hinterwand.

Beim Nähen des Stomas stechen Sie zunächst knapp die Haut von außen nach innen, dann die Darmwand (Serosa und Muskularis) unterhalb des vorgesehenen Kolostomas und

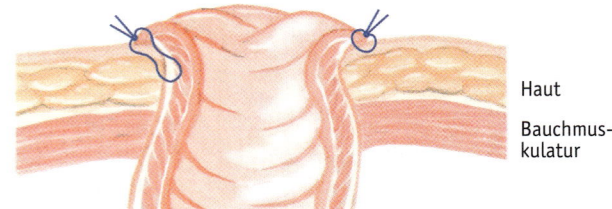

Haut
Bauchmuskulatur

∎ Abb. 1: Nahttechnik bei Anlage eines Stomas (hier Kolostoma).

zuletzt die Darmwand allschichtig knapp am eröffneten Rand. (∎ Abb. 1, links). Beim doppelläufigen Stoma stechen Sie in Nähe des Reiters knapp die Haut von außen nach innen und die Darmwand allschichtig knapp am eröffneten Rand (∎ Abb. 1, rechts).

Knoten Sie die Fäden. Die Schleimhaut sollte sich dabei der Haut anlegen. Es bildet sich ein Wall, das Stoma liegt über dem Hautniveau. Dies erleichtert die Versorgung mit Stomabeuteln.
Beim Ileostoma setzen Sie die Nähte an der Seromuskularis der Darmwand noch etwas tiefer, um einen kleinen Prolaps des Stomas zu bewirken. Dies verhindert wie bei einem Ausguss den Kontakt des aggressiven Dünndarminhalts mit der Haut.

Weitere Anastomosen

Anastomosen kleiner Gänge

Gänge werden fast immer mittels einschichtiger Einzelknopfnähte verbunden, um Strikturen zu vermeiden. Benutzen Sie entsprechend feine Nadeln und Fäden. Die Enden müssen ausreichend durchblutet sein und mit jedem Stich korrekt und ohne Spannung aneinandergelegt werden, sonst kommt es zu Undichtigkeit oder Striktur.
Bei End-zu-End-Anastomosen kleiner Gänge besteht immer das Risiko einer zirkulären Einengung. Durch postoperatives Ödem kann das Lumen verschließen, durch die intraluminale Drucksteigerung kann die Anastomose einreißen. Um das zu vermeiden, kann sie mit einer T-Drainage oder einem Katheter offen gehalten werden (∎ Abb. 2). Appliziert man über diese Ableitung Kontrastmittel, so kann postoperativ auch die Durchgängigkeit und Dichtigkeit der Anastomose überprüft werden.
Bei schwierigen Verhältnissen kann wie bei Darmanastomosen die Fallschirm- bzw. Distanztechnik sowohl bei End-zu-End- als auch bei End-zu-Seit-Anastomosen angewendet werden (s. a. ∎ Abb. 3; S. 74).

Gänge mit verschieden großen Lumina

Um eine größere Öffnung zu schaffen, kann das Ende eines schmalen Gangs geschlitzt werden. So können zwei schmale, geschlitzte Gänge (∎ Abb. 3a) oder ein schmaler mit einem größeren Gang verbunden werden, und zwar als End-zu-End- (∎ Abb. 3b) oder End-zu-Seit-Anastomose (∎ Abb. 3c). Damit die Enden während des Nähens nicht verrutschen, können vorübergehend provisorische Nähte (Haltenähte) angebracht und anschließend entfernt werden.

Um kleine Gänge mit größeren zu verbinden, können Sie die Öffnung des großen Gangs so weit durch Naht verkleinern, dass sie dem Lumen des schmalen Gangs entspricht. Anschließend legen Sie eine End-zu-End- oder End-zu-Seit-Anastomose an. Alternativ verschließen Sie das Ende des großen Gangs und eröffnen ihn an anderer Stelle zur Verbindung mit dem kleinen Gang (❙ Abb. 3c).

Besonders schmale Gänge können zunächst mit einem Katheter kanüliert und so geschient werden. Der Katheter wird mittels einer Ligatur am Ende des schmalen Gangs fixiert. Das Ligaturende mit der Nadel wird durch die Öffnung im größeren Gang ein- und daneben wieder ausgestochen. Den schmalen Gang mit dem Katheter führen Sie in den größeren Gang ein und verknoten die beiden Fadenenden. Sichern Sie diese Verbindung mit einer Tabaksbeutelnaht.

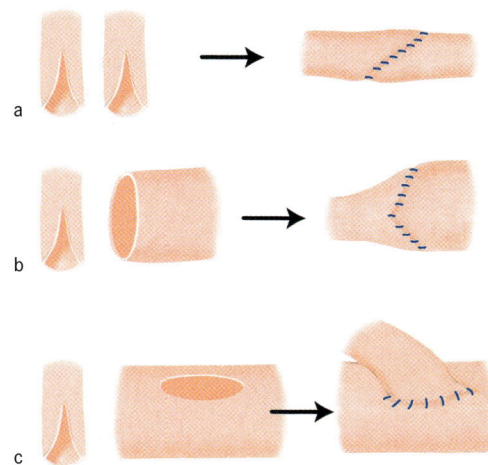

❙ Abb. 3: Erweiterung der Öffnung eines kleinen Gangs zur Anastomose.

Spezielle Anastomosen

Ureter: Bei Operationen an den Harnleitern muss die Peristaltik erhalten werden. Besonderes Augenmerk gilt dabei der Nerven- und Blutversorgung des Ureters. Die Enden werden am besten schräg angeschnitten und so verbunden, damit vermeidet man eine zirkuläre Anastomose mit der Gefahr einer Striktur.

Gallengänge: Gallengänge transportieren ihren Inhalt nur passiv, da sich ihre Ringmuskeln nur unzureichend kontrahieren können. Sind sie verletzt, werden Gallengänge meist nicht direkt genäht, also anastomosiert, sondern z. B. mit dem Jejunum bzw. einer ausgeschalteten Jejunumschlinge verbunden. Galle führt zu starken peritonitischen Reizungen, deshalb muss die Anastomose primär dicht sein (❙ Abb. 3c).

Pankreasgang: Der Pankreasgang transportiert seinen Inhalt ebenfalls nur passiv (vis a tergo = von hinten wirksame Kraft). Eine primäre Naht ist wegen der tryptischen Pankreasenzyme meist nicht sinnvoll. Nach einer Pankreasteilresektion wird das verbliebene Pankreas einschließlich eröffneten Pankreasgangs meist mit einer Jejunumschlinge (oder auch mit dem Magen) verbunden. Pankreasenzyme führen zur Autolyse von Gewebe, deshalb muss auch diese Anastomose primär vollständig dicht sein.

Ei- und Samenleiter: Da ihre Kontinuität für ihre Fortpflanzungsfunktion wichtig ist, werden Anastomosen von Ei- und Samenleitern zur Wiederherstellung z. B. nach Verletzungen oder Krankheiten häufig unter dem Mikroskop durchgeführt.

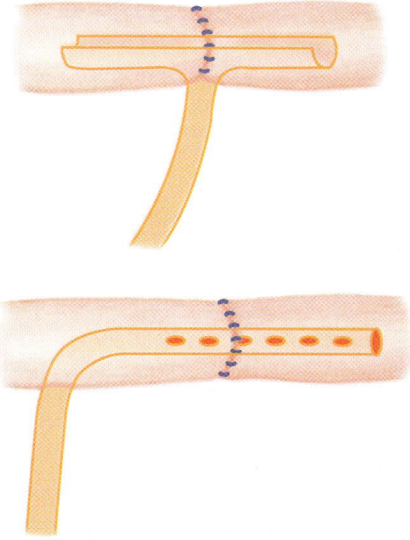

❙ Abb. 2: Möglichkeiten der transanastomotischen Schienung zum Offenhalten einer Anastomose.

Zusammenfassung

✖ Künstlich geschaffene Öffnungen von Hohlorganen auf der Körperoberfläche werden als Stomata bezeichnet. Sie dienen sowohl der Zufuhr von Nahrung als auch der Stuhlableitung.

✖ Bei Passagestörungen schaffen sie eine vorübergehende oder auch dauerhafte Entlastung.

✖ Bei allen Verbindungen sind die Spannungsfreiheit der Naht und die ausreichende Durchblutung beider Enden wichtig.

✖ Bei kleinen Strukturen ist die exakte Nahttechnik Voraussetzung für eine später gute Passage und Durchgängigkeit.

Eingriffe an Venen

Die Wände von Venen sind dünner als die von Arterien, der Blutdruck im venösen System ist niedriger. Große Venen haben Klappen, damit sich das Blut vor allem im Stehen nicht rückstaut. Die geringere Strömungsgeschwindigkeit erhöht das Risiko für die Bildung von Blutgerinnseln bis hin zur Thrombose. Insbesondere bei Schäden der Gefäßinnenwände, vermindertem Fluss (Stase) oder erhöhter Gerinnungsneigung besteht ein erhöhtes Thromboserisiko (Virchow-Trias).

Die häufigste Erkrankung, die zu Eingriffen an den Venen führt, ist das Krampfaderleiden. Hierbei finden sich erweiterte, geschlängelte Venen meist als Folge insuffizienter Klappen. Venen werden im Rahmen operativer Eingriffe direkt eröffnet, katheterisiert oder können auch als Ersatz (Bypass) für Arterien dienen, z. B. wenn diese verengt oder verschlossen sind (s. Venenpatch).

Operative Therapie bei Varikosis

Neben konservativen Maßnahmen und Sklerosierung existieren verschiedene chirurgische Techniken. Um unnötiges und traumatisches Suchen während der Operation zu vermeiden, werden die Krampfadern bzw. die geplanten Inzisionen auf der Haut zuvor mit einem wischfesten Stift markiert. Die besten kosmetischen Ergebnisse werden mit Schnitten im Verlauf der Spaltlinien der Haut erzielt.

> Vor der operativen Therapie sollte die freie Durchgängigkeit des tiefen Venensystems mittels klinischer Tests und im Zweifelsfall mittels Sonografie oder Phlebografie nachgewiesen sein.

Unterbindung der Einmündung der V. saphena magna mit Crossektomie
Die V. saphena magna wird bei Insuffizienz entfernt. Vor ihrer Einmündung in die V. femoralis unterhalb der Leiste müssen die Seitenäste unterbunden werden.

Stellen Sie die V. saphena magna und ihre Zuflüsse über eine kurze querverlaufende Inzision unterhalb des Leistenbandes dar.

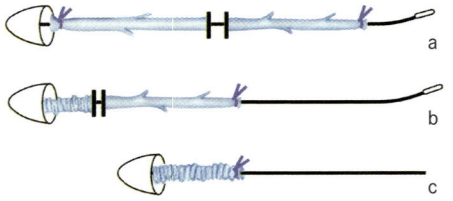

■ Abb. 1: a) Venenstripper in der Vene, b) teilentfernte Vene, c) Venenstripper mit entfernter Vene.

Durchtrennen Sie die Zuflüsse (Crossektomie) nach beidseitigen Ligaturen.

Unterbinden Sie die V. saphena magna nahe ihrer Einmündung in die V. femoralis, ohne diese einzuengen.

Varizenstripping
Die V. saphena wird mit einer flexiblen Spezialsonde, dem so genannten Venenstripper, entfernt (■ Abb. 1).

Setzen Sie einen kleinen Schnitt an der Medialseite des Unterschenkels 6–8 cm unterhalb des Kniegelenks oder am Innenknöchel über der V. saphena.

Führen Sie den Venenstripper (z. B. Babcock-Sonde) nach Eröffnung der Vene bis in die Leiste ein. In der Leiste leiten Sie die Sonde über eine Inzision der Vene aus. Die Einmündung haben Sie zuvor unterbunden (s. o.). Ebenso haben Sie alle Seitenäste durchtrennt und unterbunden (Crossektomie). Schließen Sie die Inzisionen am Bein.

Entfernen Sie die V. saphena magna mit dem Stripper über die Inzision in der Leiste. Gleichzeitig wickeln Sie einen elastischen Kompressionsverband an, um größeren Hämatomen vorzubeugen. Schließen Sie die Inzision in der Leiste. Alternativ kann der Stripper auch in umgekehrter Richtung eingeführt werden.

Lokale Unterbindung und Entfernung von varikösen Seitenästen
Diese Methode ist eine Alternative zur medikamentösen Verödung bei kleinen, kosmetisch störenden Krampfadern. Sie kann auch im Rahmen eines Venenstrippings ausgeführt werden.
Sind nur wenige Venen zu unterbinden, reicht die lokale Betäubung der entsprechenden Stellen aus.

Setzen Sie einen kleinen Schnitt über der Vene parallel zu den Spaltlinien der Haut. Fassen Sie die Vene mit Klemmen und lösen Sie diese aus ihrem Gewebsbett.

Exzidieren Sie die Vene und ligieren Sie anschließend die Venenstümpfe. Alternativ können Sie die Vene mit einer Klemme fassen, sie entlang ihrer Längsachse mehrmals um sich selbst rotieren und dann nach und nach unter Zug entfernen. Üben Sie kurzfristige Kompression zur Blutstillung aus, um postoperative Hämatome zu minimieren. Zuvor markierte insuffiziente Perforansvenen ligieren Sie nach Möglichkeit.

Schließen Sie die Haut mit feinen Nähten oder Klebestreifen.

Venenpatch

Beim Verschluss eines Längsschnitts oder einer Gefäßverletzung kann es zu Einengungen des Arterienlumens kommen, entsprechend lässt sich ein Stück Vene zur Erweiterung einsetzen.

> Wichtig ist die richtige Größe des Venenpatchs. Die Öffnung soll spannungsfrei, ohne Einengung und auch ohne Aneurysmabildung verschlossen werden.

Entnehmen Sie aus einer peripheren Vene ein Segment, das etwas länger ist als der zu verschließende Defekt. Eröffnen Sie es längs und streichen es glatt. Schneiden Sie eines der Enden ellipsenförmig zurecht (■ Abb. 2a–d). Verwechseln Sie auf keinen Fall Innen- und Außenseite des Venenpatchs, es käme sonst zur sofortigen Gerinnselbildung am Patch.

Nehmen Sie einen monofilen Faden, der an beiden Seiten eine Nadel hat. Führen Sie diese nebeneinander von außen nach innen durch das elliptische Ende der Vene und anschließend nebeneinander von innen nach außen am entsprechenden Ende der Arterie (■ Abb. 2e). Wenn Sie die Fäden festziehen, legen sich die Wundränder evertiert aneinander.

Nähen Sie nun an den beiden Seiten mit der jeweiligen Nadel bis zur Hälfte mit einer fortlaufenden Naht (▌ Abb. 2f). Bei jedem Stich wird die Nadel durch den Venenpatch in das Lumen von außen nach innen und durch die Arterienwand von innen wieder nach außen geführt und fest angezogen. Lassen Sie den Faden von Ihrem Assistenten unter Spannung führen.

Schneiden Sie nun das andere Ende des Venenpatchs so zurecht, dass es den verbleibenden Defekt exakt ausfüllt. Führen Sie eine der beiden Nähte um das Ende fort bis auf die andere Seite, wo Sie auf der Hälfte den anderen Faden treffen (▌ Abb. 2g). Verknoten Sie die beiden Fadenenden. Sie erhalten dadurch eine evertierende Naht. Achten Sie darauf, bis zum Schluss durch alle Schichten hindurchzustechen. Ziehen Sie bei den letzten drei bis vier Stichen den Faden zunächst nur locker durch und erst nach dem letzten Stich fest. Alternativ können Sie den Patch auch mit einer durchlaufenden Naht einsetzen.

▌ Abb. 2: Zurechtschneiden und Naht eines Venenpatchs.

Venen-Bypass-Operationen

Venen werden häufig benutzt, um geschädigte periphere Arterien oder Koronararterien zu ersetzen. Meist wird dafür ein Segment der V. saphena magna entnommen, die Seitenäste werden sorgfältig unterbunden. Das Venenstück wird vor dem Einsetzen umgedreht, so dass die Klappen nicht den Blutfluss behindern. Auch die Dichtigkeit der ligierten Nebenäste müssen Sie vor dem Einsatz überprüfen. Dafür injizieren Sie unter Druck physiologische oder heparinisierte Kochsalzlösung in die Vene und halten das andere Ende geschlossen. Achten Sie beim Unterbinden von Sei-

tenästen darauf, die Ligatur nicht zu nah am Hauptgefäß zu setzen, um es nicht einzuengen, aber auch nicht zu weit entfernt, so dass sich ein Blindsack bildet (▌ Abb. 3).
Bei arteriellen Verschlüssen am Bein kann die V. saphena auch in situ verwendet werden. Dazu werden die Klappen in dem zu verwendenden Segment mit einem speziellen Instrument zerstört und die Vene als Bypass proximal mit der A. femoralis und distal mit der A. poplitea verbunden.

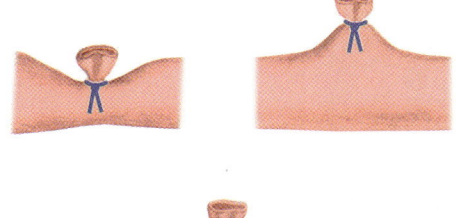

▌ Abb. 3: Unterbinden der Seitenäste. Die linke Ligatur ist zu nah, die rechte zu weit entfernt. Die untere sitzt korrekt.

Zusammenfassung

✖ Häufigste Operation an Venen ist die Entfernung derselben bei Krampfaderleiden.

✖ Venen lassen sich als Arterienersatz (Bypass) oder als Patcherweiterung von Arterien (Venenpatch) einsetzen.

Eingriffe an Arterien

Blutgefäße variieren entsprechend ihrer unterschiedlichen Funktionen in Länge, Durchmesser und Wandaufbau. Sie besitzen eine Muskelschicht und können sich verengen und erweitern (Arterien mehr als Venen). Wichtig für den Blutstrom ist eine glatte Oberfläche der Gefäßinnenwand, des Endothels bzw. der Intima. Blut und Blutplättchen neigen dazu, sich an Rauigkeiten und Verletzungen anzulagern und dort Gerinnsel zu bilden, wodurch sich Einengungen und Verschlüsse der Gefäße ausbilden können.

Bei Eingriffen an Arterien wird zur Vermeidung der Gerinnselbildung daher oft eine lokale Antikoagulation mit Spülung und Instillation von 1000 IE Heparin, gelöst in 100 ml NaCl 0,9%, eingesetzt. Zur Rekonstruktion des Gefäßlumens können Arterien direkt eröffnet, katheterisiert, dilatiert und genäht werden. Vor jeder Eröffnung oder sonstigen Manipulation müssen sowohl der genaue Gefäßstatus (Anamnese und Befund) als auch das Ausmaß der Einschränkung der Durchblutung bestimmt werden. Zu diesem Zweck werden die Doppler- und Duplexsonografie und die Angiografie eingesetzt.

Auffinden und Darstellen: Seien Sie sorgfältig, wenn Sie ein Gefäß freipräparieren, um nicht ungewollt das Gefäß oder andere Strukturen zu verletzen. Arterien verlaufen häufig gemeinsam mit Nerven in einer Bindegewebsscheide, die Vene ist meist auch nah.

> Sie sollten anatomische Varianten erkennen, achten Sie bei jedem Schritt auf mögliche unerwartete Befunde.

Öffnen Sie vorsichtig im rechten Winkel eine Schere (oder Klemme) neben beiden Seiten des Gefäßes (▌Abb. 1). So können Sie es behutsam vom umliegenden Gewebe ablösen und Seitenäste des Gefäßes freilegen.

Kontrolle des Blutflusses: Schlingen Sie das Gefäß ober- und unterhalb der geplanten Inzision mit Ligaturen oder Bändern an, über die Sie Zug ausüben können. Durch Anziehen der Zügel wird der Blutfluss unterbrochen (▌Abb. 2). Bei einem sehr kleinen Gefäß reicht auch das Gewicht einer Klemme am Faden, um es zu verschließen. Sie können ein kleines Gefäß auch mit einem Faden umschlingen, dessen Enden Sie durch einen kurzen elastischen Schlauch führen (▌Abb. 3). Wird dieser nun eng an das Gefäß geschoben und mit einer Klemme fixiert, wird der Blutfluss im Gefäß unterbrochen.

> Bei jeder Gefäßoperation ist es wichtig, vor der Eröffnung des Gefäßes den Blutfluss zu kontrollieren. So halten Sie den Blutverlust in engen Grenzen.

Vor Eröffnung eines Gefäßes setzen Sie atraumatische Gefäßklemmen (▌Abb. 4). So lässt sich der Blutstrom in dem isolierten Gefäßabschnitt unterbrechen. Schließen Sie dabei die Klemmen nur so weit, dass der Blutfluss gerade unterbrochen ist. Zu starker Klemmendruck kann zu Gefäßverletzungen (Intimadissektionen) führen.

Eröffnen einer Arterie: Eine Gefäßeröffnung (Arteriotomie) sollte möglichst an einem weichen, nicht zu sehr

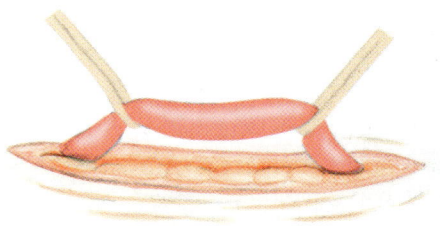

▌Abb. 2: Kontrolle des Blutflusses mit Zügeln bzw. Schlingen (z. B. „vessel loops").

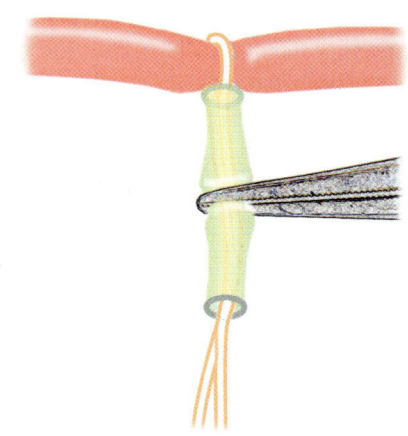

▌Abb. 3: Kontrolle des Blutflusses mittels Tourniquet.

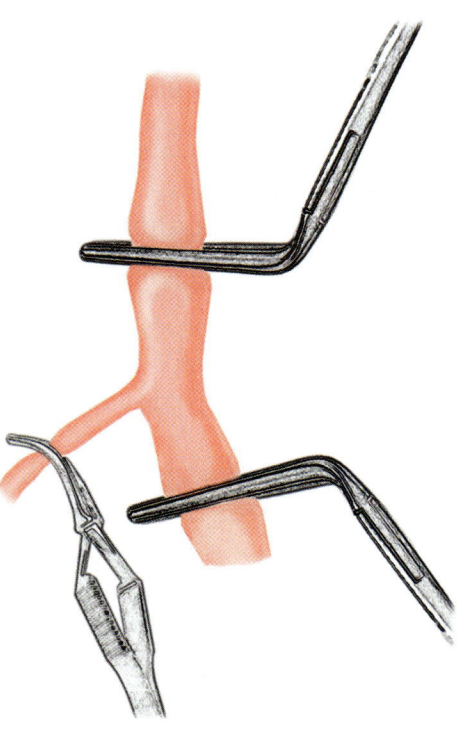

▌Abb. 4: Kontrolle des Blutflusses durch Ausklemmen eines Gefäßabschnitts mit Gefäßklemmen.

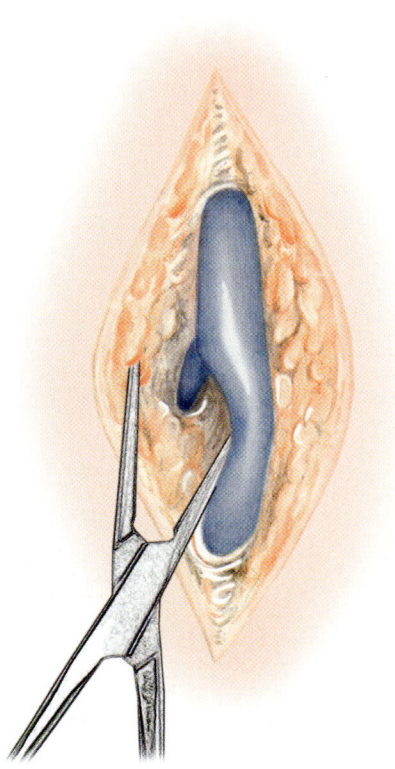

▌Abb. 1: Freipräparieren eines Gefäßes.

verkalkten Gefäßstück erfolgen. Andernfalls könnten Sie Plaques lösen oder die
Intima von der Media abheben (Wand-
dissektion). Vor jeder Inzision einer
Arterie muss der Blutfluss kontrolliert
werden (s. o.).

> Achten Sie wie bei allen Maßnahmen an
> Gefäßen darauf, die Intima so wenig wie
> möglich zu schädigen.

Beginnen Sie die Inzision an der Vorderwand vorsichtig mit einem spitzen Skalpell (▌ Abb. 5a) ohne die Hinterwand
zu verletzen. Erweitern Sie dann den
Schnitt mit einer abgewinkelten Pott-
schen-Schere (▌ Abb. 5b). Achten Sie
auf einen geraden Schnitt, bei dem Sie
den inneren Schenkel der Schere im
Gefäß lassen.

Direkte Katheterisierung

Wie die Venen (s. S. 25; Venae sectio)
können auch Arterien direkt kanüliert
oder katheterisiert werden.

Embolektomie
Eine typische Indikation für die direkte
Kanülierung einer Arterie ist die Entfernung eines Embolus oder Thrombus
mittels Ballonkatheter (Fogarty-Katheter,
▌ Abb. 6) bei akutem arteriellem Verschluss.

Heparinisieren Sie den Patienten mit
5000 – 10 000 IE Heparin i. v.

Die Inzision erfolgt in Lokalanästhesie
oder Allgemeinnarkose je nach Lage des
Gefäßgerinnsels in der Kubitalregion
oder in der Femoralregion.

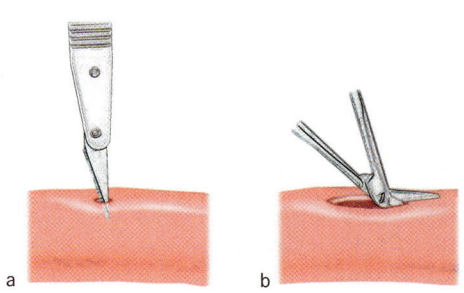

▌ Abb. 5: Inzision, Eröffnung einer Arterie.

a   b

Präparieren Sie die entsprechende
Arterie frei. Schlingen Sie sie proximal
und distal an, setzen Sie die Gefäßklemmen. Überprüfen Sie die Funktionsfähigkeit des Fogarty-Katheters.

Führen Sie den Katheter nach quer-
verlaufender Inzision in die A. cubitalis
oberhalb der Gabelung in Radial- und
Ulnararterie bzw. an der Femoralisgabel
proximal des Abgangs der A. profunda
femoris ein.

Schieben Sie den Katheter proximal, dann distal durch das Gerinnsel
vor. Währenddessen halten Sie die Ge-
fäßumschlingungen unter Zug und lösen
Sie die jeweilige Klemme.

Blasen Sie den Ballon an seinem
Ende vorsichtig auf und ziehen Sie den
Katheter langsam heraus. Dabei holen
Sie den Embolus (Thrombus) heraus.
Liegt der Verschluss weiter distal, ver-
wenden Sie dünnere Katheter.

**Instillieren Sie abschließend eine
Heparin-Kochsalzlösung** unter
kurzfristigem Lösen der Klemmen und
verschließen Sie das Gefäß. Lösen Sie
schließlich die Klemmen. Verschließen
Sie die Wunde.

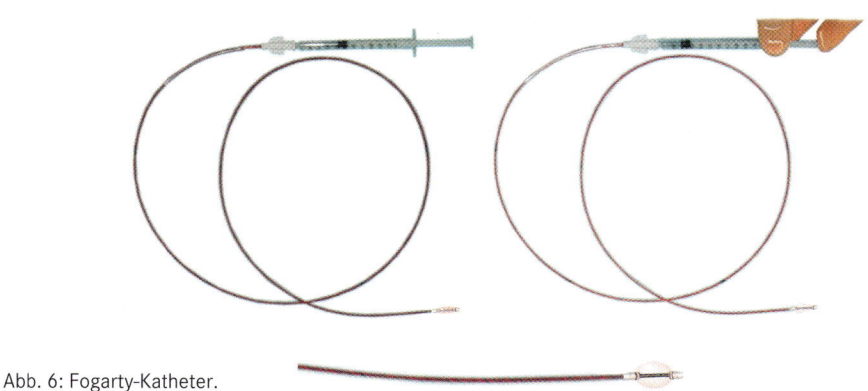

▌ Abb. 6: Fogarty-Katheter.

Zusammenfassung
✖ Vor jeder Eröffnung eines arteriellen Gefäßes ist es wichtig, den Blutfluss
zu kontrollieren, um ihn während der Eröffnung und Naht unterbrechen zu
können.
✖ Achten Sie darauf, die Gefäßintima möglichst wenig zu schädigen. Falls es
durch Manipulationen und die Naht zu Einengungen des Gefäßes kommt,
lässt sich ein Venenpatch zur Erweiterung einsetzen.

Gefäßnähte

Um die Kontinuität und damit die Funktion eines Gefäßes zu bewahren, ist eine atraumatische Naht wichtig. Sie darf keine Stufen und Vorsprünge haben, die Intima muss spannungsfrei adaptiert werden. Einengungen durch die Naht sind zu vermeiden.

Nahtmaterial

Geeignet sind synthetische, monofile Fäden, da sie kaum Gewebsschädigungen verursachen oder Gewebsreaktionen hervorrufen. Für längere oder dauerhafte Nahtfestigkeit wählen Sie nichtresorbierbares Nahtmaterial (z. B. beim Kunststoffbypass oder -patch), bei der direkten Gefäßnaht oder beim Venenpatch können Sie auch resorbierbare Nähte verwenden. Standard ist ein atraumatischer Faden mit Nadeln an beiden Enden. So können Sie die Ecknaht jeweils von der Gefäßinnenseite stechen und außen knoten, wodurch das Risiko der Intimadissektion durch einen von außen kommenden Stich verringert wird (▌Abb. 1). Die Fadendicke variiert zwischen 3/0 für die Aorta und 8/0 für kleine Venen und Arterien. Ein Nachteil der monofilen synthetischen Fäden ist ihre Empfindlichkeit gegenüber Schädigungen der Oberfläche.

> Greifen Sie den Faden, der verbleiben soll, niemals mit metallischen Instrumenten (Klemmen oder Pinzetten).

Nahttechnik

Nähen Sie eine Arterienwand möglichst von innen nach außen. Vor allem bei beschädigten Arterien besteht sonst die Gefahr, die Intima an der Gefäßnaht von der Media abzulösen und so eine Dissektion zu verursachen (▌Abb. 1). Der Blutstrom löst die dissezierte Intima ab, die dann das Gefäßlumen verlegen und einen Gefäßverschluss verursachen kann. Achten Sie daher beim Nähen einer Arterie auf die Stichführung: Beide Enden der ersten Ecknaht von innen nach außen, dann von außen nach innen auf dem stromaufwärts gelegenen Gefäßabschnitt, von innen nach außen auf dem stromabwärts gelegenen Abschnitt.

Greifen Sie mit der Pinzette möglichst nicht die Gefäßwand und insbesondere nicht deren Endothel (Intima). Nutzen Sie eher eine glatte anatomische Pinzette, mit der Sie sanften Gegendruck ausüben und so das Stechen mit der Nadel erleichtern (▌Abb. 2). Nähen Sie auf sich zu und von der Spitze des Nadelhalters weg. Führen Sie die Nadel mit einer Drehbewegung von Hand und Nadelhalter durch das Gewebe, indem Sie bei jedem Stich die Intima mit stechen. Wichtig ist, die Gefäßränder dicht und evertiert aneinanderzubringen, so dass das Endothel nach außen zeigt (▌Abb. 3). So bleibt die Kontinuität der Intima auf der Gefäßinnenwand gewährleistet.

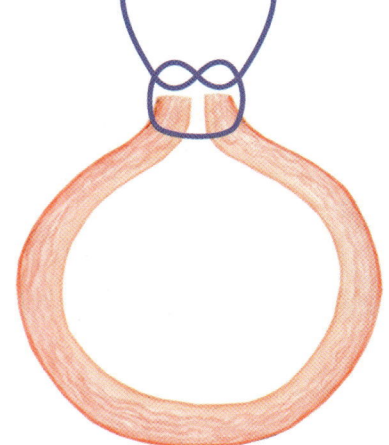

▌Abb. 3: Evertieren der Gefäßränder (Gefäß im Querschnitt).

Es gibt verschiedene Arten von Gefäßnähten (▌Abb. 4).

▌ Die **fortlaufende Naht** ist die Standardnaht in der Gefäßchirurgie. Durch ihren fortlaufenden, wendelförmigen Verlauf hat sie den Vorteil, dass Pulsationen und die vermehrte Füllung des Gefäßes nach der Operation zur Anspannung der Naht führen. Das Risiko einer Undichtigkeit ist verringert (▌Abb. 4a).
▌ Die **Einzelknopfnaht** ist für kleine Gefäße geeignet und wird auch in der Kinderchirurgie eingesetzt. Ihr Vorteil ist, dass sie das Wachsen des Gefäßes nicht durch Einschnürung behindert (▌Abb. 4b). Allerdings ist die Blutungsgefahr höher, so dass jeder Stich korrekt gesetzt und geknotet sein muss.
▌ Die **Matratzennaht** hat den Vorteil, dass damit das Endothel der Wundränder gezielt aneinandergelegt werden kann (▌Abb. 4c). Um die Naht ausreichend zu evertieren, reicht oft eine gut gesetzte Matratzennaht am Anfang, gefolgt von einfachen Einzelknopfnähten oder einer fortlaufenden Naht. Matratzennähte halten bei krankhaft veränderten Arterien manchmal besser als Einzelknopfnähte, sie engen das Lumen aber mehr ein. Auch bei Anastomosen fixierter Arterien sind sie hilfreich, um die Rückwand zu nähen.

Bedenken Sie die Wulstbildung der Naht. Eine quer verlaufende Naht kann zur Einengung führen. Kleinere Arterien

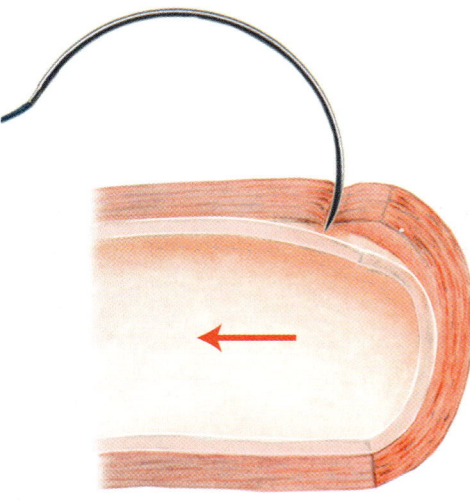

▌Abb. 1: Gefahr der Intimadissektion bei Stichführung von außen nach innen.

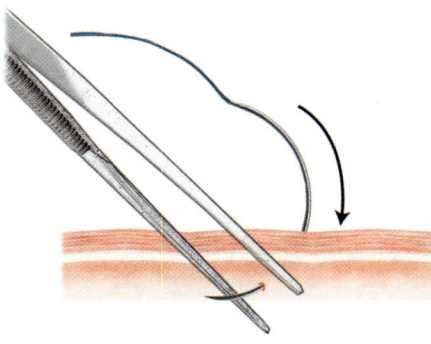

▌Abb. 2: Gegendruck mit einer Pinzette beim Nähen der Gefäßwand.

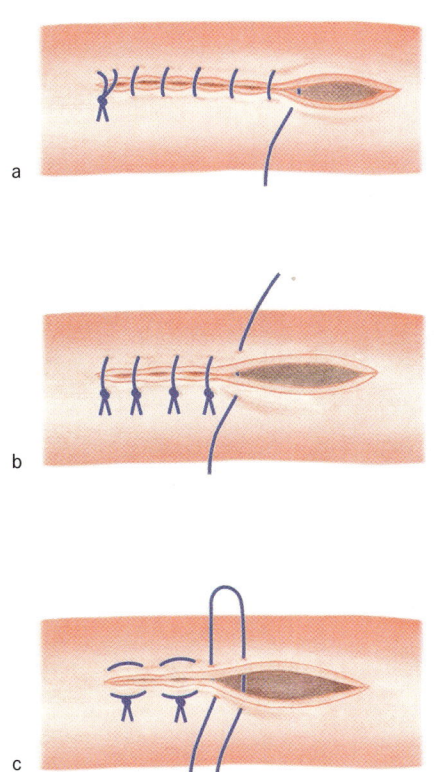

Abb. 4: a) Fortlaufende Naht; b) Einzelknopfnaht; c) Matratzennaht.

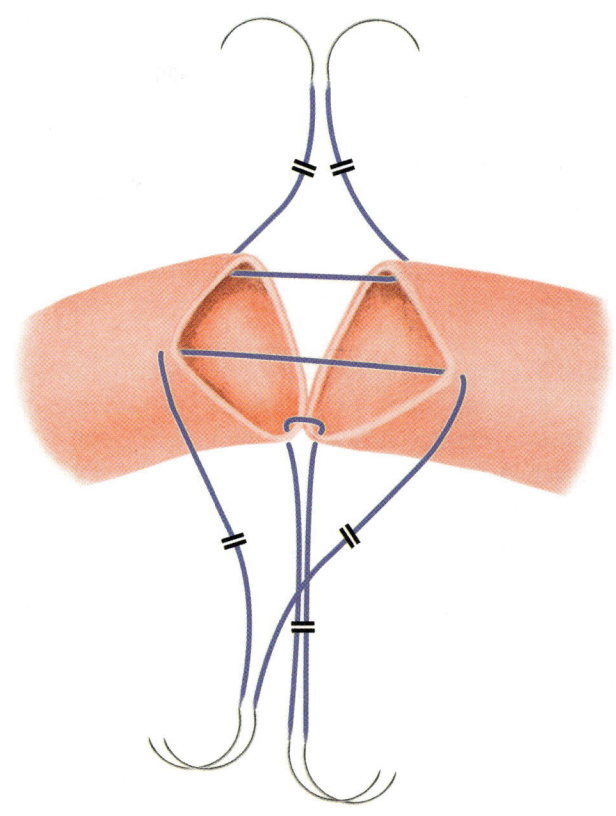

Abb. 5: Anastomosennaht mit mehreren Fäden (Eckfäden zum Drehen des Gefäßes).

werden deshalb längs eröffnet und vielleicht mit einem Venen- oder Kunststoffpatch (s. S. 79; ▮ Abb. 2) wieder vernäht. Größere Arterien können sowohl längs als auch quer eröffnet und vernäht werden.

Knoten: Achten Sie darauf, den Faden beim Knoten unter gleich bleibender Spannung zu halten. Knoten sind immer mögliche Bruchstellen der Fäden. Je mehr Knoten es gibt, desto höher ist das potentielle Risiko eines Nahtbruchs. Jeder Knoten muss sorgfältig gesetzt werden. Manchmal müssen bei monofilen Fäden bis zu 7 Schlingen gelegt werden.

Die Knoten müssen an der Außenwand des Gefäßes liegen.

Anastomosen

End-zu-End-Anastomosen bieten sich an, um zwei gleich große Arterien zu verbinden. Es ist sinnvoll, schräge Schnittflächen zu verbinden, so lässt sich eine konzentrische Naht vermeiden, die das Gefäßlumen einengen kann. Normalerweise lassen sich zwei Arterien gleicher Größe beim Zusammennähen drehen. Das ermöglicht, die gesamte Naht von außen zu nähen, und hat den Vorteil, dass sich die Nahtränder nach außen (evertierend) aneinanderlegen und so den Blutfluss wenig beeinträchtigen.

Nähen Sie jeweils ein Drittel des Umfangs und drehen Sie die beiden Enden weiter. In jedem Drittel können Sie Haltenähte anbringen, so dass die beiden Enden immer im gleichen Verhältnis zueinander bleiben (▮ Abb. 5).
Am Anfang haben Sie noch die größte Bewegungsfreiheit – beginnen Sie also am hinteren, am schlechtesten zugänglichen Ende. Arbeiten Sie sich von dort in beide Richtungen nach vorne vor. Benutzen Sie die Haltenähte zum Drehen.

Zusammenfassung

✖ Um die Durchblutung wiederherzustellen, werden Gefäße miteinander verbunden. Wichtig ist die Wiederherstellung der Kontinuität der Intima. Einengungen der Gefäßbahn müssen vermieden werden.

✖ Die Naht eines Gefäßes erfolgt evertierend, die Gefäßwand ist nach außen gerichtet.

✖ Knoten dürfen nur an der Außenwand gesetzt werden.

Gefäßanastomosen

End-zu-End-Anastomosen

Größere Arterien werden mit einer fortlaufenden Naht verbunden, kleinere und kindliche Gefäße werden mit Einzelknopfnähten verbunden (s. S. 83; ▌ Abb. 4a und b). Platzieren und knüpfen Sie jeden Stich so, als könnten Sie ihn danach nicht mehr erreichen. Sorgen Sie dafür, dass die Intimaflächen jedes Mal in Kontakt kommen und sich die Gefäßwand evertiert (s. S. 82; ▌ Abb. 3).

Stechen Sie die Nadel zunächst auf der stromaufwärts gelegenen Hälfte von außen nach innen durch und führen Sie diese dann auf der stromabwärts gelegenen Hälfte von innen nach außen (▌ Abb. 1). So vermeiden Sie, dass ein Abheben der Intima von der Media durch den Blutfluss eine Dissektion zur Folge hat. Bei mittelgroßen Arterien ist der Richtwert für den Abstand zwischen den Stichen und zum Rand jeweils etwa 2 mm. Bei größeren Gefäßen ist er größer, bei kleineren Arterien entsprechend geringer.

Ziehen Sie den Faden bei den letzten Stichen zunächst nur locker durch und dann erst nach dem letzten Stich fest. So stellen Sie sicher, immer die Intima zu durchstechen. Falls sich die Gefäßenden nicht drehen lassen, müssen Sie das Vorgehen etwas modifizieren:
Setzen Sie zunächst an der Hinterwand die Stiche unter direkter Sicht. Achten Sie darauf, bei jedem Stich die Intima zu fassen. Nehmen Sie einen Faden mit Nadeln an jedem Ende.

Beginnen Sie in der Mitte der Rückwand und arbeiten Sie sich abwechselnd an jeder Seite mit einer fortlaufenden Naht zur Vorderwand vor (▌ Abb. 2).

Lassen Sie den Faden zunächst locker und ziehen Sie erst fest, wenn Sie sich mit den beiden Fadenenden in der Mitte der Vorderwand getroffen haben (▌ Abb. 3). Mit dieser „Distanztechnik" haben Sie eine bessere Sicht auf die Hinterwand und stellen sicher, die Intima mit zu stechen.
Beim Verbinden von Arterien ist es wichtig, Einengungen zu vermeiden. Vergrößern Sie dazu die Verbindungsflächen. Führen Sie eine kurze Längsinzision der Gefäßwand durch

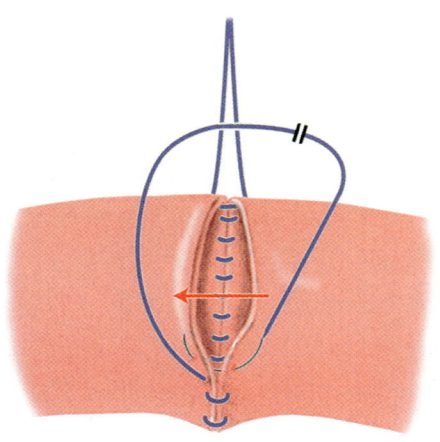

▌ Abb. 1: Stichrichtung an der arteriellen Gefäßwand (stromabwärts immer von innen nach außen).

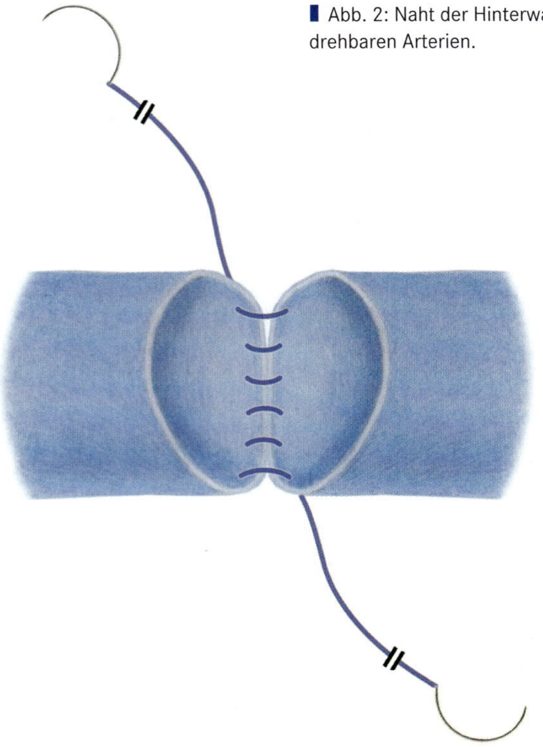

▌ Abb. 2: Naht der Hinterwand bei nicht drehbaren Arterien.

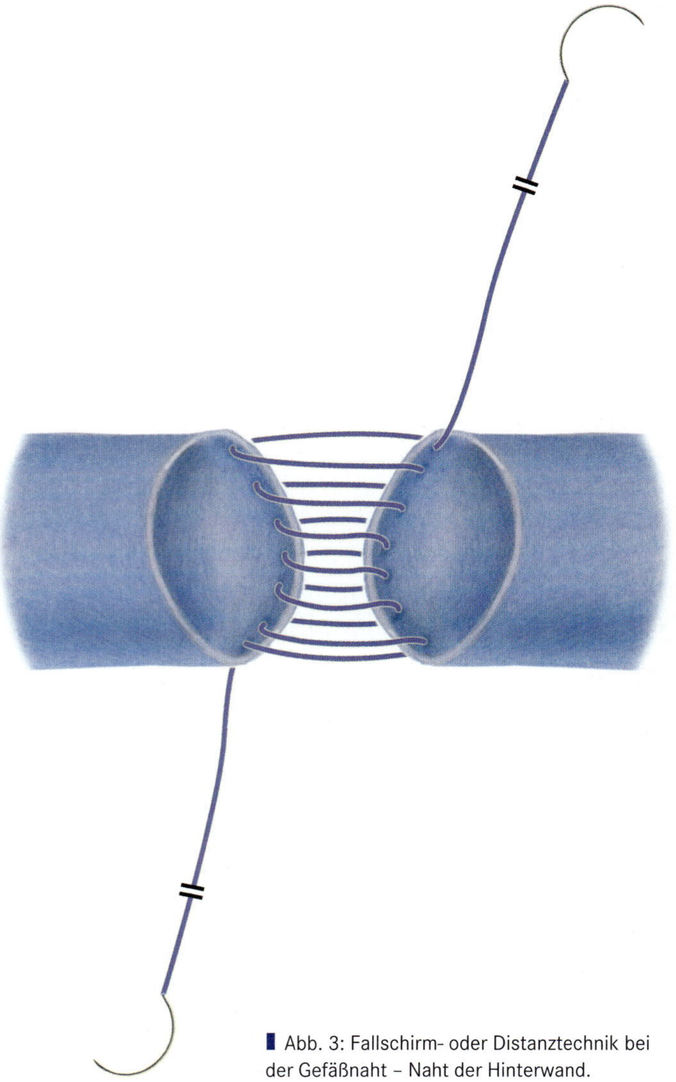

▌ Abb. 3: Fallschirm- oder Distanztechnik bei der Gefäßnaht – Naht der Hinterwand.

(▌ Abb. 4a) oder schrägen Sie die Schnittflächen an (▌ Abb. 4b), um die Anastomose zu verlängern (▌ Abb. 4c).

End-zu-Seit-Anastomosen

Darüber hinaus eignen sich End-zu-Seit-Anastomosen besonders, um unterschiedlich große Gefäße miteinander zu verbinden.

Setzen Sie in die „Empfänger-Arterie" eine Längsinzision, die etwa doppelt so lang wie der Gefäßdurchmesser ist.

Schlitzen Sie das Ende der kleineren Arterie bis zu der Länge, mit der es in die Längsinzision passt (▌ Abb. 5).

Nehmen Sie einen Faden mit Nadeln an jedem Ende und stechen Sie von innen nach außen: mit der einen Nadel an der proximalen Seite (der „Ferse") der großen, mit der anderen an der Ferse der kleinen Arterie. Verbinden Sie zunächst die beiden Rückwände, dann die Vorderwände etwa bis zur Mitte. Schneiden Sie nun das Ende der kleinen Arterie so zurecht, dass es den verbleibenden Defekt wie ein Patch gut ausfüllt (s. S. 79; ▌ Abb. 2).

Führen Sie nun am distalen Ende der Anastomose ebenfalls einen Faden mit zwei Nadeln ein – stechen Sie wieder von innen nach außen, zunächst in die große, dann die kleine Arterie. Nähen Sie von dort aus nun die Rückwand bis zur Mitte und verknoten die beiden Fäden sorgfältig, beenden Sie anschließend genauso die Vorderwand.

> Die kritischen Stellen sind die beiden Enden der Anastomose, vor allem die „Ferse". Nähen Sie dort besonders sorgfältig!

Blutung
Findet sich nach Freigabe des Blutstroms eine Blutung zwischen Ihren Nähten oder aus einem Stichkanal, so legen Sie einen Tupfer oder eine Kompresse auf und komprimieren Sie sanft für 2 – 5 Minuten. Die meisten Blutungen sistieren spontan, sie sind verschwunden. Bei anhaltender Blutung umstechen Sie die Blutungsquelle vorsichtig. Benutzen Sie dabei den gleichen Faden wie für die Gefäßanastomose.

> Bedenken Sie, dass jede Umstechung zu einer Einengung führen kann.

Kein Blutfluss im Gefäß
Scheint nach Freigabe des Blutstroms kein Blutfluss im Gefäß vorzuliegen, so eröffnen Sie die Naht nach erneutem Ausklemmen des Gefäßabschnitts. Lösen Sie die letzten Fäden bzw. Stiche vorsichtig und spülen Sie vorhandene Gerinnsel mit Heparinlösung aus. Verschließen Sie das Gefäß wieder. Zeigt sich weiter kein Blutfluss, so eröffnen Sie die Naht und führen eine Embolektomie durch (s. S. 81).

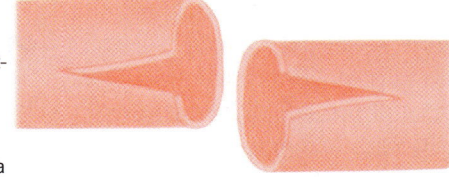
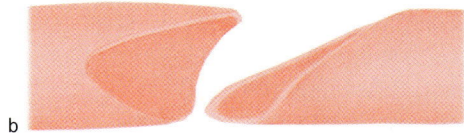
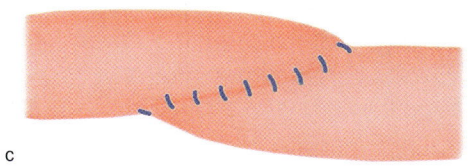

▌ Abb. 4: Längsinzision oder Anschrägen der Schnittflächen bei kleinen Gefäßen.

a

b

c

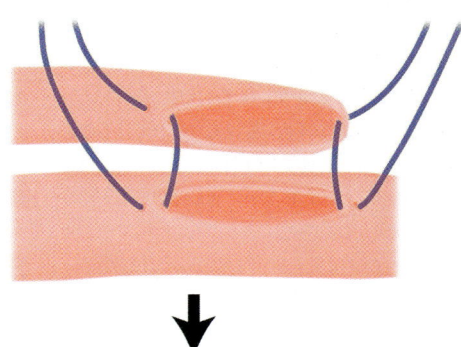
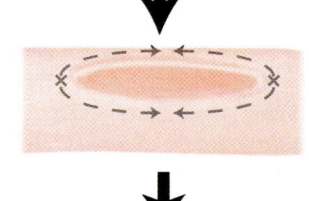
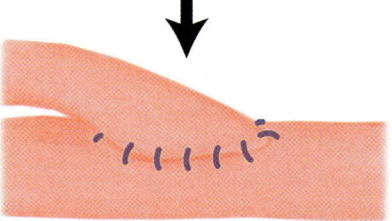

▌ Abb. 5: End-zu-Seit-Anastomose.

Zusammenfassung

✖ Arterien werden End-zu-End oder End-zu-Seit miteinander verbunden. Die Standardnaht in der Gefäßchirurgie ist die fortlaufende Naht.

✖ Bei sehr kleinen oder kindlichen Gefäßen wählen Sie eine Einzelknopfnaht.

✖ Komprimieren Sie Blutungen im Gefäßnahtbereich, ehe Sie sich zu Umstechungen entschließen.

Eingriffe an Organen

Jedes Organ weist anatomisch und morphologisch spezifische Eigenschaften auf, mit denen Sie vertraut sein sollten. Nur dann können Sie auch pathologische Befunde erkennen.

Darm

Der Darm ist gut durchblutet. Bei guter Blutversorgung und spannungsfreien Nähten (Anastomosen) heilt Darmgewebe gut. Der Dünndarminhalt ist im Gegensatz zum Dickdarminhalt meist kaum keimbesiedelt. Bei Ileus, Paralyse und sonst fehlender Peristaltik kommt es allerdings auch zur sekundären Keimbesiedelung des Dünndarms mit erhöhtem Infektionsrisiko (s. S. 72 f.).

Leber

Die Leber ist histologisch per Feinnadel- oder Nadelbiopsie (s. S. 30), evtl. unter Ultraschallkontrolle, erreichbar. Mit der Nadel können ebenfalls perkutan die intrahepatischen Gallengänge punktiert werden (Cholangiographie). Die Darstellung erfolgt jedoch meist über den endoskopischen Zugangsweg: ERC(P).
Die Leber enthält zahlreiche Blutgefäße und Gallengänge. Bei Verletzung können Blut und Galle austreten. Blutungen können mittels Diathermiestrom oder mit dem Laser gestillt werden. Stumpfes Präparieren der Leber vermeidet meist starke Blutungen. Größere Gefäße und Gänge werden freigelegt, ligiert und durchtrennt. Mit den Fingern, mit Klemmen oder mit dem Ultraschallskalpell lässt sich das Lebergewebe so trennen, dass das bindegewebige Gerüst und die Leberzellen getrennt und so die Gänge und Gefäße leichter aufgefunden werden können („Finger-Fracture-Technik", s. S. 63). Leberteilresektionen erfolgen meist entlang der Segmentgrenzen. Nähte werden an der Leber möglichst nach erfolgter Blutstillung angebracht. Zum Nähen nimmt man kräftige monofile resorbierbare Fäden, die atraumatisch mit großen, gebogenen Rundkörpernadeln verbunden sind. Das Lebergewebe ist weich, platzieren Sie daher die Einstiche bei Nähten nicht zu nah am Wund- oder Leberrand und ziehen Sie die Knoten nicht zu fest.

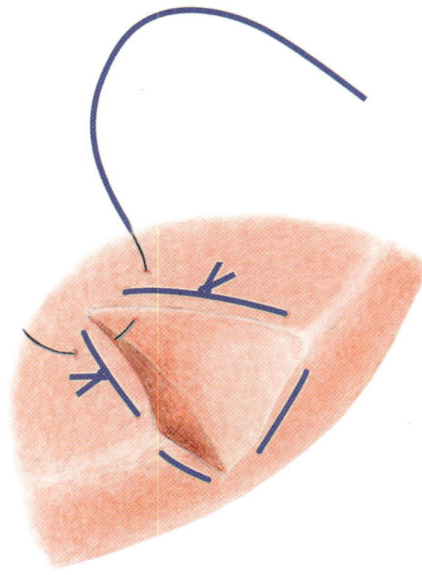

Abb. 1: Nahttechnik an der Leber, um ein Ausreißen der Fäden zu verhindern.

Es kann helfen, zunächst Einzelknopfnähte parallel zum Rand zu setzen. Durch das Festziehen werden die Ränder unterstützt und reißen nicht so schnell aus (Abb. 1).
Zur Unterstützung der Blutstillung gibt es verschiedene hämostatische Materialien.

Milz

Die Indikation zur Milzentfernung wird heute sehr viel strenger gestellt. Grund dafür ist nicht nur das drohende Postsplenektomiesyndrom (OPSI-Syndrom), eine sehr schwere, oft tödlich verlaufende Allgemeininfektion, die noch Jahre nach der Milzentfernung auftreten kann, sondern auch die Erkenntnis, dass sich die meisten Milzverletzungen konservativ behandeln lassen. Nur selten ist eine Splenektomie unumgänglich.
Ein Kapselriss kann evtl. mit Hämostatika wie Fibrinkleber, Gelatineschwämmen, Polyglykolnetzen, Kollagenvlies oder Netz (Kunststoff oder Omentum) versiegelt werden.
Ein Pulpariss kann mit Nähten evtl. über einem Gelatineschwamm oder einem Stück des Omentums verschlossen werden. Eine andere Möglichkeit besteht darin, die Milz in ein resorbierbares Netz (z. B. aus Vicryl) einzuhüllen. Teile einer zerstörten Milz in das Netz einzupflanzen hat sich nicht als sinnvolles Verfahren etabliert.

Postoperativ sollte zwei Wochen nach Splenektomie eine Pneumokokkenimpfung durchgeführt werden. Bei elektiver Splenektomie wird sie 3 – 6 Wochen vorher verabreicht. Nach fünf Jahren wird die Impfung aufgefrischt, Kinder sollten eine Langzeitprophylaxe mit Penicillin erhalten.

Bauchspeicheldrüse

Das Pankreas liegt gut geschützt im Abdomen, ist allerdings sehr leicht verletzlich. Die Pankreasenzyme sind sehr aggressiv und können das umliegende Gewebe angreifen oder zur Autodigestion führen. Es ist schwer zu nähen, da Stiche schlecht halten.
Bei Verletzungen des Pankreas sind Teilresektionen von Kopf oder Schwanz eine Option mit Ableitung des Pankreasgangs in eine Jejunumschlinge oder den Magen. Bei Pankreasschwanzresektion erfolgt der distale Verschluss des Pankreas und des Pankreasgangs (Abb. 2). Schneiden Sie den Stumpf in Form eines Fischschwanzes zu. Verschließen Sie den Pankreasgang mit einer monofilen Umstechungsnaht. Nähen Sie dann die beiden so erzeugten Lappen entweder mit Einzelknopfnähten oder mit einer fortlaufenden Naht zusammen (Abb. 2).

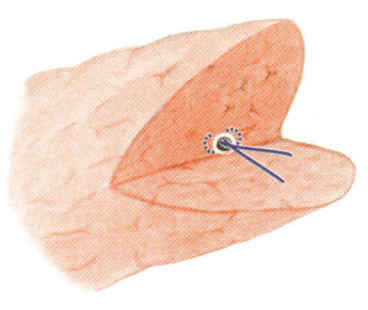

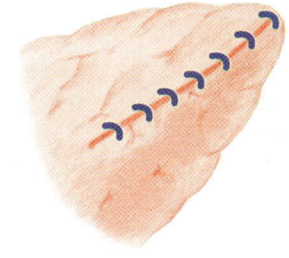

Abb. 2: Verschluss des Pankreas und Pankreasgangs.

Nieren

Die Nieren sind gut durchblutet und besitzen eine derbe Kapsel, die sich gut nähen lässt. Voraussetzungen sind ein intaktes Abflusssystem und eine erhaltende Blutversorgung. Beim Verschluss werden Kelchsystem und Parenchym jeweils adaptiert.

Ureter

Die Harnleiter als Hohlorgane müssen mit feinen Fäden genäht werden, um den engen Kanal nicht einzuschnüren. Sind Eingriffe im unteren Drittel des Ureters nötig, kann es sinnvoll sein, den Ureter nicht zu nähen, sondern den kurzen distalen Anteil bis zur Blase zu entfernen und den verkürzten Ureterstumpf direkt in die Harnblase einzupflanzen (Ureterneoimplantation). Sollte die Länge des Ureters nach operativen Eingriffen nicht mehr bis zur Blase ausreichen, gibt es Operationstechniken, die die fehlende Länge ersetzen können. Zum einen können Sie aus dem Blasendach einen gestielten Lappen formen und als Interponat zwischen Ureter und Blase schalten (Boari-Zipfel-Plastik), zum anderen können Sie die Blase etwas nach kranial ziehen und auf dem Psoas fixieren, um dann den kürzeren Ureter in die verlagerte Blase einzupflanzen (Psoas-Hitch-Plastik). Es ist sinnvoll, den Ureter nach jeder Rekonstruktion für einige Tage zu schienen, um einen Urinabfluss zu gewährleisten (z. B. Mono-J- oder Double-J-Katheter).

Harnblase

Die Blase, ein Hohlorgan mit vielen Muskeln, hat eine feste Wand, in der Nähte gut halten. Viele Urologen fassen beim Nähen alle Schichten außer der Schleimhaut, häufig erfolgt ein zweireihiger Verschluss. Zum Nähen werden resorbierbare Fäden eingesetzt. Nach Blasennähten empfiehlt es sich, eine Urinableitung für 5–8 Tage zu belassen.

Uterus und Eileiter

Die Gebärmutter ist gut durchblutet und besteht aus kräftiger, derber Muskulatur. Nähte halten gut, wobei das Narbengewebe weniger belastbar ist. Die Eileiter haben ein sehr enges Lumen. Ihre Kontinuität und Durchgängigkeit sind für die Fortpflanzungsfunktion wichtig, so dass Anastomosen zur Wiederherstellung mit sehr feinen Fäden und häufig unter mikroskopischer Sicht durchgeführt werden.

Hoden und Ovarien

Die Hoden und Ovarien sind gut durchblutet. Sie sind von einer Kapsel umhüllt, die gut genäht werden kann. Zysten an den Ovarien können eröffnet und gefenstert werden. Eine Torsion kann zur Minderdurchblutung bis zur Nekrose des Organs führen.

Lunge

Das elastische Lungengewebe ist sehr gefäßreich und umschlossen von der Pleura. Die Ausdehnung der Lunge ist bedingt durch den Unterdruck in der Pleurahöhle. Umgekehrt kollabieren die Lungenflügel, wenn Luft in den Pleuraspalt tritt.
Lungenrisse werden mit resorbierbaren synthetischen Fäden genäht. Bei Lungenteilresektionen (Segmente oder Lappen) ist es wichtig, die Gefäße sowie den jeweiligen Bronchus sicher zu verschließen (s. S. 67; █ Abb.4). Hierzu werden auch Klammernahtgeräte eingesetzt. Um den Unterdruck im Pleuraspalt wieder aufzubauen, muss die in den Pleuraspalt eingetretene Luft (bzw. Flüssigkeit oder Blut) entfernt werden (s. S. 110; Thoraxdrainage).

Herz

In der kräftigen Herzmuskulatur halten Nähte sehr gut, obwohl das Herz während der Heilungsphase weiterpumpt. Bei Eingriffen wie z. B. einem Herzklappenersatz kann die Herzaktion vorübergehend gestoppt und von einer Herz-Lungen-Maschine übernommen werden.

Drüsen

Drüsengewebe ist recht weich, wird allerdings vom umgebenden Bindegewebe unterstützt. Die Schilddrüse ist stark durchblutet, vor allem bei einer Hyperthyreose bzw. Thyreotoxikose. Die Nebenniere ist leicht verletzlich und hat schmale Venen, die leicht zerreißen.

Gehirn und Rückenmark

Das Gewebe ist fast flüssig, mit puddingähnlicher Konsistenz. Heilung erfolgt durch Bildung bindegewebiger Gliazellen. Nerven ohne Myelinscheiden können nicht zusammenwachsen (s. S. 88; Nervennaht). Das Gehirn hat eine gute Blutversorgung, was die Gefahr von Blutungen birgt. Diese können ggf. mittels interventioneller radiologischer Techniken behandelt werden. Da der Platz in der Schädelkalotte sehr begrenzt ist, besteht bei Blutungen und Ödemen immer die Gefahr der Drucksteigerung mit irreversiblen lokalen Schädigungen. Bei Blutungen und gesteigertem Hirndruck ist es daher wichtig, eine Druckentlastung mittels Trepanation der Schädelkalotte durchzuführen.

Zusammenfassung

✖ Jedes Organ hat sein typisches Aussehen, eine charakteristische Konsistenz und eine eigene, spezielle Blutversorgung.

✖ Um intraoperativ Organe und deren Funktion beurteilen zu können, ist es wichtig, diese inspektorisch und palpatorisch beurteilen zu können und pathologische Veränderungen zu erkennen.

✖ Wiederholtes Sehen und Anfassen der Organe und Strukturen schon als Assistent schult die Erfahrung und Urteilsfähigkeit.

Sehnennaht, Nervennaht

Verschiedene Strukturen und Gewebe erfordern eine Anpassung der Nahttechnik. Sie wollen mit der Naht eine Adaptation der jeweiligen Strukturen erreichen. Gleichzeitig sollen sie nach Abschluss der Heilung auch wieder ihre Funktion ausüben können. Im Folgenden werden daher verschiedene Nahttechniken in besonderen Situationen vorgestellt.

Naht bindegewebiger Strukturen

Sehnennaht

Sehnen übertragen den Muskelzug auf den Knochen und ermöglichen die Bewegung. Sie bestehen aus parallel angeordneten kollagenen Fasern, häufig gleiten sie in einem Gleitlager. Das Gewebe ist bradytroph, die Wundheilung ist daher verlängert. Sehnen heilen problemlos, wenn Sie entlang ihrer Faserrichtung gespalten werden. Bei querer Durchtrennung verkürzen sie sich meist nach Naht und Heilung. Verletzungen und Nähte am Gleitlager und an der Sehne können zu Narben und Verklebungen mit nachfolgend eingeschränkter Beweglichkeit der Sehne führen. Daher gilt, die Oberflächen von Sehne und Gleitlager sorgfältig zu rekonstruieren.
Achten Sie auf glatte, saubere Enden der Sehne und eine ausreichend große Verbindungsfläche. Schneiden Sie die Enden dazu ggf. schräg nach.
Bei der Naht einer Sehne bietet sich eine innere Durchflechtungsnaht an (▮ Abb. 1). Sie vermeidet, dass die Naht aus den Sehnenstümpfen ausreißt oder durchschneidet. Zur Adaptation nutzen Sie in erster Linie monofile synthetische Fasern, die leicht durch das Gewebe gleiten. Die Stärke richtet sich nach dem Kaliber der zu nähenden Sehne. Die Oberfläche nähen Sie mit einer sehr feinen monofilen Naht.
Greifen Sie die Sehnenenden möglichst nicht mit Klemmen. Dies führt zu unnötiger Schädigung. Nutzen Sie zum Halten Nadeln, die Sie quer durch die Sehne stecken. Es gibt auch spezielle Sehnenfasszangen. Durchstechen Sie die Sehne ca. 2 cm von dem jeweiligen Ende entfernt mit einer Nadel. Mit den Nadeln können Sie die Enden halten, zusammenführen und auch während der Naht rotieren.

Kürzen Sie ausgefranste Fasern, schneiden Sie die Sehnenstümpfe nach. Adaptieren Sie die beiden glatt begrenzten Sehnenenden aneinander, beugen Sie dazu auch, wenn erforderlich, das Gelenk. Die beiden Sehnenenden sollten ohne Stufen oder Verdrehung zueinander passen.

Setzen Sie eine innere Durchflechtungsnaht (Rückstich ähnlich einer Matratzennaht; ▮ Abb. 1) zur Reparatur. Sie können den Knoten der Naht zwischen den Sehnenenden versenken, um nicht die Unebenheit des Knotens auf der Sehnenoberfläche zu belassen.
Führen Sie die Nadel an einem Sehnenstumpf ein und stechen Sie etwa 1 – 1,5 cm jenseits des Endes seitlich an der Sehne aus. Führen Sie nun die Nadel neben dem Ausstich quer durch die Sehne. Anschließend führen Sie die Nadel nahe der letzten Austrittsstelle wieder in die Sehne und stechen am Sehnenstumpf neben Ihrem ersten Einstich wieder aus. Stechen Sie nun am gegenüberliegenden Sehnenstumpf ein und wieder etwa 1 – 1,5 cm jenseits des Endes seitlich an der Sehne aus. Führen Sie den nächsten Stich wieder neben dem letzten Ausstich quer durch die Sehne. Führen Sie zuletzt die Nadel neben dem letzten Ausstich wieder in die Sehne ein und stechen am Sehnenstumpf gegenüber Ihrem ersten Einstich aus.

Adaptieren Sie die Sehnenenden aneinander, indem Sie nun an den Fadenenden vorsichtig ziehen. Lassen Sie auch die Sehnenenden an den Nadeln halten, während Sie die Fadenenden sorgfältig verknoten. Achten Sie auf eine exakte Adaptation der Sehnenenden und darauf, dass der Knoten in der Sehne liegt (▮ Abb. 1a).

Nähen Sie die Sehnenoberfläche (▮ Abb. 1b) und das Sehnengleitlager mit einer feinen fortlaufenden Naht (z. B. PDS 6-0), um eine möglichst glatte Oberfläche wiederherzustellen.

> Wie für jede Wundheilung sind Entlastung und Ruhigstellung wichtig. Stellen Sie daher das Gelenk in der Stellung ruhig, welche die Sehne entlastet.

Wichtig für eine primäre Heilung ist die Entlastung während der Wundheilung. Eine Möglichkeit ist die Anlage einer sogenannten Drahtausziehnaht (▮ Abb. 2). Es handelt sich dabei um einen über die Sehne und die Sehnennaht eingeführten Stahldraht. Die vorhandenen Widerhaken sollen die Spannung der Sehne entlasten.

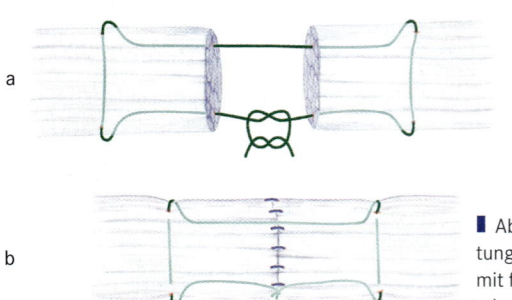

▮ Abb. 1: Durchflechtungsnaht einer Sehne (a) mit feiner äußerer adaptierender Naht (b).

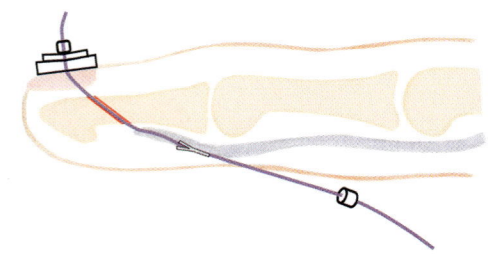

▮ Abb. 2: Drahtausziehnaht zur Entlastung der Sehnennaht.

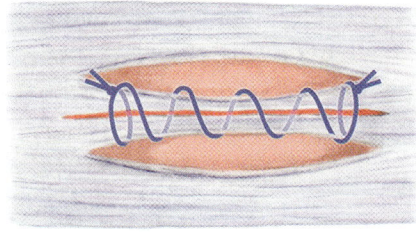

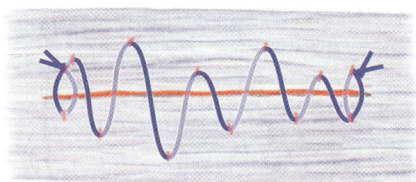

Abb. 3: Naht einer längs eröffneten Faszie oder Aponeurose.

Naht von Faszien und Aponeurosen

Faszien und Aponeurosen hüllen Muskeln ein und begrenzen Körperhöhlen. Sie enthalten ein Geflecht von kollagenen Fasern, die eine Richtung aufweisen und untereinander vernetzt sind.

Verläuft Ihr Schnitt und damit die Naht quer zur Faserrichtung, reißen Ihre Nähte leicht aus. Setzen Sie bei der Naht Matratzennähte (ähnlich Sehnennaht), fassen Sie die Muskelfaszien mit. Haben Sie die Faszie entlang und parallel zur Faserverlaufsrichtung eröffnet, achten Sie bei der Naht auf wechselnde Abstände Ihrer Stiche. So vermeiden Sie das Auseinanderweichen der Fasern (▌ Abb. 3).

Bändernaht

Bänder und Ligamente sind feste bindegewebige Strukturen, die der Stabilisierung und dem Halt von Knochen, Gelenken und Organen dienen.

Gerissene Bänder können wiederhergestellt werden. Die Wahl des Nahtmaterials richtet sich nach der Stärke des Bands und dessen Belastung. Nach Bandnähten ist die Ruhigstellung des Gelenks erforderlich. Allerdings heilen viele Bänder auch ohne operativen Eingriff bei Ruhigstellung des Gelenks wieder zusammen.

Nervennaht

Nerven bestehen aus Bündeln von Nervenfasern, sie sind von einer bindegewebigen Hülle umgeben. Die einzelnen Nervenfasern werden von lockerem Bindegewebe umhüllt (▌ Abb. 4).

Die Funktion einer Nervenfaser hängt von der durchgehenden Verbindung zu ihrer Nervenzelle ab. Durchtrennung und auch Kompression führen zu einer Degeneration des peripheren Anteils der Nervenfaser. Je nach Schwere des Traumas kommt es zu einem entsprechenden Funktionsausfall. Ist die zugehörige Nervenzelle vital, kann der proximale Faserstumpf wieder aussprossen.

Um die Aussprossung zu leiten, werden bei der Naht eines Nervs vor allem die Hüllen (= Leitstruktur) mit spannungsfreien Nähten mikrochirurgisch adaptiert. Die aussprossenden Nervenfasern können dann der Hülle folgen und finden Anschluss an den peripheren Nervenanteil. Je exakter und früher Sie die Strukturen adaptieren, umso besser wird die spätere Funktionalität sein.

> Stellen Sie die Extremität auch nach Nervennähten ruhig, vermeiden Sie Spannung und Zug auf den Nerv.

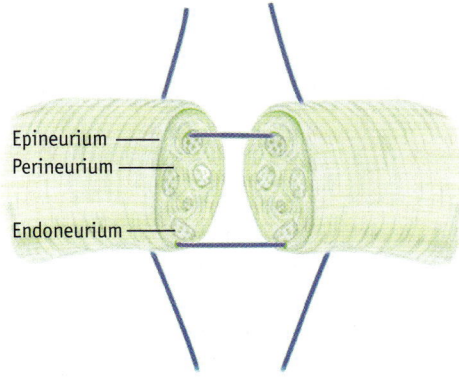

Abb. 4: Struktur eines Nervs.

Epineurium
Perineurium
Endoneurium

Zusammenfassung

✖ Bei der Naht von bindegewebigen Strukturen und Nerven ist eine angepasste Nahttechnik erforderlich, um die Funktion der Strukturen wiederherzustellen.

✖ Nach der Naht von bindegewebigen Strukturen und Nerven ist während der Wundheilung eine Ruhigstellung ohne Spannung im Wundbereich erforderlich.

Eingriffe am Knochen

Knochen sind sehr hart, ein Oberschenkelknochen kann bis zu 1,65 Tonnen tragen. Sie bestehen zu knapp 25% aus Wasser, zu einem gutem Viertel aus Grundsubstanz und kollagenen Fasern sowie zu etwa 50% aus anorganischen Substanzen v. a. Kalziumphosphat. Verfahren und Instrumente für chirurgische Eingriffe gleichen der Tätigkeit von Tischlern und Maurern. Knochen passt sich im Laufe des Lebens den auf ihn einwirkenden Kräften an und ist einem ständigen Auf-, Ab- und Umbau ausgesetzt. Mit zunehmendem Alter wird er poröser und dünner, auch Krankheiten können seine Festigkeit beeinträchtigen. Die körperliche Inaktivität ist heute ein wichtiger Faktor bei der Genese der Osteoporose. Daneben spielen Mangelernährung (Vitamin D, Kalzium) sowie hormonelle Einflüsse (postmenopausale Osteoporose) eine wichtige Rolle.

> Infektionen des Knochens sprechen schlecht auf Antibiotika an und tendieren zu chronischen Verläufen. Achten Sie daher auf strenge Asepsis bei Eingriffen am Knochen: Benutzen Sie Instrumente statt der Hände, tragen Sie zwei Paar Handschuhe, manipulieren Sie den Knochen so wenig wie möglich.

Primäre und sekundäre Knochenbruchheilung

Knochen heilt primär, wenn die Oberflächen der Enden fest in permanentem Kontakt und unter Druck stehen. Dies erfordert genaues Aneinanderbringen der Frakturfragmente, eine entsprechende Ruhigstellung sowie Druck auf die Knochenfragmente. Bewegen sich die Knochenenden oder liegt Distanz zwischen ihnen, füllt sich der Zwischenraum mit Blut. Das entstandene Hämatom wird in Granulationsgewebe, Knorpel und Osteoid umgebaut. Dieser bindegewebige „Kallus" verknöchert im zweiten Schritt (sekundäre Knochenbruchheilung).
Die primäre Knochenbruchheilung mit möglichst exakter Reposition und Fixation der Fragmente galt als Standard. Allerdings kann die ausgedehnte Freilegung der Fragmente zur exakten Reposition zu einem erheblichen Weichteilschaden, zu einer Ablösung des Periosts und damit zur Störung der Knochendurchblutung führen. Dies führte nicht selten zu ischämischen Störungen der Knochenbruchheilung wie Infekten und Pseudarthrosen.

> Reposition und Fixation sollten daher mit geringer Freilegung des Knochens und möglichst geringem Weichteilschaden erfolgen.

An der Diaphyse reicht es, wenn die Achsen anatomisch korrekt eingestellt werden.

Operationstechniken am Knochen

Operationstechniken am Knochen weichen von denen an Weichteilen ab, gemeinsam sind jedoch die Grundsätze atraumatischen Vorgehens und anatomischer Kenntnisse.
Bei der Planung des Eingriffs sollten die Anatomie und die umliegenden Gewebe berücksichtigt werden, um möglichst wenige Strukturen zu schädigen. Berücksichtigt werden müssen insbesondere Gefäß- und Nervenversorgung sowie die Verläufe der Gefäße und Nerven. Stumpfes Präparieren mit Auseinanderschieben oder -ziehen entlang der Gewebsschichten ist häufig schonender als scharfes Durchtrennen mit Skalpell oder Schere. Es sollte nicht unnötigerweise Periost zerstört oder vom Knochen abgelöst werden, da es die versorgenden Blutgefäße und in seinen tieferen Schichten Osteoblasten enthält. Vermeiden Sie großflächige und vor allem unnötige Freilegungen des Knochens.

> Die beiden wesentlichen Faktoren für die Knochenbruchheilung: Durchblutung und Stabilität!

Durchtrennen

Zur Durchtrennung werden **Sägen, verschiedene Meißel, Knochenschneidezangen und Rongeure** eingesetzt. Scharfe Schnittränder können mit einer Feile geglättet werden.

Beim Sägen stellen Sie die geplante Durchtrennungslinie komplett dar und schützen das umliegende Gewebe. Mit Sägen lassen sich geradlinige Durchtrennungen durchführen. Während des Sägens kann die Richtung nicht mehr geändert werden. Stattdessen muss ein neuer Schnitt angefangen werden. Berücksichtigen Sie, dass Knochen beim Sägen nicht in der Breite des Sägeblatts entfernt wird, sondern in der Breite der Sägezähne. Dies müssen Sie vor allem bei rekonstruktiven Eingriffen beachten.

Bohren

Bohrlöcher werden in der Stärke gebohrt, in der sie benötigt werden, um einen optimalen Sitz für die Schrauben zu gewährleisten. Mit einer Kopfraumfräse kann das Bohrloch etwas aufgefräst werden, wenn Sie später den Schraubenkopf versenken möchten.
Prothesen und Platten erfordern akkurates Anpassen an den Knochen. Die Löcher müssen einen optimalen Sitz garantieren, ohne die Knochenstruktur zu schwächen. Bei vielen Standardoperationen erleichtern Bohrhilfen das genaue Setzen von Bohrlöchern.

▶ Kontrollieren Sie, dass am Ein- und Ausgang des Bohrlochs kein Gewebe

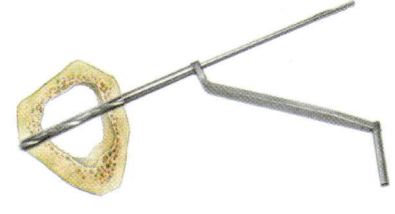

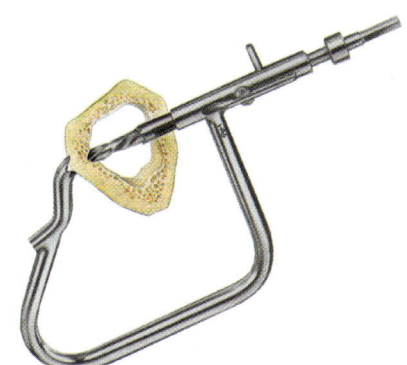

∎ Abb. 1: Gewebeschutzhülse (Führungshilfe) für den Bohrvorgang.

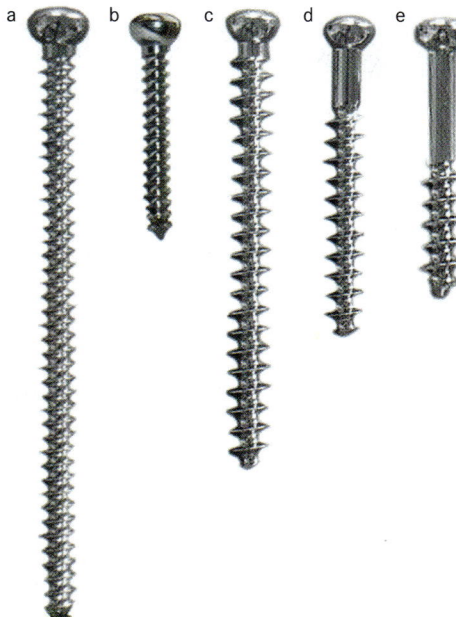

■ Abb. 2: Kortikalisschrauben (a und b), Spongiosaschrauben (c, d und e).

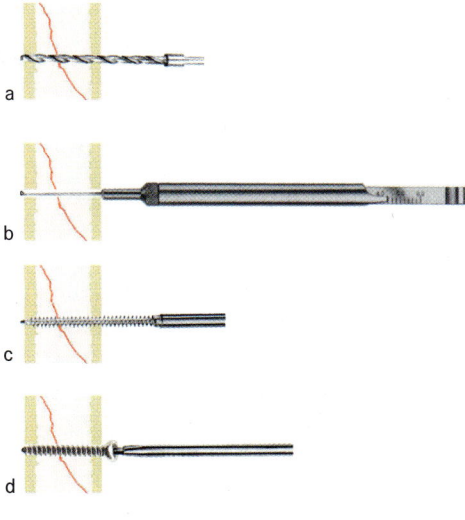

■ Abb. 3: Platzieren einer Kortikalisschraube.

liegt, das verletzt werden kann. Benutzen Sie eine Gewebeschutzhülse oder implantatspezifische Führungshilfen (■ Abb. 1).

▶ Winkeln Sie den Bohrer während des Bohrvorgangs nicht ab, die Bohrspitze kann abbrechen.

▶ Bohren Sie ohne übermäßigen Druck, der Bohrer verfängt sich sonst.

Schrauben und ihr Einsatz

Unterschieden werden **Kortikalisschrauben** mit einem durchgehenden Gewinde und **Spongiosaschrauben** sowohl mit einem durchgehenden Gewinde als auch mit einem halben oder kurzen Gewinde und einem glatten Schraubenschaft. Spongiosa- und Kortikalisschrauben gibt es in vielen Größen. Sie unterscheiden sich in der unterschiedlichen Höhe und Tiefe der Gewindegänge (■ Abb. 2). Kortikalisschrauben haben engere Gewindegänge mit geringerer Tiefe, so dass mehr Gewindegänge Halt in der festen Kortikalis finden. Kortikalis lässt sich nicht komprimieren, sie ist zu hart und spröde und splittert, wenn nicht ein adäquates Loch gebohrt wird, durch das die Schraube eingeführt werden kann. Spongiosa dagegen verhält sich ähnlich wie Holz. Je spongiöser, also meist gelenknäher der Knochen, desto eher kommt eine Spongiosaschraube zum Einsatz. Kortikalisschrauben werden durch die ganze Breite des Knochens geführt, ihr Gewinde erfasst die Kortikalis an beiden Seiten des Knochens bzw. der Frakturfragmente. Gerade in langen Röhrenknochen bietet dies die größte Festigkeit. Der Schraubenkopf kann versenkt werden.

Bohren Sie zunächst ein Loch, das dem Durchmesser des Schraubenschafts entspricht (■ Abb. 3a).

Messen Sie die Länge dieses Kanals mit einer Sonde und wählen Sie eine entsprechende Schraube aus (■ Abb. 3b).

Schneiden Sie mit dem Gewindeschneider ein Gewinde in den Kanal (■ Abb. 3c). *machen wir nicht !*

Entfernen Sie die losen Knochenfragmente und drehen Sie die Schraube ein (■ Abb. 3d).

Schrauben mit durchgehendem Gewinde fixieren Platten oder Prothesen am Knochen. Soll zur Kompression der Knochenfragmente eine sogenannte Zugschraube verwendet werden, so darf das Schraubengewinde im proximalen Knochenfragment nicht ziehen. Dies wird durch die Kombination von einem Gleit- und einem Gewindeloch erreicht. Bei Kortikalisschrauben bohrt man dazu an der ersten Kortikalis bis zum Frakturspalt ein größeres (Gleit-)Loch, das dem Gewindeaußendurchmesser entspricht, so dass die Schraube hier praktisch durchrutscht. Um bei Spongiosaschrauben mit halbem oder kurzem Gewinde eine Kompression, also einen Zug zwischen den Fragmenten, zu erzielen, reicht es, wenn kein Gewindegang im proximalen Fragment verbleibt.

Zusammenfassung

✱ Knochen sind sehr hart und erfordern spezielle Instrumente.

✱ Wichtigste Techniken beim operativen Umgang mit Knochen sind die Durchtrennung, das Setzen von Bohrlöchern und das Platzieren von Schrauben.

✱ Kortikalisschrauben haben engere Gewindegänge und bieten mehr Halt in der festen Kortikalis, Spongiosaschrauben haben weitere Gewindegänge und kommen eher beim spongiösen (meist gelenknahen) Knochen zum Einsatz.

Frakturbehandlung: Schrauben und Platten

Reposition der Frakturfragmente

Frakturen an der Diaphyse erfordern eine anatomisch korrekte Einstellung der Achsen, die exakte Reposition der Fragmente erfolgt nur, wenn dies ohne großen Weichteilschaden möglich ist. Voraussetzung für die funktionell befriedigende Heilung von Frakturen an Gelenken oder mit Gelenkbeteiligung ist eine anatomisch exakte Reposition der Frakturfragmente. Ziel ist die unmittelbare Wiederherstellung der Funktionalität, der möglichen Teil- oder sogar Vollbelastung und der freien Gelenkbeweglichkeit. So wird die Gefahr von Komplikationen wie Einsteifung der Gelenke durch mangelnde Bewegung, Inaktivitätsatrophie und Beinvenenthrombosen verringert.

Operative Fixation der Frakturfragmente

Ob und welche operative Frakturbehandlung und -fixation durchgeführt wird, richtet sich nach dem betroffenen Knochen, der Art der Fraktur und der begleitenden Verletzung der Weichteile sowie dem Alter des Patienten. Die osteosynthetische Frakturbehandlung erlaubt nach der Reposition der Fragmente eine Fixation mit dem Vorteil, dass Übungsbehandlungen früh einsetzen können. Je nach Grad der dadurch erreichten Frakturstabilität wird die Osteosynthese als lagerungsstabil, übungsstabil oder belastungsstabil bezeichnet.

Schraubenosteosynthese

Schrauben lassen sich vielseitig einsetzen. Sie bieten eine gute Möglichkeit, Knochen zu verbinden und Platten am Knochen zu befestigen.
Schon früher wurden Schrauben eingesetzt, die sich ihr Gewinde selbst schneiden, doch gibt es auch solche, bei denen das Gewinde im Bohrloch vorgeschnitten werden muss. Zunehmend sind inzwischen in allen neuen Implantaten die Schrauben wieder selbstschneidend. In manchen kanülierten Schraubensystemen gibt es auch selbstbohrende und -schneidende Schrauben.

Schrägbrüche Zur Stabilisierung von Schrägbrüchen können die Fragmente mit Zugschrauben unter Kompression gebracht werden. Eine interfragmentäre Schraube, ob plattenabhängig oder -unabhängig, sollte immer senkrecht zum Frakturspalt eingebracht werden. Ist sie schräg dazu eingebracht, wird sie auch als Zugschraube eine geringere Stabilität gewährleisten, zudem treten vor allem bei Belastung Scherkräfte auf. Um mittels sogenannter Zugschrauben die Fragmente unter Kompression zu bringen, bohren Sie die proximale Kortikalis als Gleitloch und die gegenüberliegende Kortikalis als Gewindeloch.

> Ziehen Sie die Schrauben nicht zu stark an – sie überdrehen sonst und verlieren ihren Halt. Ein guter Merksatz ist: Nach ganz fest kommt ganz ab!

Eine im rechten Winkel zu einer Schrägfraktur eingeführte Schraube verliert ihren Halt unter Längsbelastung (■ Abb. 1). Nutzen Sie daher zusätzlich zu den Zugschrauben eine Platte, um diese bei Längsbelastung auftretenden Kräfte zu neutralisieren.

Schaftfrakturen, ob Schräg-, Spiral-, Stück- oder Trümmerbruch, werden in der Regel nicht nur mit Schrauben versorgt, sondern entweder mit Zugschrauben und Neutralisationsplatte, mit einer Kompressionsplattenosteosynthese oder mit Marknägeln. Schrauben alleine werden keine Belastungsstabilität erreichen. Die Methoden der ersten Wahl sind heute die Osteosynthese mit einem intramedullären Verriegelungsnagel (s. S. 95; ■ Abb. 3) oder die Überbrückungs-Plattenosteosynthese.

Plattenosteosynthese
Platten dienen als mechanische Stütze. Sie werden außen auf den Knochen geschraubt. Sie sind aus verschiedenen Metallen oder Legierungen gefertigt, können gerade, abgewinkelt, flach oder rohrförmig, biegbar, formbar oder fest sein. Platten haben ovale oder runde Löcher für die Schrauben. Mit Gewindelöchern kann eine winkelstabile, feste Verbindung zwischen Schrauben und Platten erreicht werden. Für verschiedene Zwecke gibt es entsprechend geformte und vorbereitete Platten. Die wichtigsten Beispiele sind:

Neutralisationsplatten gleichen Torsions- und Biegekräfte mittels Schrauben aus und leiten sie über den Frakturbereich hinweg in den gesunden Knochen ab.

Kompressionsplatten komprimieren die Fragmente axial mittels Plattenspanner oder exzentrischer Schraubenlöcher (DC-Platte) und werden bei kurzen und quer verlaufenden Frakturen eingesetzt. Sie sind mehr auf Zug, weniger auf Biegung und Drehung belastbar.

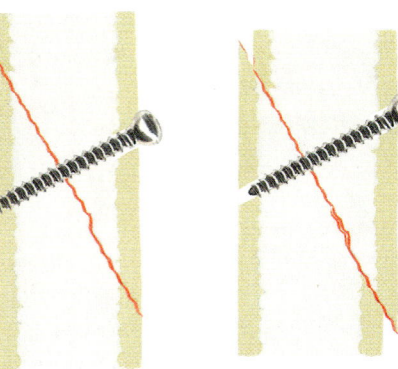

■ Abb. 1: Längsbelastung bei Schrägbruch (Schraubenosteosynthese).

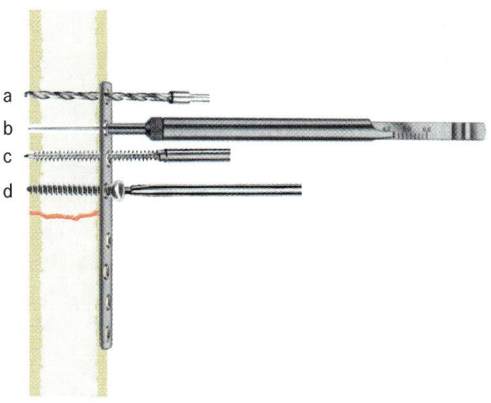

Abb. 2: Schema: Platzierung einer Platte am Knochen.

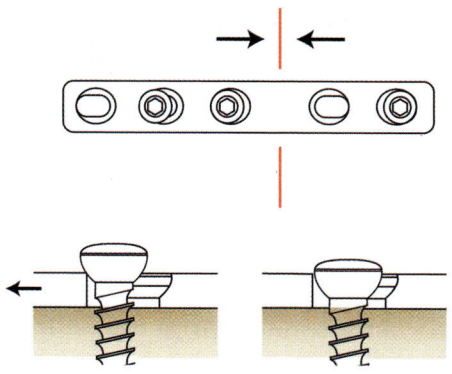

Abb. 3: Prinzip der Kompressionsplatte (exzentrische Bohrungen).

Abstützplatten sichern mittels spezieller Form durch Zugschrauben rekonstruierte Frakturen an Epi- und Metaphyse.

Winkelplatten schließen einen definierten Winkel (95 Grad, 130 Grad) ein und werden vor allem am Femur bei Osteotomien eingesetzt, sie spielen in der Frakturbehandlung nur eine untergeordnete Rolle.
Vorgehen:

Reponieren Sie die Knochenfragmente, ohne die Weichteilumgebung unnötig zu traumatisieren, in anatomisch korrekter Stellung.

Wählen Sie eine geeignete Platte aus und biegen Sie diese ggf., damit sich ihre Form bestmöglich an die Gegebenheiten anpasst. Stellen Sie sicher, dass die Platte Kontakt mit dem Knochen hat. Achten Sie darauf, dass über jedem Fragment mindestens drei Löcher liegen. Für die stabile Osteosynthese ist jedoch nicht die Zahl der Plattenlöcher wichtig, sondern die Anzahl der mit Schrauben erfassten Kortikales: mindestens sechs je Hauptfragment (entspricht drei Schrauben, die je beide Kortikales fassen).

Bohren Sie die Löcher durch das Zentrum (Neutralisationsplatte) der Plattenlöcher und durch die gesamte Breite des Knochens (Abb. 2a). Benutzen Sie eine Gewebeschutzhülse. Bestimmen Sie Länge des Kanals mittels Schublehre (Abb. 2b).

Schneiden Sie das Gewinde (Abb. 2c). Und drehen Sie die Schraube (Kortikalisschraube) ein (Abb. 2d).

Kompression der Knochenfragmente

Um Knochenfragmente gut aneinanderzubringen (primäre schnellere Knochenbruchheilung bei Kompression der Frakturfragmente), lassen sich Platten mit ovalen Gewindelöchern (sogenannte Kompressionsplatten, z. B. DCP, LCDCP) einsetzen. Beim exzentrischen Eindrehen der Rundkopfschrauben

wird die Platte in die Richtung der jeweils exzentrisch eingebrachten Schraube gezogen und zieht dabei mit ihrem anderen Ende das dort befestigte Knochenfragment heran (Abb. 3).
Alternativ lässt sich eine Kompressionsplatte mit Plattenspanner einsetzen. Befestigen Sie zunächst das Ende des Spanners mit einer Schraube im Knochen. Platzieren Sie nun die Kompressionsplatte so, dass der Frakturspalt gut überbrückt ist und der Haken am anderen Ende des ganz geöffneten Plattenspanners in das letzte Loch der Platte eingehakt werden kann. Schrauben Sie das andere Ende der Kompressionsplatte fest. Drehen Sie den Plattenspanner zu und bringen Sie dadurch die Knochenfragmente aneinander. Setzen Sie links und rechts des Frakturspalts Schrauben, lösen und entfernen Sie den Plattenspanner und setzen Sie die letzte Schraube (Abb. 4).

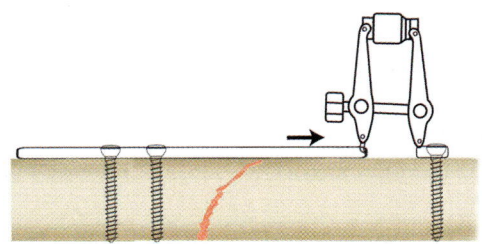

Abb. 4: Kompression der Frakturfragmente durch Plattenspanner.

Zusammenfassung

✖ Bei der Frakturbehandlung sind die Schonung der Weichteile und die ausreichende Reposition der Frakturfragmente die wichtigsten Prinzipien.

✖ Schrauben- und Plattenosteosynthesen erfordern eine Freilegung des Knochens, was nicht immer schonend für das Periost und die Weichteile ist.

Frakturbehandlung: Fixateure und Marknagelung

Fixateure

Fixateur externe

Mit einem „äußeren Fixateur" werden vor allem Knochenbrüche mit kritischen Weichteilverhältnissen im Bereich der Extremitäten, instabile Beckenbrüche und Osteotomien stabilisiert. Sie haben den Vorteil, dass die Frakturstelle selbst nicht manipuliert und der Knochen nicht freigelegt werden muss, sondern der Eingriff in einiger Entfernung davon vorgenommen wird.

An entsprechender Stelle werden oberhalb des Knochens kleine Hautinzionen gesetzt, durch die zwei oder mehr Gewindestangen (Schanz-Schrauben, alternativ auch Drähte) in den Knochen eingeführt und mit Klemmen an jeder Seite fixiert werden. Nach Röntgenkontrolle werden diese durch einen außen liegenden Spanner, einen speziellen Rahmen oder durch Rohre, Gelenkstücke und Spangen fest miteinander verbunden (▮ Abb. 1).

Während manche Spanner und Fixateure ausreichend Stabilität gewährleisten (z. B. sogenannter Monofixateur), ist es bei den Rohrfixateuren häufig erforderlich, zwei parallel verlaufende Rohre an die Gewindestangen zu montieren, um eine ausreichende Stabilität zu erhalten (Klammer- oder Rahmenfixateur). Hierzu müssen Sie allerdings auch längere Gewindestangen wählen, um einen stabilen Rahmen (Kräfteparallelogramm) zu erhalten.

Neben der Stabilisierung bietet der Fixateur externe auch die Möglichkeit, von außen axiale Kompression oder Entspannung auszuüben, indem er gespannt oder gelockert wird.

Seit den 50er Jahren ist ein Ringfixateur (nach Ilisarov) in Gebrauch, bei dem in den Knochen eingebrachte Drähte an ringförmig gestalteten Konstruktionselementen montiert und gespannt werden

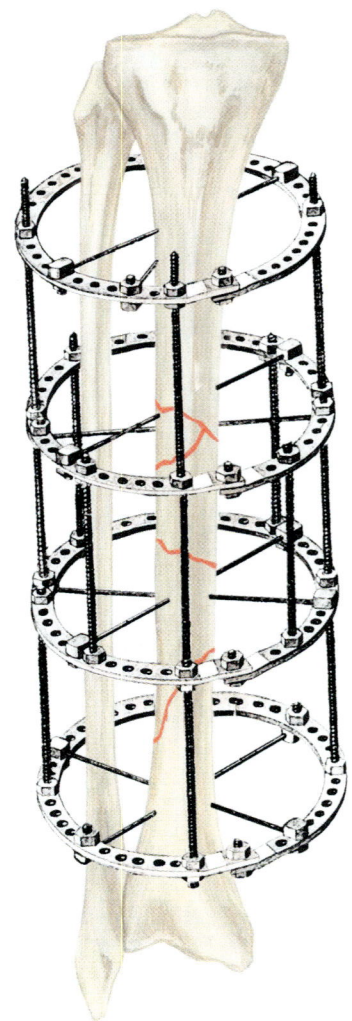

▮ Abb. 2: Ringfixateur nach Ilisarov.

(▮ Abb. 2). Er wird zur Knochenfixierung oder zur Achsen- und Längenkorrektur eingesetzt.

Fixateur interne

Innere Fixateure werden zur Stabilisierung der Wirbelsäule bei Instabilität durch Fraktur, Tumor oder Entzündung verwendet. Von dorsal werden kräftige Schrauben in die Pedikel der Nachbarwirbel des instabilen Bereichs eingebracht. Nach Einrichten der Wirbelsäule werden die Pedikelschrauben über Stangen miteinander verbunden, die im Bett der autochthonen Rückenmuskulatur liegen.

Marknagelosteosynthese

Die intramedulläre Schienung langer Röhrenknochen (▮ Abb. 3) wird vor allem bei geschlossenen queren und kurzen schrägen Schaftfrakturen von Humerus, Tibia und Femur eingesetzt. Sie beruht auf dem Prinzip einer inneren Schienung und hat den Vorteil der axialen Belastungsstabilität.

Bei Frakturen wie Spiralbrüchen oder Mehrfragmentfrakturen wird der Marknagel zusätzlich proximal und distal mit einem Bolzen verriegelt, so dass auch Rotationsstabilität gewährleistet ist. Moderne intramedulläre Nägel ermöglichen auch eine winkelstabile Verriegelung sehr nahe am Nagelende, wodurch auch gelenknahe, metaphysäre Frakturen so versorgt werden können.

Eine Form der intramedullären Frakturstabilisation stellt die sogenannte dynamische Hüftschraube (DHS) dar. Hier werden Oberschenkelhals und -kopf durch eine Schraube mittels einer intramedullär eingebrachten Schraube gehalten, die in einem festen Winkel von einer Platte geführt wird. Durch die Belastung kommt es zu einer Kompression des Frakturspalts (▮ Abb. 4).

Im Kindesalter erfolgt die intramedulläre Schienung mit **Prevot-Nägeln** (biegsame Drähte). Die Nägel werden metaphysär in den Knochen eingebracht und im Markraum über die Fraktur vorgeschoben.

> Eine transepiphysäre intramedulläre Marknagelung beim Kind ist verboten, da die Durchbohrung der Epiphysenfugen zu Wachstumsstörungen führt. Transepiphysär ist beim Kind lediglich die Drahtschienung zugelassen.

Drahtosteosynthese – Drahtfixation

Stahldraht in verschiedenen Stärken findet Anwendung bei der direkten und indirekten Kirschner-Draht-Osteosynthese („Spickung"), also einer Fixation oder intramedullären Schienung mittels Drähten, bei Cerclagen und bei Zuggurtungen. Biegsame Stahldrähte mit verschiedenen Längen und Durchmessern (Kirschner-Drähte) können mittels elektrischen Bohrers oder von Hand intraoperativ offen oder perkutan in den Knochen eingebracht werden.

Bedenken Sie, dass der Knochen splittern kann, wenn der Draht, den Sie ein-

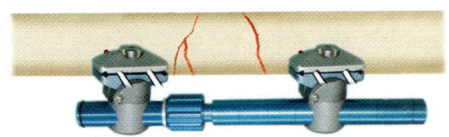

▮ Abb. 1: Monofixateur mit möglichen liegenden Gewindestangen/Schanz-Schrauben.

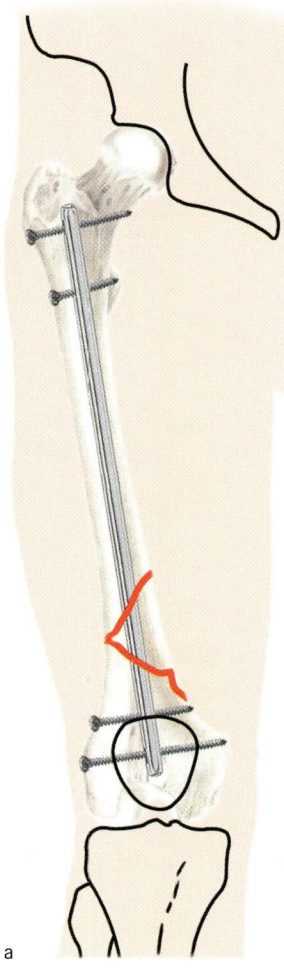
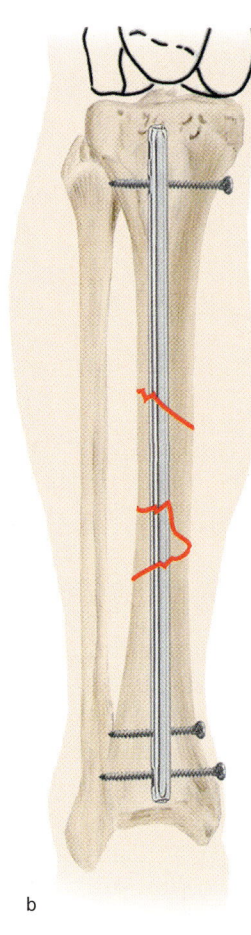

b

a

Abb. 3: Prinzip der Marknagelung.

wieder entfernt. Die Dauer der Ruhigstellung hängt vom Patientenalter, vom Frakturtyp und von der Lokalisation ab. Kleine Knochen, wie die der Hand, werden mit einem Draht möglichst zentral durchbohrt. Vor allem im Wachstumsalter werden solche Spickdrähte häufig zum Adaptieren von Knochenfragmenten eingesetzt, da sie unter den osteosynthetischen Verfahren als weniger invasiv und weniger traumatisierend gelten (❚ Abb. 5). Bei Kindern reicht oftmals weniger Primärstabilität der Osteosynthese, da Sie großzügiger im Gips ruhig stellen können. Probleme wie Einsteifungen bei Ruhigstellung sind im Kindesalter eher selten.

Cerclage: Knochenfragmente können durch zirkulär angelegte Drähte stabilisiert werden, auch als Cerclagen bezeichnet. Diese früher häufig benutzte Methode hat allerdings den Nachteil, dass die Blutversorgung an dieser Stelle gefährdet ist, da dort der periostale Blutfluss unterbrochen wird. Oft wird der Draht später entfernt und durch eine andere Form der definitiven Osteosynthese ersetzt. Die Enden müssen gleichmäßig verdrillt werden. Wird nur ein Draht um den anderen gewickelt, hält die Fixierung möglicherweise nicht. Drähte können auch nach entsprechendem Vorbohren des Knochens wie Nähte eingesetzt werden.

führen, zu dick ist. Bei temporären Fixierungen reichen auch dünnere Drähte, zur definitiven Versorgung benötigen Sie dickere und stabilere.

Kirschner-Drähte werden entweder zur vorübergehenden intraoperativen Fixation von Knochenfragmenten oder als definitive Adaptationsosteosynthese verwendet, die aber dann zusätzlich im Gipsverband ruhig gestellt werden muss. Die Drähte werden bei zunehmender Konsolidierung der Fraktur

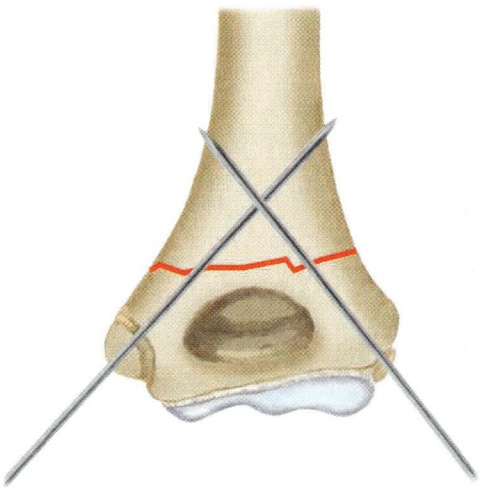

Abb. 5: Osteosynthese bei suprakondylärer Humerusfraktur mit gekreuzten Kirschner-Drähten.

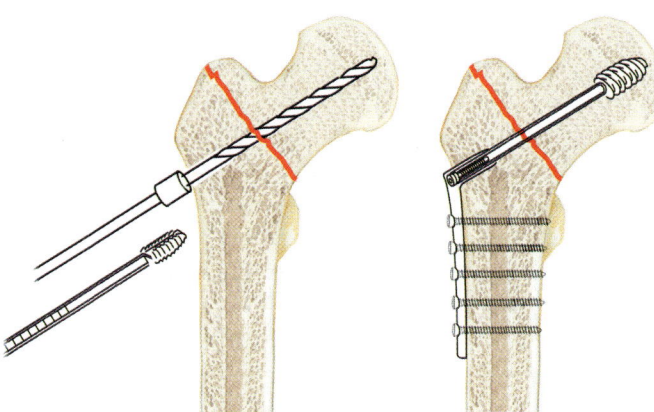

Abb. 4: Dynamische Hüftschraube.

Zusammenfassung

✴ Neben der Schrauben- und Plattenosteosynthese spielen heute in der Frakturbehandlung die Marknagelung und die externe Fixation (z. B. Fixateur externe) eine große Rolle.

✴ Vorteil der Marknagelung und der externen Fixation ist die bessere Schonung der Weichteile.

Weitere Eingriffe am Knochen

Zuggurtung

Bei der Zuggurtung mittels einer Drahtschlinge werden die ansetzenden Muskelkräfte genutzt, um die Frakturfragmente gegeneinanderzudrücken. Eingesetzt werden kann diese Form der Osteosynthese vor allem bei Patellaquerfrakturen, beim Olekranonabriss oder beim Abriss des Tuberculum majus.
Im Folgenden wird das Vorgehen am Beispiel einer Patellaquerfraktur geschildert (▌Abb. 1):

Schneiden Sie einen Draht schräg ab, um ein spitzes Ende zu erhalten.

Fixieren Sie nach Reposition der Patellafragmente zwei kräftige Kirschner-Drähte vertikal und parallel zueinander in der Patella (▌Abb. 1a). Führen Sie direkt über dem Ober- und dem Unterrand der Patella jeweils weit dorsal in der Sehne und dorsal der eingeführten Kirschner-Drähte den Draht quer durch die Sehne (nicht durch das Gelenk), wobei der Draht über der Patella kreuzt (▌Abb. 1b).

Verdrillen Sie die Drahtenden miteinander, so dass der Frakturspalt komprimiert wird. Die Enden sollten dabei gleichmäßig umeinander verdrillt werden. Kürzen Sie den Draht und versenken Sie den Drahtstumpf (▌Abb. 1c).

Ruhigstellung und Immobilisation

Eine Ruhigstellung muss bei seltener konservativer Bruchbehandlung, bei ungenügender Stabilität der Osteosynthese oder bei mangelhafter Compliance seitens des Patienten nach operativer Osteosynthese erfolgen. Früher wurde Gips, heute werden als Materialien meist kunststoffgetränkte Binden verwendet, die nach Anlage in kurzer Zeit aushärten. Meist handelt es sich dabei um Polyurethan-Verbindungen. Bei jeder Immobilisation im Verband oder mit Schienen müssen Sie auf die korrekte Anlage achten. Mögliche Druckstellen müssen ausreichend gepolstert sein, auf Nerven darf kein Druck ausgeübt werden (z. B. N. peroneus am Fibulaköpfchen). Jeder angelegte Verband muss kontrolliert werden. Bei Schmerzangabe müssen Sie den Verband entfernen, wechseln und den Befund kontrollieren.
Bedenken Sie auch eine mögliche Einsteifung als Komplikation. Daher sollte eine Ruhigstellung möglichst in Funktionsstellung erfolgen.

Metallentfernung

Die meisten eingebrachten intra- und extramedullären Kraftträger (Platten, Nägel) und Schrauben werden nach Konsolidierung der Fraktur oder Osteotomie wieder entfernt. Unterschätzen Sie nicht die Schwierigkeiten, die auch bei der Metallentfernung auftreten können. Die Suche nach Schrauben kann sich nach Vernarbung und möglicher Verknöcherung sehr problematisch gestalten und zu einem erheblichen

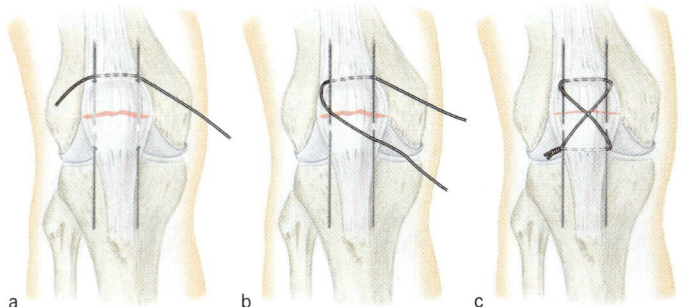

▌ Abb. 1: Zuggurtungsosteosynthese bei einer Patellafraktur.

Gewebstrauma führen. Auch die Entfernung von Marknägeln bedarf einiger Übung, um diese möglichst atraumatisch wieder entfernen zu können.

Knochentransplantation

Bei ausgedehnten Knochendefekten und Fusionsoperationen vor allem der Wirbelkörper kommt die Verpflanzung eigenen (autologen) oder fremden (homologen) Knochens (meist Spongiosa) zum Einsatz. Meist wird autologer Knochen benutzt, da dieser im Gegensatz zu homologem Material keine Abwehrreaktion provoziert und keine Gefahr besteht, virale Krankheiten zu übertragen. Entnahmestellen sind vorwiegend der vordere und hintere Beckenkamm. Spongiosa besitzt Osteoblasten, die Knochen neu bilden können, und eignet sich deshalb besonders gut. Sie kann gemischt werden mit Kortikalisspänen, die zwar kaum osteogenetisches Potential besitzen, dafür aber sehr fest sind und gut Löcher auffüllen.

Amputationen

Bei konservativ nicht beherrschbaren Infektionen, ausgedehnten Nekrosen, fehlenden gefäßchirurgischen Rekonstruktionsmöglichkeiten (bei arterieller Verschlusskrankheit), bei nicht rekonstruierbaren, vielleicht lebensbedrohlichen Verletzungen („life before limb") oder malignen Tumoren wie Sarkomen ist oft eine Amputation von Gliedmaßen unumgänglich.
Bei Knochentumoren besteht häufig die Möglichkeit, den entstandenen Knochendefekt mittels Transplantat oder Metallprothese zu decken, so dass eine Amputation umgangen werden kann. Einige Grundsätze gilt es zu beachten:

▶ Amputationshöhe so peripher wie möglich, so proximal wie nötig. Bedenken Sie aber auch, dass nur ein ausreichend perfundiertes Wundgebiet zu einer primären Heilung führen kann. Gerade bei ischämischen Erkrankungen kommt es häufiger zu Wundinfekten und Wundheilungsstörungen, die eine Nachamputation erfordern.
▶ Amputation möglichst distal eines Gelenks, um dessen Funktion zu erhalten.
▶ Distale Ansätze von Muskeln am Stumpf werden erhalten, Ursprünge und Ansätze ischämischer Muskelgruppen werden

entfernt (z. B. M. soleus bei der Unterschenkelamputation).

▶ Stumpf lang genug lassen, um eine Prothese befestigen zu können. Eine Kniegelenksexartikulation ist wesentlich besser prothetisch zu versorgen als eine Oberschenkelamputation. Prüfen Sie gerade an der unteren Extremität, ob wirklich eine Amputation im Oberschenkel erforderlich ist oder die Kniegelenksexartikulation ausreichend sein könnte.

▶ Einfache oder doppelte Hautlappen werden aus gesunder Haut mit subkutanem Gewebe gebildet. Zeichnen Sie die Schnittführung auf der Haut an und schneiden Sie die Hautlappen entsprechend zu. Lassen Sie dabei den einen Hautlappen lang genug, um mit ihm den Stumpf abdecken zu können (▌ Abb. 2a). Durchtrennen Sie die Muskulatur.

▶ Legen Sie den Knochen frei und durchsägen Sie ihn unter Schutz aller umliegenden Gewebe und Blutstillung. Glätten Sie die Kanten des Knochenstumpfs mit einer Feile, insbesondere die Seite, über die der Hautlappen gelegt wird.

▶ Versorgen Sie die Arterien jeweils mit einer Durchstichligatur. Kürzen und ligieren Sie die Nerven, damit Sie nicht im Wund- und Narbenbereich enden, wo sie sehr druckempfindliche Neurome bilden können. Verschließen Sie die verbliebene Muskulatur und den Hautlappen spannungsfrei über dem Stumpf (▌ Abb. 2b). Prüfen Sie während der Heilungsphase engmaschig seine Vitalität, um frühzeitig Nekrosen oder Infektionen zu erkennen.

Replantationen

Eine erfolgreiche Replantation des Amputats hängt von der Art, Form und Höhe der Abtrennung, dem Zeitpunkt der Operation, den Begleitverletzungen sowie dem Allgemeinzustand des Verletzten ab. Recht gute Chancen haben scharfe, guillotineartige Abtrennungen oder Abquetschamputationen mit nur lokalen oder geringen Gewebeschäden. Voraussetzungen für ein zufriedenstellendes Replantationsergebnis sind eine umgehende saubere Asservierung des Amputats sowie eine adäquate Erstversorgung am Unfallort. Neben der scho-

nenden Blutstillung und Verbandanlage am Stumpf sollte das Amputat sauber, wenn möglich steril und gekühlt aufbewahrt und mit dem Verletzten transportiert werden.

Zur erfolgreichen Replantation beachten Sie folgende Prinzipien:

▶ Waschen Sie Amputat und Stumpf unter sterilen Bedingungen. Stellen Sie die anatomischen Strukturen exakt dar. Kürzen Sie ggf. den Knochen und stellen Sie die Kontinuität mittels Osteosynthese wieder her. Rekonstruieren Sie dann Sehnen, Gefäße und Nerven.

▶ Bei verkürztem Knochen können Sie nach Abschluss der Wundheilung eine sekundäre Korrektur vornehmen (z. B. Knochendistraktion nach Ilizarov; s. S. 94, ▌ Abb. 2).

Gelenkersatz

In den letzten Jahren sind viele Möglichkeiten entwickelt worden, erkrankte

oder zerstörte Gelenke durch Prothesen zu ersetzen. Bekannte Endoprothesen sind die von Hüft- und Kniegelenken, aber auch Schulter-, Ellenbogen- Hand- und Fußgelenke können durch Fremdmaterial (Metall, Plastik oder Keramik) nachgebildet und an entsprechender Stelle implantiert werden. Kleine Gelenke wie die der Finger können durch einteilige flexible Plastikprothesen ersetzt werden.

Hüftprothesen Nicht nur bei degenerativen Hüfterkrankungen, sondern auch bei dislozierten Schenkelhalsfrakturen des älteren Menschen ist ein Hüftgelenksersatz indiziert. Entweder werden nur Femurkopf und -hals oder auch, als Totalendoprothese (TEP), zusätzlich die Hüftgelenkspfanne ersetzt. Bei der Femurkopfprothese oder der Totalendoprothese können der Schaft und/oder die Pfanne zementiert (mit Polymethylmethacrylat) oder unzementiert eingebracht werden.

✻ Duokopfprothese

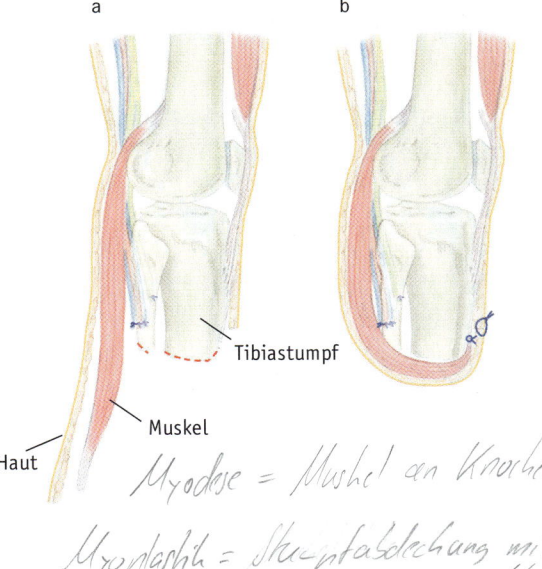

a   b

Tibiastumpf

Muskel

Haut

Myodese = Muskel an Knochen

Myoplastik = Stumpfabdeckung mit Muskel

▌ Abb. 2: Deckung des Knochenstumpfs bei Unterschenkelamputation.

Zusammenfassung

✖ Die meisten Implantate werden nach Osteosynthesen wieder entfernt. Dies kann ein schwieriger Eingriff sein, die Freilegung und das Auffinden der Implantate können sehr traumatisierend sein. Unterschätzen Sie diese sogenannten Anfängereingriffe nicht.

✖ Bei Amputationen ist eine gute Weichteildeckung mit einem spannungsarmen Wundverschluss sowie ausreichender Durchblutung erforderlich, um eine primäre Wundheilung zu gewährleisten.

Endoskopie

Körperhöhlen und Hohlorgane können mittels eines starren oder flexiblen röhrenförmigen Instruments mit Lichtquelle und optischem System betrachtet werden. Auch die Kombination mit therapeutischen Maßnahmen ist möglich. Die technische Entwicklung der Endoskope ermöglicht heute, dass es kaum einen Gang oder Hohlraum gibt, der nicht exploriert und beurteilt werden kann.

Die Endoskopie hat den Vorteil, dass sie eine Sicht auf Strukturen ermöglicht und sie so darstellt, wie sie tatsächlich sind. So lassen sich sowohl Morphologie als auch Funktion beurteilen.

Endoskope können mit einer Vielzahl von Instrumenten gekoppelt werden und ermöglichen so neben der Diagnostik auch therapeutische Maßnahmen. Beispiele sind Katheter, Dilatatoren, Diathermiegeräte, Zangen und Scheren, Bürstchen für zytologische Proben, Dormia-Körbchen und Schlingen zur Entfernung von Steinen und Fremdkörpern.

Starre Endoskope

Der sichere Umgang mit Endoskopen erfordert Training. Auch die Beurteilung der betrachteten Strukturen muss erlernt werden. Einige Endoskopien wie Laryngoskopie und Rektoskopie sind relativ einfach zu lernen.

Starre Endoskope werden unter Sicht eingeführt und vorgeschoben. Die Tiefenbeurteilung ist nicht ganz leicht. Mit einer abgewinkelten Spitze lassen sich Instrumente leichter in verformbare, gewundene Gänge einführen. Drehen Sie das Gerät beim Vorschieben vorsichtig.

Klassische Beispiele sind die Zystoskopie (▌ Abb. 1) und die Rektoskopie (▌ Abb. 2). Über die starren Zystoskope lassen sich auch Instrumente und Katheter (z. B. in den Ureter) unter Sicht vorschieben.

Überzeugen Sie sich vor jedem Einsatz eines Endoskops, dass alle benötigten Teile und Instrumente funktionsfähig sind.

Zystoskop

Mit dem Zystoskop lassen sich die Harnröhre, Sphinkter und Harnblase beurteilen, Biopsien entnehmen, Tumoren abtragen und Katheter bis in den Ureter legen (▌ Abb. 1).

Beim Einführen des starren Zystoskops müssen Sie sehr vorsichtig vorgehen, vergleichbar mit dem Legen eines Blasenkatheters (s. S. 26). Hindernisse dürfen nicht gewaltsam überwunden werden. Ist die Spitze des Geräts in der Blase, können Sie die Strukturen beurteilen. Versuchen Sie beim Zurückziehen und Vorschieben, die Spitze des Geräts unter Sicht in der Mitte des Lumens zu halten.

Rektoskop und Sigmoidoskop

Das längere, röhrenförmige Rektoskop dient zur Betrachtung des Rektums und unteren Sigmas, also etwa 30 cm ab Anus. Die Rektoskopie erlaubt die Beurteilung der Schleimhaut, Probeexzisionen und therapeutische Eingriffe wie Polypektomie.

Führen Sie den am Ende abgerundeten Obturator in das Rohr ein (▌ Abb. 2). Fetten Sie das Gerät gut mit Vaseline ein. Schließen Sie die Kaltlichtquelle und den Ballon an das Gerät an (Funktion überprüfen!). Erklären Sie dem Patienten genau, was Sie tun.

Der Patient wird in Linksseitenlage (oder alternativ in Steinschnittlage) platziert. Seine Beine sind angezogen, der Po ragt über die rechte Seite der Liege in Richtung des Untersuchers (▌ Abb. 3).

Inspizieren Sie zunächst die perianale Region und führen Sie eine rektal-digitale Tastuntersuchung durch. Vergewissern Sie sich dabei, dass das Lumen frei ist und Sie das Gerät auch einführen können. Erst dann platzieren Sie die Spitze des Rektoskops am Anus, indem Sie dabei in Richtung des Nabels zielen. Üben Sie sanften Druck aus, bis sich der Sphinkter entspannt. Ist der Patient sehr verspannt, bitten Sie ihn, wie zum Stuhlgang zu pressen. Dies relaxiert den Analsphinkter.

Führen Sie das Rektoskop etwas drehend vorsichtig einige Zentimeter ein. Entfernen Sie den Obturator und setzen Sie das Fenster auf. Alle weiteren Manöver erfolgen unter Sicht.

Insufflieren Sie etwas Luft, wodurch das Rektum sich entfaltet. Führen Sie das Rektoskop unter Sicht vor, wobei Sie die Spitze im Zentrum des Darmlumens halten.

Beim langsamen Zurückziehen des Rektoskops erfolgt die eigentliche Begutachtung des Darms. Ziehen Sie es langsam und unter leicht kreisenden Bewegungen zurück. Achten Sie besonders auf das Aussehen der Schleimhaut und auf Unregelmäßigkeiten.

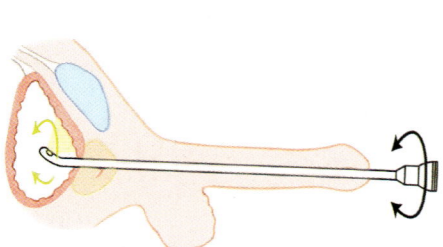

▌ Abb. 1: Starres Zystoskop mit leicht abgewinkelter Spitze.

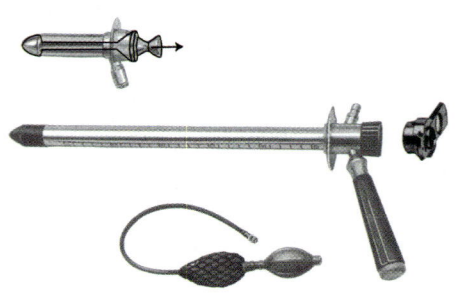

▌ Abb. 2: Proktoskop (oben) und Rektoskop (unten).

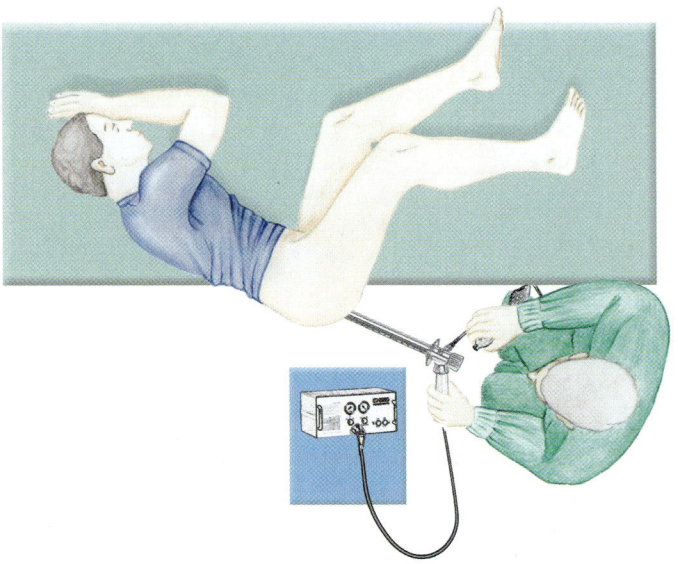

Abb. 3: Rektoskopische Untersuchung.

Falls Sie eine Gewebeprobe entnehmen, einen Abstrich machen oder Blutungen unterspritzen wollen, müssen Sie zunächst das Fenster abnehmen und Luft entweichen lassen. Bringen Sie vor der Abnahme des Sichtfensters die entsprechende Stelle ins Zentrum Ihrer Sicht. Führen Sie Ihr Biopsieinstrument ein und entnehmen Sie die Gewebeprobe.

> Bringen Sie nicht zu viel Luft ein. Setzen Sie Instrumente nur unter ausreichender Sicht ein.

Proktoskop

Mit dem kurzen, starren, röhrenförmigen Proktoskop lassen sich Analkanal und unterer Enddarm beurteilen (▌ Abb. 2). Es ist etwa 5 – 8 cm lang, vorn schräg offen oder seitlich gefenstert und lässt sich mit einem Obturator verschließen. Die Vorgehensweise ist ähnlich wie bei der Rektoskopie. Wenn sich die Spitze dem Analsphinkter nähert, versucht dieser reflexartig das Instrument rauszupressen. Wenden Sie deshalb bei der Inspektion des unteren Analkanals leichten Gegendruck an.

Flexible Endoskope

Durch die Entwicklung fiberoptischer, flexibler Endoskope (▌ Abb. 4) lassen sich gut oberer und unterer Gastrointestinaltrakt (Ösophago-Gastroduodenoskopie, Koloskopie), Trachea

und Bronchien (Bronchoskopie) und Urogenitaltrakt beurteilen, aber auch Blutgefäße (Angioskopie) und Gelenke (Arthroskopie) einsehen.

Fiberendoskope sind inzwischen in erstaunlich vielen Bereichen einsetzbar. Die Instrumente verfügen meist über einen Arbeitskanal, über den sich Instrumente bis in das Sichtfeld vorschieben lassen. Es lassen sich neben der Inspektion auch Biopsieentnahme, Schlingenextraktion, Diathermie, Dilatation und Einbringen eines Stents, das Fangen oder Zerstören von Steinen mittels Ultraschall oder Laser und weitere, spezielle Verfahren durchführen.

> Flexible Endoskope sind in größeren Lumina schwieriger zu kontrollieren als starre, ihr Einsatz erfordert mehr Übung.

Weitere Endoskope

Zur Untersuchung des äußeren Gehörgangs bis zum Trommelfell kommt das **Otoskop** zum Einsatz. Der Kehlkopf kann mit einem **Laryngoskop** begutachtet werden, was auch als Hilfestellung bei der Intubation benötigt wird (s. S. 28). Die Gebärmutter kann mit einem **Hysteroskop** gespiegelt werden. Je nach Einsatzgebiet existieren weitere starre Endoskope (z. B. für die Gelenksspiegelung = Arthroskopie). Seltener werden starre Endoskope zur Begutachtung von Speiseröhre und Magen sowie von Trachea und Hauptbronchien benutzt, bei der Entfernung von Fremdkörpern haben sie noch ihren Einsatzbereich.

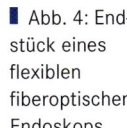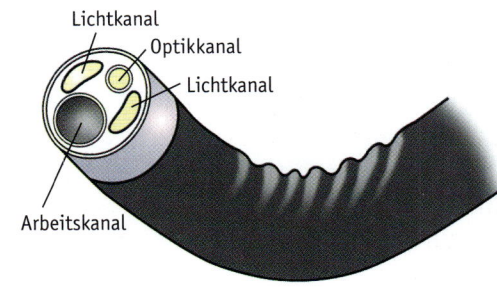

Abb. 4: Endstück eines flexiblen fiberoptischen Endoskops.

Lichtkanal
Optikkanal
Lichtkanal
Arbeitskanal

Zusammenfassung

✖ Endoskope lassen sich über Körperöffnungen oder auch Inzisionen einführen, um Hohlorgane von innen einsehen und beurteilen zu können.

✖ Sie verfügen über Arbeitskanäle, spezielle Instrumente dienen der Biopsieentnahme, der Fremdkörperentfernung, der Platzierung von Stents, der Dilatation und Inzision.

Prinzipien der minimalinvasiven Chirurgie

Die minimalinvasive Chirurgie („Schlüsselloch-Chirurgie") hat sich in den letzten Jahren zunehmend als Operationsverfahren in ausgewählten Fällen durchgesetzt. Trotz der Bezeichnung „minimalinvasiv" handelt es sich jedoch ebenfalls um durchaus invasive Verfahren, lediglich die Zugangswege sind „minimalinvasiv".

Einige Operationen werden heute bevorzugt, wenn nicht fast ausschließlich minimalinvasiv durchgeführt. Dazu gehören die Cholezystektomie, die Fundoplikatio, viele arthroskopische (Kniegelenk) und thorakoskopische Eingriffe. Mögliche Vorteile sind die äußerlich kleineren Wunden und Narben, der vermutlich daher geringere postoperative Schmerz und auch die angeblich kürzere Erholungsphase im Vergleich zu den konventionellen Verfahren.

Prinzipien endoskopischer/minimalinvasiver Eingriffe

Eine Körperhöhle oder ein Gewebszwischenraum kann aufgedehnt werden, um den Inhalt und die begrenzenden Strukturen mittels eingebrachter Optik einzusehen. Die Aufdehnung erfolgt üblicherweise mit einem Gas (meist Kohlendioxid), das durch eine Kanüle oder einen Trokar (z. B. in die Bauchhöhle) insuffliert wird. Gasfluss und intraabdomineller Druck werden eingestellt und überwacht. Bei Arthroskopien wird Flüssigkeit (meist physiologische Kochsalzlösung) zur Aufweitung des Gelenks benutzt. Ein Raum kann ebenfalls mit einem eingebrachten Ballon zwischen den Gewebsschichten geschaffen werden (z. B. endoskopische extraperitoneale Leistenbruchoperation).

Über einen Trokar wird eine Optik eingeführt, welche die Lichtquelle und die Kamera enthält. Die aufgesetzte Kamera überträgt das Bild auf einen Monitor. Über weitere Trokare (oder Kanülen), die über einen Ventilmechanismus zum Erhalt des in der Höhle befindlichen Drucks verfügen, können verschiedene Instrumente frei eingeführt und entfernt werden. Die Arbeitsspitzen der Instrumente liegen im Blickfeld der Optik. Mögliche Nachteile sind die Einschränkung der Darstellung auf eine Ansicht und die zweidimensionale Darstellung auf dem Monitor. Es gelten ansonsten dieselben Grundsätze wie in der offenen Chirurgie.

Instrumente

Gemeinsames Merkmal der Instrumente ist ein äußerer Griff zum Bedienen und Halten. Die Instrumente haben an der Eintrittspforte an Bauch- oder Brustwand einen Drehpunkt. Sie müssen daher den Griff in die entgegengesetzte Richtung der beabsichtigten Bewegung der Spitze des Instruments bewegen (█ Abb. 1). Die Instrumente haben einen kegelförmigen Arbeitsbereich. Je nach Länge innerhalb der Körperhöhle werden die Bewegungen Ihrer Hände verstärkt (█ Abb. 1b) oder abgeschwächt (█ Abb. 1a). Wählen Sie daher Instrumente und Lokalisationen für die Trokare so aus, dass der Drehpunkt des Instruments an der Körperwand ungefähr in der Mitte Ihres Instruments liegt.

Fähigkeiten und Techniken

Minimalinvasive Chirurgie erfordert ein Umdenken und eine andere Koordination. Als Operateur müssen Sie lernen, Ihre Hand- bzw. Instrumentenbewegungen auf dem vom Operationsgebiet entfernten Monitor zu erkennen und Ihre Handkoordination entsprechend anzupassen. Dies erfordert Training.

Ihre Sicht ist dabei eingeschränkt, da Sie das Operationsfeld und Ihre Instrumente nur im begrenzten zweidimensionalen Bildausschnitt der Kamera sehen. Wichtigste Aufgabe des Assistenten ist die Führung der Kamera. Von einer zuverlässigen, ruhigen Sicht hängt der Erfolg der Operation ab. Bei der Kameraoptik stehen Ihnen gerade (0 Grad) sowie abgewinkelte (meist 30 Grad) Optiken zur Verfügung.

Lassen Sie keine Gelegenheit aus, minimalinvasive Verfahren zu erlernen und zu üben und sich mit den Eigenheiten der Instrumente vertraut zu machen. So gut die Kurse der minimalinvasiven Operationsverfahren auch sein mögen, können sie doch nicht das regelmäßige Üben ersetzen. Da es sich um Bewegungsabläufe handelt, die Sie erlernen müssen, sollte Ihnen neben der klinischen Tätigkeit und Anleitung auch ein Simulator zur Ausbildung zur Verfügung stehen (s. a. S. 115; █ Abb. 3 und 4).

Laparoskopie

Als beispielhafter Eingriff sei hier die Laparoskopie vorgestellt. Vor jedem laparoskopischen Eingriff müssen Sie über die Risiken des Eingriffs aufklären und auch darauf hinweisen, dass der Eingriff unter Umständen konventionell fortgesetzt und beendet werden muss.

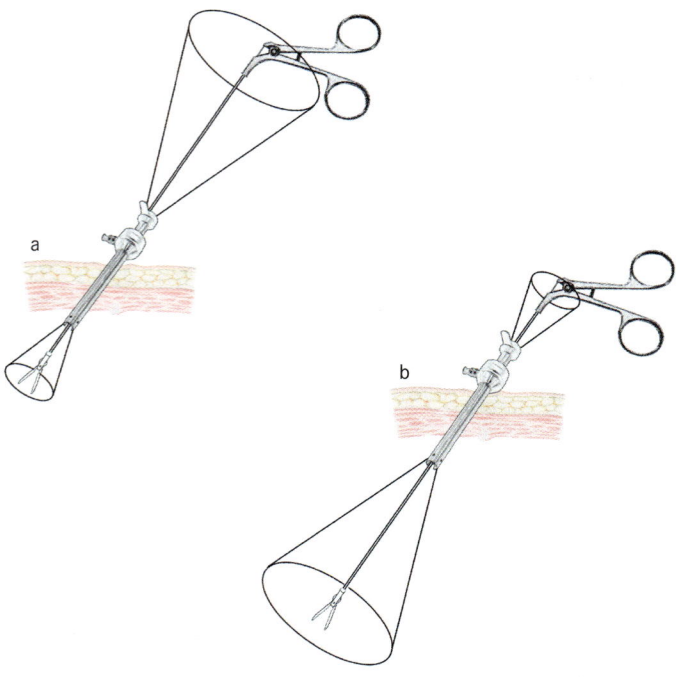

█ Abb. 1: Prinzip der Instrumente beim minimalinvasiven Operieren.

Beachten Sie daher, wenn möglich, schon bei den Hautinzisionen zur Platzierung Ihrer Trokare sowohl die bestmögliche Platzierung der Zugänge (Ports) als auch die mögliche Nutzung der Inzisionen beim später evtl. erforderlichen Umsteigen auf das offene Vorgehen. Es ist sinnvoll, die Ports für Ihre Arbeitsinstrumente und für die Kamera auf einem Halbkreis um das Zielorgan zu platzieren, dessen Radius ungefähr der halben Instrumentenlänge entspricht. Trokare für Halteinstrumente platzieren Sie je nach Bedarf. Für Routineeingriffe sind die Trokarpositionen standardisiert, wobei von Klinik zu Klinik geringe Abweichungen bestehen (s. Anhang, S. 124).
Achten Sie auf die korrekte Lagerung und Vorbereitung: Bei Eingriffen im Unterbauch kann es sinnvoll sein, die Blase mittels Blasenkatheter vor der Operation zu entlasten. Bei Eingriffen im Oberbauch kann Ihnen die Entleerung des Magens über eine Magensonde eine bessere Sicht verschaffen. Wie bei der offenen konventionellen Chirurgie kann Ihnen die Untersuchung und Palpation des Abdomens nach Einleitung der Narkose wichtige Hinweise liefern, die Ihr operatives Vorgehen beeinflussen können.
Der wichtigste Schritt ist die **Herstellung des Pneumoperitoneums,** das Ihnen den Raum für die Manipulationen im Bauchraum schafft. Die früher weit verbreitete geschlossene Methode mittels Veress-Nadel (s. a. S. 103) ist weitgehend zugunsten eines offenen Vorgehens verlassen worden. Spezielle Trokare ermöglichen auch eine Punktion der Peritonealhöhle unter direkter Sicht über die Kamera (mittels 0-Grad-Optik) und den Monitor.

Vorgestellt wird hier der infraumbilikale Zugang, es ist jedoch auch jeder andere Zugangsweg zur Peritonealhöhle denkbar. Zu Beginn vergewissern Sie sich, dass alle erforderlichen Geräte funktionsbereit sind und dass noch ausreichend Kohlendioxidgas vorhanden ist.

Führen Sie eine ca. 1,5 – 2 cm lange Hautinzision unterhalb des Nabels entweder längs oder quer durch. Durchtrennen Sie das subkutane Fettgewebe und identifizieren Sie die glänzenden, weißlichen Fasern der Faszie im Bereich der Linea alba. Heben Sie die Faszie beidseits der Mittellinie mit Klemmen oder Haltenähten an.

Inzidieren Sie die Faszie in der Linea alba und heben Sie das darunter liegende Peritoneum an.

Inzidieren Sie das Peritoneum und führen Sie vorsichtig einen Finger oder ein stumpfes Instrument ein, mit dem Sie von innen das Peritoneum zirkulär ertasten. So vergewissern Sie sich, dass Sie die Peritonealhöhle eröffnet haben und dem Peritoneum dort keine Darmschlingen anhaften.
Heben Sie an den Nähten die Faszie an und führen Sie den Trokar ohne einen schneidenden Mandrin in die Peritonealhöhle ein. Vergewissern Sie sich, dass der Trokar frei beweglich ist (■ Abb. 2).

Schließen Sie die Gaszufuhr an den Trokar an, beobachten Sie den Druckanstieg. Das Abdomen sollte sich gleichmäßig füllen und über allen Quadranten einen zunehmend tympanitischen Klopfschall aufweisen. Bei raschem Druckanstieg ohne adäquate Füllung liegt der Trokar vermutlich nicht in der freien

Bauchhöhle. Entfernen Sie ihn in dem Fall und platzieren Sie ihn erneut. Führen Sie einen Weißabgleich der Kamera durch (automatisch oder manuell), um die Farben möglichst getreu darstellen zu können, während Sie eine weiße Kompresse vor die Kamera halten.

Führen Sie die Kamera über den Trokar ein, kontrollieren Sie, dass keine Organe oder Darmschlingen verletzt sind.

Anschließend inspizieren Sie die Bauchhöhle und platzieren die weiteren Trokare unter laparoskopischer Sicht (s. a. Anhang, S. 124). Führen Sie vor jeder Hautinzision eine Diaphanoskopie (Durchleuchtung vom Operationsgebiet innen durch die Haut nach außen) sowie eine Inspektion der Bauchwand von innen durch, um bei den Inzisionen keine größeren Venen in der Bauchwand zu verletzen.

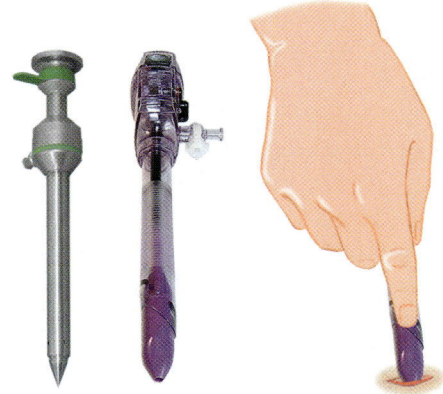

■ Abb. 2: Trokar (Port) – Einführen eines Trokars über die Mini-Laparotomie.

Zusammenfassung

✖ Heute werden viele Operationen minimalinvasiv, d. h. mittels kleiner Inzisionen und spezieller Instrumente unter Videokontrolle, durchgeführt.

✖ Es gelten die gleichen Prinzipien wie bei konventionellen Operationen. Anders ist das zweidimensionale Bild und die indirekte Sicht auf das Operationsgeschehen.

✖ Wichtig ist daher: Üben, üben, üben!

Techniken der minimalinvasiven Chirurgie

Nähen und Knoten

Beim Nähen und Knoten gelten dieselben Grundsätze wie für die offene konventionelle Chirurgie. Fassen Sie Fäden nur in den Bereichen mit den Instrumenten an, die später entfernt werden. Das endoskopische bzw. laparoskopische Nähen ist eine Tätigkeit, die Sie immer wieder üben müssen, um sie letztendlich auch intraoperativ gut einsetzen zu können.

Intrakorporale Knotentechnik
Am flexibelsten und am schonendsten ist das intrakorporale Knoten der Fäden mit Instrumenten. Der Knoten wird dabei in gleicher Weise mit dem Nadelhalter gelegt wie ein Knoten in der konventionellen Chirurgie (s. S. 52).

Kürzen Sie den Faden auf ca. 15 cm. Greifen Sie ihn mit dem Nadelhalter knapp hinter der Nadel.

Führen Sie Nadel und Faden durch den Trokar (meist mindestens 10 mm Durchmesser) in die Bauchhöhle ein. Legen Sie die Nadel unter Sicht ab und greifen Sie die Nadel knapp hinter der Mitte mit dem Nadelhalter. Um den korrekten Winkel zwischen Nadelhalter und Nadel einzustellen, können Sie die Nadel mit einem zweiten Nadelhalter (über einen zweiten Trokar) greifen und dirigieren oder bei minimal geöffnetem Nadelhalter die Nadel leicht in das Gewebe drücken, wodurch sich die Nadel etwas zurechtschieben lässt (Kissentechnik).

Beim Platzieren der Nähte nutzen Sie den zweiten Nadelhalter oder auch ein anderes Instrument als Gegenlager. Greifen Sie gegebenenfalls die Nadel nach und achten Sie darauf, die Nadel entsprechend ihrer Rundung durch das Gewebe vorzuschieben (▌ Abb. 1).

Ziehen Sie den Faden durch, wobei Sie ebenfalls ein Instrument als Widerlager an der Austrittsstelle des Fadens benutzen. Greifen Sie dabei den Faden knapp hinter der Nadel, um nicht mit der Nadel andere Organe zu verletzen.

Greifen Sie nun den Faden am Ende und legen Sie zwei Schlaufen um das Instrument, mit dem Sie anschließend das andere Fadenende greifen. Ziehen Sie den Knoten zu.

Legen Sie in gleicher Weise weitere Schlingen auf den Knoten, wie Sie es bei offenen Verfahren mit dem Nadelhalter kennen. Zuletzt kürzen Sie die Fäden und entfernen die Reste und die Nadel über einen Trokar.

Bei Gebrauch kleinerer Trokare, z. B. in der Kinderchirurgie, lässt sich eine gebogene Nadel nicht über den Trokar einführen. Sie können die Nadel direkt durch die Bauchwand stechen, innenseitig unter Sicht mit dem Nadelhalter greifen und die Nadel mit dem Faden hineinziehen. In gleicher Weise wird die Nadel auch wieder entfernt.

Extrakorporale Knotentechnik
Lassen Sie den Faden lang (mindestens 60–70 cm) und führen Sie das Ende mit der Nadel (wie oben beschrieben) durch einen Trokar ein. Das andere Fadenende verbleibt außerhalb der Körperhöhle.

Greifen Sie die Nadel knapp hinter ihrer Mitte und platzieren Sie die Naht.

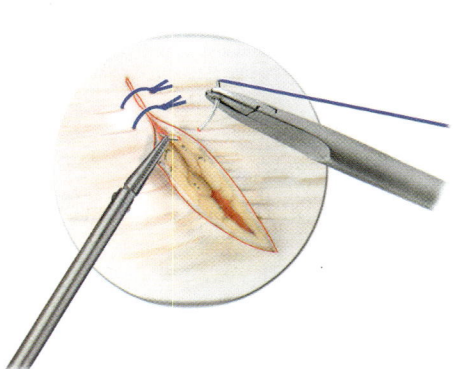

▌ Abb. 1: Laparoskopische Naht mit zwei Nadelhaltern.

▌ Abb. 2: Extrakorporale Knüpftechnik durch einen Trokar.

Greifen Sie dann den Faden knapp hinter der Nadel und ziehen Sie ihn mit der Nadel durch denselben Trokar wieder heraus.

Knüpfen Sie einen halben Knoten und führen Sie den Halbknoten mit dem Knotenschieber oder einer anderen Klemme an dem anderen Fadenende, das Sie unter Spannung halten, in den Bauchraum (▌ Abb. 2).

Knüpfen Sie weitere halbe Knoten (wie beim offenen Knoten) und führen Sie jeweils die vorgelegten Halbknoten mit dem Knotenschieber in den Bauchraum. Überprüfen Sie die korrekte Platzierung der Fäden und des Knotens auf dem Monitor. Zuletzt kürzen Sie die Fäden und entfernen die langen Fadenreste über den Trokar.

Roeder-Schlinge
Die Roeder-Schlinge ist ein Faden mit einem vorgelegten Knoten bzw. mit einer geknüpften Schlinge. Es gibt industriell gefertigte Roeder-Schlingen, die Sie nur noch um die zu ligierende Struktur platzieren und zuziehen müssen. Sie können sich jedoch auch eine Roeder-Schlinge selbst mit einem Faden anfertigen und vorlegen (▌ Abb. 3), um Strukturen (z. B. die Appendixbasis) zu ligieren.

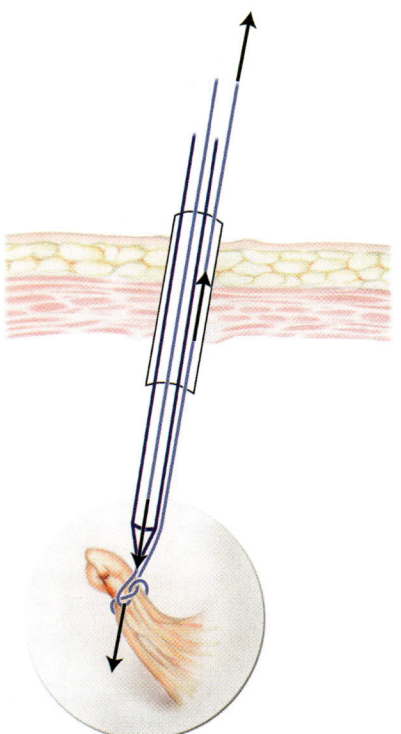

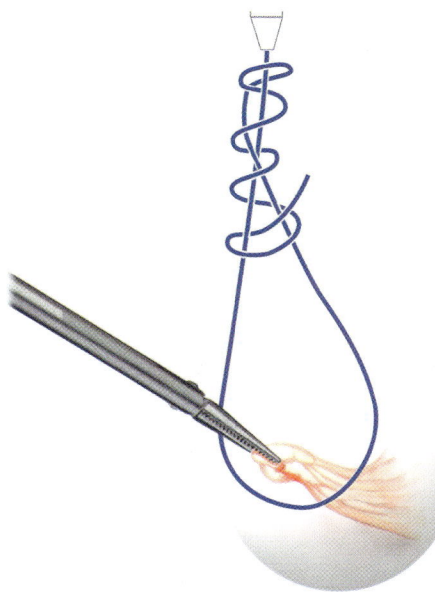

■ Abb. 3: Roeder-Schlinge.

Bergung des zu entfernenden Gewebes

Das zu entfernende Gewebe (z. B. Gallenblase, Appendix) wird üblicherweise über den größten Zugang/Port geborgen. Dazu muss unter Umständen der Trokar entfernt und auch die Inzision erweitert werden. Um bei infiziertem Gewebe eine Kontamination der Bauchwand zu vermeiden, gibt es Bergebeutel, die über einen Trokar eingebracht werden und das Gewebe aufnehmen. Dieser Beutel kann dann samt Inhalt über eine der Inzisionen entfernt werden. Bei großen Gewebeteilen können Sie auch einen „Morcellierer" verwenden, der das Gewebe innerhalb des Beutels zerkleinert, wodurch sich der Beutel leichter entfernen lässt.

Veress-Nadel

Die Veress-Nadel ist eine geschliffene Kanüle mit einem stumpfen, abgerundeten Mandrin, der nach Perforation des Peritoneums mittels eines Federmechanismus vorschnellt und so Darmverletzungen bei der Punktion verhindern soll. Über eine seitliche Öffnung an der Nadel erfolgt die Gasinsufflation zur Herstellung des Pneumoperitoneums. Auch wenn heute meist der Zugang zur Bauchhöhle über eine Minilaparotomie

erfolgt, so sollten Sie doch mit dem Mechanismus der Veress-Nadel vertraut sein.
Überprüfen Sie vor jedem Einsatz die Funktionsfähigkeit des Federmechanismus der Veress-Nadel. Benutzen Sie die Veress-Nadel nie im Bereich einer Narbe und nur unter größtem Vorbehalt nach Voroperationen.

Diathermie

Die Anwendung von Diathermie sowohl bei der Koagulation als auch beim Dissezieren von Gewebe ist bei der minimalinvasiven Chirurgie mit spezifischen Risiken verbunden, deren Sie sich bewusst sein sollten: Ihr Blickfeld ist eingeschränkt, Sie sehen meist nur die Spitzen der Instrumente. Bei versehentlichem metallischem Kontakt des Instruments, über das Sie Diathermie anwenden, mit anderen Instrumenten oder anderem Gewebe können Sie dort (auch unbemerkt) Verbrennungen auslösen. Insbesondere Verbrennungen des Darms können mit einer Verzögerung von wenigen Tagen zur Nekrose und Perforation führen.

Seien Sie vorsichtig beim Einsatz der Diathermie. Wenn möglich, nutzen Sie bipolare Diathermie statt monopolarer und den Dissektionsmodus statt des Koagulationsmodus.

Abschluss der minimalinvasiven Eingriffe

Gewöhnen Sie sich an, zum Abschluss einer jeden Operation folgende Punkte zu überprüfen:

▶ Es findet sich keine Blutung. Blutstillung hat zu jeder Phase des Eingriffs Vorrang.
▶ Es sind keine Organe versehentlich verletzt oder verbrannt. Schauen Sie sich alle Organe abschließend nochmals an.
▶ Es sind keine Fremdkörper in der Bauchhöhle verblieben. Entfernen Sie Fremdkörper (Gallensteine, Clips etc.) immer sofort. Es ist viel schwieriger, sie später zu finden und zu bergen.

▶ Entfernen Sie die Trokare einzeln nacheinander unter Sicht (Monitorkontrolle). Sollte es zu Blutungen im Bereich der Trokarpunktionen kommen, so können Sie sowohl von innen als auch von außen versuchen, die Blutungsquelle zu koagulieren.
▶ Bei anhaltender Blutung in der Bauchwand entfernen Sie den Trokar und platzieren Sie einen großlumigen Ballonkatheter anstelle des Trokars, füllen Sie den Ballon und üben Sie durch Zug am Katheter auf diese Weise Kompression auf die Blutungsquelle aus. Die meisten Blutungen sistieren nach wenigen Minuten.
▶ Entfernen Sie die Kamera einschließlich Trokar unter Sicht zuletzt und entlasten Sie das Pneumoperitoneum, indem Sie die Öffnung an den anfangs vorgelegten Nähten offen halten.
▶ Verschließen Sie bei den größeren Trokaren die Faszie mit Nähten, um einer Trokarhernie vorzubeugen.

Zusammenfassung

✖ Das Nähen erfolgt bei der minimalinvasiven Chirurgie mit Nadelhaltern, die Knoten können intra- oder extrakorporal geknotet werden.

✖ Bedenken Sie die eingeschränkte Sicht.

✖ Die Anwendung von Diathermie ist mit zusätzlichen Risiken verbunden.

✖ In der minimalinvasiven Chirurgie gelten die gleichen Grundsätze wie in der offenen Chirurgie: kein unnötiges Gewebstrauma, sorgfältige Blutstillung, gute Darstellung.

✖ Durchtrennen Sie nie eine Struktur, die Sie nicht identifiziert haben.

Lokalanästhesie, Wundversorgung

Lokalanästhesie

Viele Eingriffe an der Haut können in örtlicher Betäubung durchgeführt werden. Eine Schmerzfreiheit erreichen Sie durch lokale Gewebsinfiltration mit einem Lokalanästhetikum und durch die gezielte Infiltration in Nervennähe (Leitungsanästhesie).

> Bei Eingriffen in örtlicher Betäubung kann es nach Prämedikation oder als Reaktion auf die Lokalanästhetika zur allergischen Reaktion und zu Kreislaufstörungen kommen. Seien Sie vorbereitet.

Lokalanästhetika

▶ Eine einfache Form ist die Injektion von 0,5- bis 2%iger Lidocainlösung (maximale Dosis 3–4 mg/kg Körpergewicht). Die Wirkdauer beträgt bis zu 90 Minuten.
▶ Bupivacain und Carbostesin sind Lokalanästhetika mit längerer Wirkdauer (bis zu 12 Stunden), aber auch verzögertem Wirkungseintritt.
▶ Ropivacain ist ein Lokalanästhetikum neueren Datums, dessen Kardiotoxizität geringer sein soll. Ansonsten kann es wie die anderen Lokalanästhetika angewandt werden.
▶ Lidocain und Prilocain in 4%iger Lösung wirken oberflächlich aufgetragen gut an Schleimhäuten, aber nicht an der Haut. Die Lösung kann auch in offene Wunden instilliert werden.
▶ Lidocain und Prilocain können als Creme aufgetragen und etwa 1–2 Stunden mit einem Okklusivpflaster bedeckt werden. Es sind auch industriell hergestellte Pflaster erhältlich, die eine gute Hautanalgesie bewirken.
▶ Zur lokalen Vasokonstriktion, zur Blutungsminderung und zur Erniedrigung der Resorptionsrate kann Adrenalin zugegeben werden. Dadurch verlängert sich die Wirkdauer der Lokalanästhesie.

> Kein Adrenalinzusatz in den Endstromgebieten wie Fingern und Zehen! Es besteht die Gefahr einer Nekrose!

Durchführung

> Um eine Injektion in ein Gefäß zu verhindern, aspirieren Sie bei jedem Stich, bevor Sie das Lokalanästhetikum injizieren.

Infiltrieren Sie die Haut mit dem Lokalanästhetikum in ausreichender Entfernung zum entzündeten oder empfindlichen Areal zunächst intrakutan mit einer feinen Nadel. Es bildet sich eine Quaddel.

Warten Sie einige Minuten und injizieren Sie durch die betäubte Stelle das Lokalanästhetikum intra- und subkutan entlang der geplanten Inzision. Es zeigt sich eine Schwellung der Haut.

Stechen Sie mit einer dickeren und längeren Nadel tiefer und injizieren Sie weiteres Lokalanästhetikum. Ändern Sie Tiefe und Richtung der Nadel, infiltrieren Sie das gesamte Operationsfeld. Üben Sie keinen hohen Druck aus. Dies führt zu Schmerzen vor allem bei entzündetem Gewebe. Nehmen Sie sich Zeit bei den Injektionen.

> ▶ Warten Sie jeweils auf den Eintritt der analgesierenden Wirkung (2–5 Minuten).
> ▶ Beginnen Sie nicht mit einem Schnitt, bevor Schmerzfreiheit vorliegt.
> ▶ Lassen Sie sich die Schmerzfreiheit vor der Inzision vom Patienten bestätigen, während Sie mit einer chirurgischen Pinzette die Haut vorsichtig greifen.
> ▶ Ihr Patient hat ein Recht auf Schmerzfreiheit! Gibt er Schmerzen an, so unterbrechen Sie umgehend die Operation und injizieren mehr Lokalanästhetikum.

Oberst'sche Leitungsanästhesie

Als Beispiel einer Leitungs- oder Regionalanästhesie wird hier die Oberst'sche Leitungsanästhesie an Fingern und Zehen vorgestellt.
Die vier Nerven der Finger und Zehen verlaufen dorsal und ventral, lateral und medial.

Infiltrieren Sie die Haut jeweils von dorsal links und rechts in Höhe des jeweiligen Grundgelenks mit einem kleinen Depot Lokalanästhetikum. Injizieren Sie etwas mehr Lokalanästhetikum in die Nähe der dorsal verlaufenden Fingernerven. Üben Sie dabei keinen hohen Druck aus (▮ Abb. 1).

Warten Sie ein wenig und führen Sie dann die Nadel weiter in Richtung Handfläche vor.

Injizieren Sie ein Depot Lokalanästhetikum jeweils links und rechts in die Nähe der ventral verlaufenden Fingernerven. Von der Handinnenfläche können Sie die sich bildende Quaddel und auch Ihre Nadelspitze tasten, perforieren Sie nicht die Haut mit der Nadel.

Warten Sie einige Minuten, bis sich an dem jeweiligen Finger oder Zeh keine Sensibilität mehr nachweisen lässt. Überprüfen Sie auch hier die Analgesie vor dem Hautschnitt.

> Oberst'sche Leitungsanästhesie grundsätzlich ohne Adrenalinzusatz!

Wundversorgung

Viele Verletzungen haben auch juristische und versicherungsrechtliche Folgen. Achten Sie auf genaue Dokumentation (evtl. mit Fotos). Verschaffen Sie sich einen Überblick über das Ausmaß des Schadens. Benötigen Sie ergänzende bildgebende Verfahren? Sind Nerven, Blutgefäße, Knochen, Sehnen oder andere Gewebe betrof-

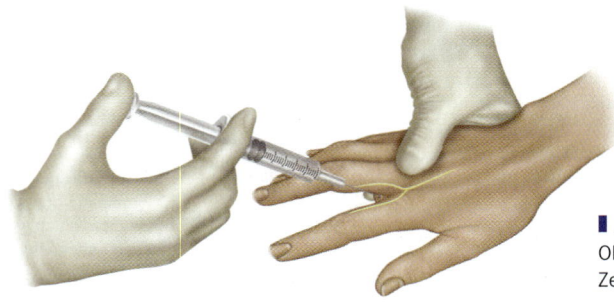

▮ Abb. 1: Regionalanästhesie – Oberst'sche Leitungsanästhesie am Zeigefinger. [1]

fen? Wenn Sie ohnehin eine operative Wundrevision planen, verzichten Sie auf ausgedehnte Explorationen.

Wundreinigung und Inspektion

Säubern Sie die Wundregion sorgfältig und großflächig. Decken Sie die Wundregion steril ab und ziehen Sie neue sterile Handschuhe an.

Untersuchen Sie die Wunde sorgfältig. Blutstillung hat zu jedem Zeitpunkt Vorrang.

Säubern Sie die Wunde. Spülen Sie mit steriler physiologischer Kochsalzlösung. Entfernen Sie vorsichtig nekrotisches und ischämisches Gewebe und Fremdmaterial. Achten Sie darauf, das Gewebe nicht zusätzlich zu traumatisieren. Bei kontaminierten Wunden benutzen Sie milde Antiseptika auf Wasserbasis. Vermeiden Sie gewebsschädigende Mittel.

> Wunde ausgiebig spülen und Fremdmaterial entfernen.

Suchen Sie nach Verletzungen von Gefäßen, Nerven, Muskeln, Knochen und Gelenken. Vermuten Sie weitere Gewebs- oder Strukturschäden, erweitern Sie die Wunde per Inzision. Beachten Sie bei der Schnittverlängerung möglichst den Verlauf der Hautspaltlinien insbesondere in Regionen, die sichtbar sind (s. S. 60; ▪ Abb. 1).

Verschließen Sie die Haut erst, nachdem Sie alle anderen Strukturen und Gewebe wiederhergestellt haben. Bedenken Sie zu jedem Zeitpunkt auch das kosmetische Ergebnis Ihrer Wundversorgung. Dies ist es, was Ihr Patient später sehen wird.

Wundausschneidung

Bei frischen, aber unregelmäßig begrenzten oder zerfransten Wunden führen Sie eine Wundausschneidung durch, um eine saubere, glatte Wundfläche zu erhalten. Schneiden Sie dazu einen schmalen Gewebsstreifen in der Wunde aus.

> Keine Wundausschneidung im Gesicht, an Handflächen und Fußsohlen.

Operative Wundversorgung

Stellen Sie das Ausmaß der Verletzungen von Weichteilen, Bindegewebe, Haut, Knochen, Gelenken, Gefäßen und Nerven fest.

Öffnen und explorieren Sie die Wunde großflächig, indem Sie systematisch vorgehen. Entfernen Sie vorsichtig nekrotisches Gewebe. Achten Sie darauf, dass das verbleibende Gewebe gut durchblutet aussieht. Vitaler Muskel blutet beim Schnitt und zeigt auf Druck Kontraktionen. Toter Muskel hingegen ist blass und reagiert nicht auf Druck.

Spülen Sie immer wieder das Wundgebiet mit einer sterilen Kochsalzlösung, bis das gesamte Gewebe sauber erscheint. Entscheidend für eine gute Wundheilung ist die gründliche Wundreinigung. Versehen Sie die oberflächlichen Schichten mit einer Drainage.
Um eine Infektion zu vermeiden, sollte ein primärer Wundverschluss nur bei sauberen Wundverhältnissen erfolgen. Sonst erwägen Sie einen verzögerten Wundverschluss.

Wundverschluss

Vergewissern Sie sich, dass keine Blutung mehr vorliegt und sich kein ischämisches Gewebe oder Fremdkörper in der Wunde finden.
Einen primären Wund- und Hautverschluss führen Sie nur dann durch, wenn die Wundränder gesund und gut durchblutet aussehen. Ansonsten lassen Sie die Wunde zunächst offen und legen einen sterilen Wundverband an.
Ist die Verletzung etwas älter, kontaminiert, gequetscht, ischämisch oder mit Substanzverlust, sollten Sie ebenfalls auf einen primären Wundverschluss verzichten. Kontrollieren Sie die Wundverhältnisse nach 24–48 Stunden. Zeigen sich dann weder Nekrosen noch Infektionszeichen, schließen Sie die Wunde (verzögerter Wundverschluss).
Besteht ein Hautdefekt, so sollten Sie die Wunde nicht unter Spannung verschließen. Versorgen Sie die Wunde durch Ausschneidung und Reinigung und legen Sie einen sterilen Wundverband an. Ein saube-

rer Hautdefekt kann auch mit einem Spalthauttransplantat verschlossen werden. Nähen Sie Wunden mit unregelmäßigen Rändern mit größter Sorgfalt, vor allem wenn sie sich an sichtbaren Stellen wie im Gesicht befinden. Je genauer Sie die Wundränder adaptieren, desto unscheinbarer wird die Narbe aussehen.

Wundinfektion

Gefürchtet sind anaerobe Organismen, die sich vor allem in ischämischem oder nekrotischem Gewebe vermehren und oft Toxine produzieren. Sie sind antibiotisch schwer zu bekämpfen. Verletzungen bei Verkehrsunfällen sowie Splitter- und Schussverletzungen bergen ein hohes Infektionsrisiko, auch in der Tiefe.

> Es ist lebenswichtig, bei ausgedehnten Wunden das gesamte abgestorbene und ischämische Gewebe sowie Fremdmaterial zu entfernen und das gesunde Gewebe der Luft auszusetzen.

Verzögerter Wundverschluss

Statt eine infizierte Wunde zu schließen, können Sie zur weiteren Reinigung einen Vakuumverband anlegen. Dazu wird ein Schwamm auf oder in eine Wunde eingebracht und über einen pumpstabilen Drainageschlauch an ein Ablauf- und Saugsystem angeschlossen. Die Wundregion wird mit einem Okklusivverband abgedichtet, so dass das Wundserom oder -hämatom fortlaufend durch den Unterdruck abgesaugt wird.
Alternativ tamponieren Sie regelmäßig vorsichtig das Wundgebiet mit sterilen Gazestreifen aus. Ist es nach einigen Tagen sauber, kann die Wunde verschlossen werden, evtl. auch mit einem Hauttransplantat.

Zusammenfassung
✖ Primärer Wundverschluss darf nur bei frischer Verletzung und gesundem Gewebe, nach Reinigung und Entfernen aller Fremdkörper sowie bei Spannungsfreiheit der Wundränder erfolgen.

Abszessspaltung, Exzision

Abszesse sind abgekapselte Eiteransammlungen in einer Gewebshöhle, die auch gekammert sein können. Sie sind Folge einer bakteriellen Infektion. Klinisch äußern sie sich durch Schwellung, Rötung, Schmerz und Überwärmung. Sie kennen sicher die alte „Chirurgenweisheit": Ubi pus, ibi evacua („Wo Eiter ist, dort entleere ihn").

> Grundsatz der Behandlung von Abszessen ist es, die Eiteransammlung nach außen zu drainieren, den Abszess also zu eröffnen.

Abszessspaltung

Abszesse im Bereich von Haut und Subkutangewebe

Eröffnen Sie einen Abszess an der Stelle der größten Hautspannung. Hier kann sich die Haut vermindert durchblutet oder beginnend nekrotisch darstellen.

Bei einem kleinen Abszess führen Sie eine Stichinzision mit dem Skalpell durch, bei einem größeren Abszess schaffen Sie einen ausreichenden Abfluss für den Eiter durch eine Hautexzision. Finden Sie eine tiefe oder größere Abszesshöhle, so führen Sie eine zweite Inzision (Gegeninzision) an dem anderen Ende durch. Anschließend können Sie eine Lasche zur Drainage durch beide Inzisionen einlegen, so halten Sie die Höhle nach außen offen.

Vor allem bei unklarer Genese eines Abszesses ist es hilfreich, einen Abstrich für die Mikrobiologie (Kultur, Antibiogramm) sowie eine Gewebsprobe für eine histologische Untersuchung zu entnehmen.

Wichtig ist es, die gesamte Abszesshöhle stumpf zu sondieren, Kammerungen und Septen zu eröffnen. Führen Sie einen Finger oder ein stumpfes Instrument in die eröffnete Höhle ein, fühlen Sie die Abszesswand. Zuweilen können auch mehrere Höhlen über Fistel- oder Abszessgänge miteinander verbunden sein. Versuchen Sie daher bei jeder Abszesshöhle, mögliche Verbindungen oder Seitengänge zu tasten und zu eröffnen.

Entleeren Sie den Inhalt, ohne zu drücken. So verringern Sie das Risiko einer Bakteriämie. Spülen Sie die Abszesshöhle (z. B. mittels einer Spritze) aus, bis die Flüssigkeit klar zurückläuft.

Konservative Behandlung: Lediglich im Bereich der Nase und Oberlippe ist Zurückhaltung bei der Eröffnung eines Abszesses angezeigt. Durch lokale operative Maßnahmen in diesem Bereich kann es zu einer Verbreitung der Erreger über die Gesichtsvenen bis in den Sinus cavernosus kommen, was zu einer lebensbedrohlichen septischen Thrombose führen kann. Bei Abszessen an Nase und Oberlippe ist daher eine konservative Behandlung (systemische Antibiose und Ruhigstellung) zu erwägen.

Anorektale Abszesse und Fisteln

Häufig treten Abszesse im Perianalbereich auf, sie entwickeln sich oberflächlich aus einer infizierten Analdrüse und im tieferen Bereich aus einer Proktitis bzw. Kryptitis innerhalb des Analkanals. Aus diesen Entzündungen und Abszessen können sich im chronischen Verlauf Perianalfisteln entwickeln (Abb. 1).

Neben der oben beschriebenen Eröffnung und Drainage des Abszesses versuchen Sie, rektoskopisch und/oder über vorsichtige Sondierung einen möglichen Fistelkanal darzustellen. Bei der Rektoskopie (s. S. 98) kann sich ein Fistelgang als kleine Öffnung oder leicht erhabene Granulation im Bereich der Schleimhaut meist in Höhe der Linea dentata darstellen.

Ist eine Fistelmündung von außen sichtbar, so können Sie diese auch primär vorsichtig z. B. mit einer Knopfsonde sondieren. Häufig lässt sich bei abszedierender Entzündung nicht unmittelbar der Fistelkanal finden. Eröffnen Sie die perianalen Fisteln, wenn dies ohne kritische Verletzung des Sphinkters möglich ist, ebenso die Abszesse. Die Heilung erfolgt mittels Granulation.

Intraabdominelle und andere Abszesse

Grundsätzlich sollten Sie jeden Abszess nach außen drainieren. Dies können Sie mit einem operativen Eingriff erreichen, in vielen Fällen ist aber auch die Einlage einer Drainage unter bildgebender Führung (z. B. Sonographie oder CT) möglich. Wichtig ist, nach Entleerung des Eiters, einen weiteren Abfluss mittels liegender Drainage zu gewährleisten. Dadurch kann das Sekret ablaufen, die Abszesshöhle verkleinert sich und wird durch Granulationsgewebe ersetzt.

Externe Fistelbildung

Als externe Fisteln werden (meist pathologische) Gänge bezeichnet, die aus dem Körperinneren zur Oberfläche führen. Sie entleeren mehr oder weniger viel Sekret. Bei chronischen Fistelungen kann es daher zu erheblichen Hautreizungen am Austritt der Fistel kommen. Eine Möglichkeit, die Haut zu

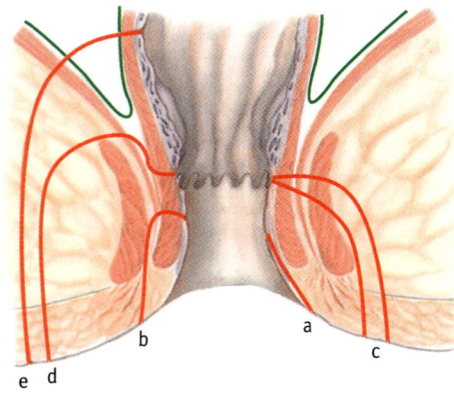

 Abb. 1: Fistelverläufe in der Perianalregion: Submukös (a), intersphinkter (b), transsphinkter (c), suprasphinkter (d), extrasphinkter (e).

schützen, ist, ein Ablaufsystem wie z. B. einen Stomabeutel anzuwenden. Machen Sie sich vor der Anwendung mit dem Stomabeutelsystem vertraut. Schneiden Sie ein Loch in die Abdeckplatte, das exakt mit der äußeren Fistelöffnung abschließt. Reinigen und trocknen Sie die Haut um die Fistelöffnung, kleben Sie die Platte unter leichtem, länger anhaltendem Druck sorgfältig auf.

Der Beutel wird auf der Platte befestigt und kann bei Bedarf abgenommen und geleert werden, manche Beutel haben auch eine verschließbare Öffnung. Eine weitere Möglichkeit der Versorgung sezernierender Fisteln und Wundflächen besteht im Aufbringen eines Schwammverbandsystems mit angeschlossenem Sog (Vakuumversiegelung). Den sterilen Schwamm können Sie passend zurechtschneiden. Über ein Absaugsystem wird eine Pumpe mit Auffangbehälter angeschlossen. Dieses System funktioniert am besten, wenn es luftdicht aufsitzt und mit Folien entsprechend versiegelt ist.

Exzision

Hautexzision

Bei Ausschneidung veränderter, vernarbter oder nekrotischer Hautareale planen Sie die Schnittführung sorgfältig. Ihre Wunde heilt besser, wenn die Durchblutung der Wundränder gut ist. Ziel ist ein primärer Wundverschluss (zur Deckung von Hautdefekten s. S. 108). Annähernd rundliche Hautbezirke und Tumoren/Zysten umschneiden Sie mit zwei bogenförmigen Schnitten (Abb. 2a und b), die möglichst im Verlauf der Hautspaltlinien liegen. Je größer der auszuschneidende Hautbezirk, desto länger sind auch Ihre Schnitte, um die Wundränder wieder plan aneinander adaptieren zu können. Die meisten Hautläsionen lassen sich unter örtlicher Betäubung entfernen (s. S. 104).

Gutartige Veränderungen umschneiden Sie knapp, bösartige mit ausreichendem Sicherheitsabstand im Gesunden. Halten Sie die Klinge beim Setzen des Schnitts senkrecht zur Hautoberfläche. Um den ellipsoiden Defekt anschließend primär ohne Spannung wieder zu verschließen, mobilisieren Sie die Haut auf beiden Seiten, unterminieren Sie die Hautränder, ohne die Blutversorgung zu beeinträchtigen. Zuweilen treten bei der Hautnaht an den Wundwinkeln Zipfel („Ohren") auf (Abb. 2d). Begradigen Sie diese, schneiden Sie aber zunächst nur eine Seite der Wunde nach und kontrollieren Sie den Wundverschluss (Abb. 2e). Erst dann exzidieren Sie die andere Seite. Achten Sie dabei auf senkrecht zur Hautoberfläche gesetzte Schnitte. Bringen Sie zum Wundverschluss in der Wundmitte zunächst eine oder zwei Entlastungsnähte an, um den Wundverschluss beurteilen zu können (Abb. 2c).

Exzision von Zysten

Intradermale und subkutane zystische Läsionen können Sie ebenfalls unter örtlicher Betäubung entfernen. Infiltrieren Sie das Gewebe in der Umgebung der Zyste mit einem Lokalanästhetikum, dadurch grenzt sich diese Struktur vom umliegenden Gewebe ab (s. S. 104, Lokalanästhesie). Vermeiden Sie Verletzungen oder Eröffnungen von Zysten. Es bietet sich an, ähnlich der oben beschriebenen Hautexzision einen schmalen Streifen Haut über der Zyste auszuschneiden und an diesem Hautstück die Zyste während der Präparation zu halten. Bei versehentlicher Eröffnung von Zysten achten Sie

sorgfältig auf die vollständige Entfernung aller Zystenteile. Achten Sie auf Bluttrockenheit und verschließen Sie den Defekt wie oben beschrieben (Abb. 2).

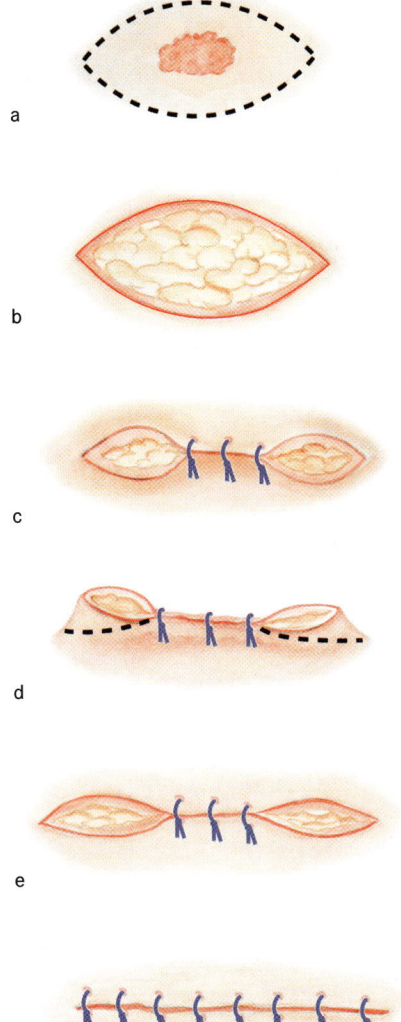

a

b

c

d

e

f

Abb. 2: Exzision zirkulärer Hauttumoren oder Hautläsionen.

Zusammenfassung

✖ Wichtigster Grundsatz in der Behandlung von Abszessen ist die Entlastung bzw. Drainage des Eiters. Meist führen Sie dies durch operative Eröffnung durch.

✖ Exzidieren Sie pathologisch veränderte Haut- und Subkutanläsionen durch zwei bogenförmige Hautschnitte. Die Hautränder lassen sich meist wieder primär verschließen, sie müssen vor dem Verschluss mobilisiert werden.

Defektverschluss, Hauttransplantation

Defektverschluss

Primärer Verschluss

Hautränder sollten spannungsfrei adaptiert werden, sonst ist das Risiko ischämischer Hautnekrosen erhöht. Sie haben die Möglichkeit, die subkutanen Schichten zunächst zu verbinden, um die Haut anschließend spannungsfrei verschließen zu können, oder die Hautränder unter Erhaltung ihrer Durchblutung so weit zu mobilisieren, dass der Hautverschluss weitgehend spannungsfrei gelingt. Achten Sie auf sorgfältige Blutstillung, ein Hämatom beeinträchtigt die Wundheilung. Bei einem größeren Defekt können Sie in einigem Abstand zur Wunde einen Entlastungsschnitt in der Haut setzen, wodurch Sie Haut weiter in Richtung des Defekts verschieben können. Der durch den Entlastungsschnitt entstandene Defekt kann später mit einem Spalthauttransplantat (s. u. Hauttransplantation) gedeckt werden.

Technik der Hautplastik

Hautplastiken und Hauttransplantate eignen sich zum Verschluss von Hautdefekten. Bei der Hautplastik bleibt die verschobene Haut (und ihre Gefäßversorgung) mit ihrem Ursprung verbunden, bei der Hauttransplantation nicht.

> Gewöhnen Sie sich an, eine Hautplastik sorgfältig zu planen und die Schnittführung zuvor anzuzeichnen. Meist wird der Erfolg der Operation an dem kosmetischen Ergebnis gemessen.

Z-Plastik (Verschiebeplastik)

Bei der Z-förmigen Schnittführung werden dreieckige Hautareale gegeneinander verschoben, eine Verlängerung in einer Richtung auf Kosten der senkrecht dazu verlaufenden Richtung wird damit erreicht (❙ Abb. 1). Besonders bei Exzision von Hautkontrakturen und hypertrophen oder kosmetisch störenden Narben findet sie Anwendung.

Markieren Sie die Schnittlinien auf der Haut. Der mittlere Schenkel des Z entspricht der zu exzidierenden Läsion

oder Narbe. Der Winkel beträgt ca. 60 Grad. Vergrößern Sie den Winkel, gewinnen Sie zusätzliche Länge.

Heben Sie die zwei dreieckigen Hautläppchen an, mobilisieren Sie sie durch vorsichtiges Unterminieren und schwenken Sie die jeweiligen Spitzen der Hautdreiecke (in Abb. 1 als A und B bezeichnet). Sie gewinnen dadurch Länge im Verlauf der Narbe oder Kontraktur auf Kosten der Breite. Bei längeren Kontrakturen, Narben oder Hautdefekten können Sie mehrere Z-Plastiken hintereinander kombinieren.

V-Y-Plastik

Sie schließen einen Defekt durch Verschieben eines an den Defekt angrenzenden gestielten, V-förmigen Hautlappen. Aus der V-förmigen Inzision wird nach Verschiebung des Lappens ein Y-förmiger Verschluss, die Spenderstelle wird mit einfacher Naht verschlossen (z. B. bei Fingerkuppendefekten).

Lappenplastik

Eine Lappenplastik besteht aus Haut mit anhängender Subkutanschicht. Den Defekt decken Sie mit einem einfachen, entsprechend geformten Verschiebelappen (❙ Abb. 2). Der mobilisierte Lappen wird in den Hautdefekt verlagert, der Entnahmedefekt wird entweder durch eine einfache Naht oder durch eine De-

ckung mit Spalthauttransplantat geschlossen.

Die Blutversorgung des Lappens erfolgt über das Subkutangewebe oder eine identifizierbare Gefäßversorgung (Arterie und Vene). Die Durchblutung kann an der Spitze des Lappens gefährdet sein, insbesondere wenn Sie einen sehr langen Lappen präparieren.

Bei myokutanen Lappen wird zusätzlich zu Haut und Unterhaut der darunter liegende Muskel ebenfalls mobilisiert. Die Blutversorgung ist über den Muskel zuverlässiger gewährleistet. Mit diesen Schwenklappen lassen sich auch große und entfernte Defekte decken (z. B. M.-latissimus-dorsi-Lappen).

Hauttransplantation

Um einen Hautdefekt zu decken, können Sie Haut an einer anderen Stelle entnehmen und auf den Defekt transplantieren. Die Versorgung erfolgt über einsprossende Kapillaren aus dem Gewebe.

Wichtig für das Einwachsen des Transplantats sind:

▶ ein sicherer und ständiger Kontakt zwischen Hauttransplantat und Gewebebett der Empfängerregion (kein Hämatom, keine Nekrosen),
▶ eine ausreichende Durchblutung des Wundgrunds und
▶ die Abwesenheit von Keimen wie β-hämolysierenden Streptokokken und Pseudomonas aeruginosa (evtl. Abstrich vor Hauttransplantation bei Verdacht der Keimbesiedelung).

Spalthauttransplantat

Das freie Hauttransplantat aus Epidermis und oberer Koriumschicht wird auch als „Thiersch-Plastik" bezeichnet. Haarfollikel, Talg- und Schweißdrüsen bleiben an der Entnahmestelle, die Haut kann sich innerhalb von 1–2 Wochen wieder regenerieren. Die Entnahme größerer Hautareale ist möglich. Die Dicke des entnommenen Transplantats kann angepasst werden. Dünne Spalthautschichten (0,25–0,4 mm) wachsen rascher ein, sind aber auch weniger belastbar. Die Entnahmestelle verheilt bei Entnahme dicker Spalthaut (bis 0,7 mm) langsamer.

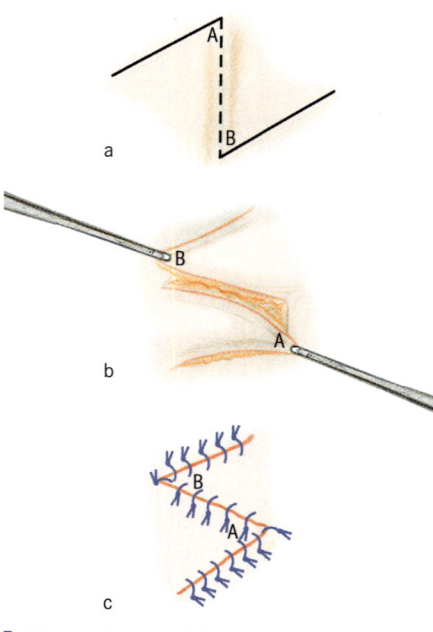

❙ Abb. 1: Prinzip der Z-Plastik.

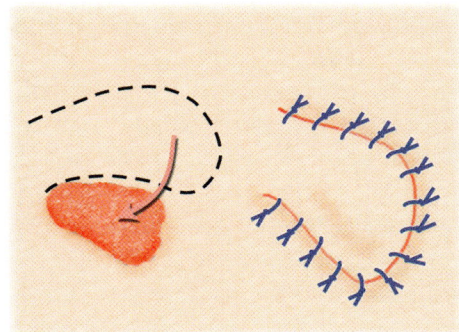
Abb. 2: Verschiebe-lappen.

Als Spenderregion sind die Oberflächen des Rumpfes, des Ober- und Unterschenkels, des Ober- und Unterarms und bei Kindern auch die Kopfhaut geeignet.
Die zu deckende Empfängerregion sollte ausreichend durchblutet und möglichst nicht infiziert sein. Ein frischer Wundgrund oder eine saubere, rosige Granulation sind beste Voraussetzungen. Nekrosen, Fremdkörper, Serome und Hämatome behindern das Einwachsen.

Zur Entnahme des Transplantats nutzen Sie das elektrische bzw. mechanische Dermatom, das Watson- oder das Humby-Messer. Elektrische Dermatome arbeiten wie Hobel, mit ihnen lassen sich auch große Transplantate entnehmen. Übung im Umgang mit diesen Geräten ist erforderlich, um gleichmäßig dicke Hauttransplantate zu erhalten. Bei allen Instrumenten ist die Dicke der abzuhobelnden Haut einstellbar.

Streichen Sie die Entnahmestelle mit Paraffin, Öl oder Fett ein.

Spannen Sie die Haut mit Brettchen oder Händen, damit sie flach wird und keine Falten wirft. Stellen Sie das Dermatom auf die gewünschte Dicke ein. Halten Sie es flach und mit sanftem Druck gegen die Hautoberfläche.

Schieben Sie das Dermatom in einem gleichmäßigen Zug über die abzuhobelnde Haut. Die Spenderstelle erscheint erst weißlich, dann mit petechialen Blutungen. Wenn Sie zu tief geraten, sehen Sie gelbes subkutanes Fettgewebe (s. u. Vollhauttransplantation). Brechen Sie dann die Entnahme an dieser Stelle ab. Korrigieren Sie die Dickeneinstellung und setzen an einer anderen Hautstelle erneut an.

Schneiden Sie das Hautstück mit einer Schere oder auch direkt mit dem Dermatom ab, um es zum Ende hin abzutrennen.

Breiten Sie die Spalthaut auf einem Träger aus. Achten Sie darauf, dass die glänzende Unterseite Ihnen nach oben zugewandt ist. Inzidieren oder „meshen" (s. u.) Sie die Haut, um Abfluss für Blut und Serum zu gewährleisten.

Kontrollieren Sie die Empfängerregion auf Bluttrockenheit.

Nehmen Sie die Spalthaut auf dem Träger und tragen Sie sie auf, indem Sie den Träger drehen und die glänzende Seite der Spalthaut auf das Transplantatbett drücken. Heben Sie den Träger vorsichtig ab.

Fixieren Sie die Spalthaut entweder mit Hautklammern oder Nähten. Beim Nähen stechen Sie zuerst das Transplantat von außen, dann die Haut bzw. das Gewebe, um ein Abheben der Spalthaut zu vermeiden.

Bringen Sie einen fixierenden Verband über einem Polster an oder alternativ einen Vakuumverband mit einem Schwamm, der über Unterdruck (Sogsystem) die Spalthaut auf der Wundregion fixiert und gleichzeitig Blut und Serum absaugt.

Die Spenderregion verbinden Sie mit einem Fett-Gaze-Verband, den Sie 8 Tage belassen, um der Haut Zeit zur Regeneration zu lassen.

Meshgraft
Um mit entnommener Spalthaut auch größere Areale zu decken, können Sie die Haut maschinell oder manuell (mit einem Skalpell) mit zahlreichen parallelen, kurzen Inzisionen in ein größeres Netz verwandeln, das sich auseinanderziehen lässt. Gleichzeitig ist besserer Abfluss für Blut und Serum gewährleistet.

Vollhauttransplantat
Das Hauttransplantat umfasst sämtliche Hautschichten ohne Subkutangewebe. Es eignet sich zur Deckung umschriebener Defekte z. B. im Gesicht, an Handflächen, an Fußsohlen. Das kosmetische und funktionelle Ergebnis ist besser als mit Spalthaut, allerdings muss die Haut der Spenderregion auch optisch zur Empfängerregion passen.
Wichtig ist die sorgfältige Exzision der Haut am besten nach Anfertigen einer Schablone der Empfängerregion. Die Schnittränder sollten senkrecht sein, die Spenderhaut ohne subkutanes Fett, die Empfängerregion gut vaskularisiert.
Achten Sie auf Bluttrockenheit. Nähen Sie das Vollhauttransplantat sorgfältig ein. Ein Verband erfolgt wie beim Spalthauttransplantat.

Zusammenfassung
✖ Um Hautdefekte zu decken, stehen Ihnen plastische Verfahren wie Z-, V-Y- und Verschiebeplastiken sowie die freie Hauttransplantation zur Verfügung.
✖ Planen Sie jeden Defektverschluss sorgfältig.

Thoraxdrainage

Im Pleuraspalt herrscht im Normalfall ein Unterdruck von wenigen Zentimetern Wassersäule. Durch diese Druckverhältnisse halten („kleben") die beiden Pleurablätter aneinander und die Lunge ist ausgedehnt. Dringt z. B. nach einer Verletzung des Thorax und/oder der Lunge Luft in den Pleuraspalt ein, so wird der Unterdruck aufgehoben und die Lunge kann auf der betroffenen Seite teilweise oder vollständig kollabieren. Auch Exsudat und Blut können sich im Pleuraspalt sammeln und so zu einer verminderten Ausdehnung der Lunge und damit zu einer Verringerung der Lungenkapazität führen. Mit Thoraxdrainagen wird in erster Linie die in den Pleuraspalt eingedrungene Luft wieder ausgeleitet, auch Blut und andere Exsudate können so entfernt werden. Die Einlage einer Thoraxdrainage dient der Wiederherstellung des Unterdrucks im Pleuraspalt und somit der Ausdehnung der Lunge. Nach Anamnese und Untersuchungsbefund (Auskultation und Perkussion) verschafft Ihnen eine einfache Thorax-Röntgenaufnahme einen Überblick über die Ausdehnung der Lunge, die Höhe des Zwerchfells sowie das Vorhandensein von Luft oder Flüssigkeit im Pleuraspalt. Einen Pleuraerguss können Sie auch sonographisch gut darstellen. Vor dem Legen einer Thoraxdrainage ist eine Röntgen-Thoraxaufnahme zur Orientierung sinnvoll. Jedoch müssen Sie beim Verdacht eines zunehmenden Spannungspneumothorax mit vitaler Bedrohung Ihres Patienten rasch und unter Umständen auch ohne weitere bildgebende Diagnostik handeln. Bei der Kombination aus Atemnot, abgeschwächtem Atemgeräusch (Auskultation) und hypersonorem Klopfschall (Perkussion) sollten Sie an einen Spannungspneumothorax denken. Auch der Spannungspneumothorax kann Folge eines Traumas mit Verletzung der Rippen und der Lunge und einer spontanen Ruptur einer Lungenbulla sein.

Eine Thoraxdrainage kann in Allgemeinnarkose oder in örtlicher Betäubung, als Eingriff an der Haut der Thoraxwand sowie intraoperativ während einer Thorakotomie erfolgen.

> **Geeignete Zugangswege für eine Thoraxdrainage sind folgende Interkostalräume:**
> ▶ 4. bis 6. Interkostalraum lateral in der vorderen bis mittleren Axillarlinie,
> ▶ 6. bis 8. Interkostalraum in der hinteren Axillarlinie,
> ▶ 2. Interkostalraum ventralseitig, 3 – 5 cm lateral des Sternumrands (Medioklavikularlinie).

Beachten Sie bei der Präparation an der Thoraxwand, dass Sie die Drainage nicht direkt, sondern „kulissenförmig" über den Oberrand der Rippe in die Tiefe des Thorax führen. Wählen Sie die Hautinzision unterhalb des jeweiligen ausgewählten Interkostalraums. Den Drainageschlauch führen Sie subkutan nach kranial und dann am Oberrand der Rippe in die Tiefe. So verschließt sich der Kanal beim Herausziehen spontan und es dringt weniger Luft in den Pleuraspalt ein.

> Vermeiden Sie die Präparation am Unterrand einer Rippe, dort verläuft das Gefäß-Nerven-Bündel.

Legen der Thoraxdrainage in Lokalanästhesie

Ihr Patient ist in Rückenlage oder leichter Seitenlage mit erhobenem Arm oder in halb sitzender Lage mit angehobenen Armen. Achten Sie auf steriles Vorgehen.

Markieren Sie die Inzisionsstelle und setzen Sie die Lokalanästhesie zunächst oberflächlich, dann entlang des vorgesehenen Kanals am Oberrand der Rippe bis zur Pleura. Wenn Sie Luft oder Flüssigkeit aspirieren können, sind Sie sicher, dass Sie die Pleura punktiert haben.

Setzen Sie eine ca. 2 cm lange Stichinzision parallel zum Unterrand der Rippe. Spreizen Sie mit einer Schere das Subkutangewebe und dann die Interkostalmuskulatur oberhalb der Rippe bis zur Pleura parietalis.

Eröffnen Sie die Pleura mit einer Schere. Sie müssten nun den luft- oder blutgefüllten Pleuraspalt eröffnet haben, entsprechend kann sich Luft, Blut oder Exsudat entleeren. Der eröffnete Kanal ist knapp für einen Finger passierbar (s. a. S. 121; ▮ Abb. 1).

Tasten Sie mit Ihrem Finger den Kanal und die Innenseite der Pleura, um Verwachsungen der Pleura mit der Lunge auszuschließen.

Schieben Sie mit einer Klemme (oder mit einem Trokarkatheter) den Drainageschlauch durch den ausgetasteten Kanal an Ihrem Finger in die Pleurahöhle vor.

> Beachten Sie, dass der Einsatz des Trokarkatheters ein deutlich höheres Verletzungsrisiko aufweist. Alle Löcher am Ende der Drainage sollten im Pleuraraum liegen.

Fixieren Sie die Drainage mit einem festen (geflochtenen) Faden, den Sie an der Austrittsstelle durch beide Hautränder stechen. Auch eine Tabaksbeutelnaht durch beide Hautränder vor und hinter der Drainage ist möglich. Schlingen Sie beide

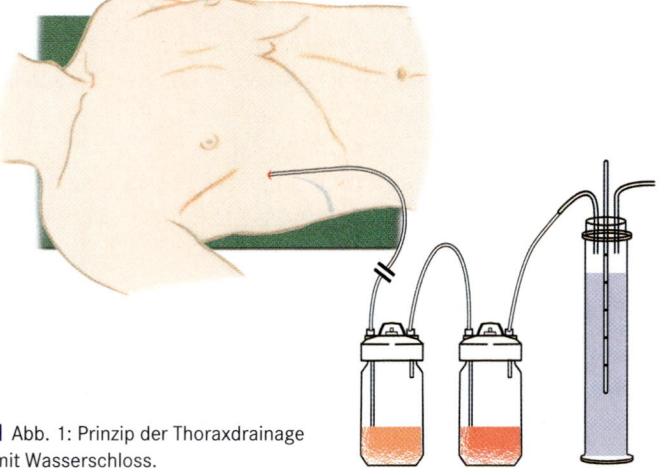

▮ Abb. 1: Prinzip der Thoraxdrainage mit Wasserschloss.

Fadenenden mehrere Male um den Schlauch, bevor Sie die beiden Fadenenden miteinander verknoten.

Achten Sie darauf, dass die Drainage nicht abknickt. Beim Entfernen der Drainage schneiden Sie den Knoten ab, die langen, um den Drainageschlauch mehrfach geschlungenen Fadenenden nutzen Sie für den Hautverschluss nach Drainagezug.

Der Ablauf bzw. Anschluss der Drainage basiert auf dem Prinzip des Wasserschlosses, auch ein Sog kann angelegt werden (❙ Abb. 1). Meist wird heute ein industriell vorgefertigtes System verwendet, bei dem das Wasserschloss und eine Kammer zum Sammeln des Sekrets integriert sind und sich der Sog (in Zentimeter Wassersäule) einstellen lässt.

Verbinden Sie das Ende der Drainage mit einem Schlauch, der zu dem geschlossenen Absaugsystem führt (❙ Abb. 1). Sichern Sie die Verbindungen mit Pflasterstreifen, um ein versehentliches Diskonnektieren zu verhindern.

Steigt der intrapleurale Druck (z. B. beim Husten), wird durch die Drainage Luft gepresst, sichtbar durch Luftblasen im Wasserschloss. Sinkt der intrapleurale Druck unter den äußeren Luftdruck, wird im zuführenden Rohr etwas Wasser angesaugt, sichtbar am höheren Wasserspiegel. Dieser schwankt atemsynchron, ein Hinweis, dass die Drainage offen ist und funktioniert.

Achten Sie bei postoperativen Kontrollen darauf, dass die Drainage und das Schlauchsystem nicht durchhängen. Das Absaugsystem sollte unter dem Patienten stehen, ansonsten kann das Sekret zurücklaufen. Im Ablaufsystem zeigt sich eine atemsynchrone Schwankung des Wasserspiegels.

Vorgehen beim Spannungspneumothorax

Beim Spannungspneumothorax tritt weitere Luft mit jedem Atemzug in den Pleuraspalt ein. Der zunehmende Druck im Pleuraspalt führt zunächst zum Kollaps der gleichseitigen Lunge und weiter zur Mediastinalverschiebung und Kompression der Lunge auf der Gegenseite.

▶ Atemnot,
▶ abgeschwächtes Atemgeräusch und
▶ hypersonorer Klopfschall

sind die klinischen Zeichen des Spannungspneumothorax. Vor allem die zunehmende Atemnot (und Zyanose) bei sonst freien Atemwegen sollte Sie daran denken lassen. Da es sich um eine vitale Bedrohung handelt, bleibt Ihnen manchmal nicht die Zeit, das oben beschriebene Legen einer Thoraxdrainage vorzubereiten und durchzuführen.

> Wichtig ist die umgehende Entlastung des Pleuraspalts auf der betroffenen Seite. Angesichts der vitalen Bedrohung Ihres Patienten nutzen Sie Kanülen oder Verweilkanülen, die Sie am Oberrand einer Rippe (Lokalisationen s. o.) bis in den Pleuraraum vorschieben.

Entweicht Luft, so bestätigt dies Ihre Verdachtsdiagnose. Platzieren Sie weitere Kanülen, falls erforderlich, legen Sie dann eine Thoraxdrainage wie oben beschrieben.

Um den Eintritt von Luft von außen in den Pleuraraum zu verhindern, ziehen Sie einen beidseits abgeschnittenen Fingerling (z. B. von einem Latex-Handschuh) über das Ende der Kanüle (sogenanntes Heimlich-Ventil).

Entfernen der Drainage

Haben Sie eine Drainage wegen eines Pneumothorax gelegt, so kann diese meist nach 48 Stunden abgeklemmt und entfernt werden. Dient die Drainage dem Absaugen von Sekret oder Blut, so wird sie je nach Fördermenge meist später (am 7.–14. Tag) entfernt.

Veranlassen Sie vor Entfernen der Thoraxdrainage eine Röntgenaufnahme des Thorax, auch wenn Sie gut auskultieren und perkutieren.

Stellen Sie den Sog bei unauffälligem Befund ab und klemmen die Drainage dann ab. Ist die Lunge bei einer erneuten Röntgenkontrolle nach 24 Stunden immer noch ausgedehnt, entfernen Sie die Drainage.

Erklären Sie Ihrem Patienten Ihr Vorhaben und das Vorgehen.

Entfernen Sie den Knoten auf der Drainage, lösen Sie beide Fadenenden.

Lassen Sie den Patienten ein- und ausatmen und entfernen Sie die Drainage während des Ausatmens. Das Risiko eines erneuten Pneumothorax ist dann geringer wegen des höheren Drucks im Pleuraspalt während der Exspiration.

Verschließen Sie die Haut mit der angelegten Naht (s. o.).

> ### Zusammenfassung
> ✖ Das Legen einer Thoraxdrainage dient dem Wiederherstellen des Unterdrucks im Pleuraspalt, der für die Ausdehnung der Lunge erforderlich ist.
> ✖ Der Eingriff kann in örtlicher Betäubung erfolgen.
> ✖ Beim Verdacht eines Spannungspneumothorax kann es für den Patienten lebenswichtig sein, dass der Pleuraraum eröffnet und nach außen entlastet wird, schon Kanülen können dazu reichen („Heimlich-Ventil").

PEG, suprapubischer Blasenkatheter

PEG

Die Anlage einer Verbindung zwischen Magen und Bauchwand über einen Katheter oder eine angelegte Fistel wird zur Ernährung oder zum Einbringen von Arzneimitteln vorwiegend bei Schluckstörungen oder Passagehindernissen im Bereich der Speiseröhre durchgeführt. Der Katheter wird unter gastroskopischer Kontrolle platziert. Die Instrumente für die Anlage einer PEG (perkutane endoskopische Gastrostomie) sind üblicherweise in einem sterilen Set zusammengestellt.

Meist werden Sie Ihrem Patienten zu diesem Eingriff eine Sedierung (Prämedikation) verordnen. Es folgt die örtliche Betäubung des Rachens mit einem Spray, anschließend führen Sie das Gastroskop bis in den Magen vor.

Entfalten Sie den Magen durch Luftinsufflation.

Leuchten Sie mit der Lichtquelle des Gastroskops im abgedunkelten Raum in Richtung vorderer Bauchwand. Hier sollten Sie das Licht durch die Bauchwand rötlich scheinen sehen (Diaphanoskopie). Identifizieren Sie eine geeignete Stelle zur Sondenanlage auf der ventralen Bauchwand ohne erkennbare Gefäße. Desinfizieren Sie, setzen Sie die Lokalanästhesie an der Bauchwand.

Setzen Sie eine kleine Stichinzision an der vorgesehenen Stelle der Haut, führen Sie die Hohlnadel durch die Bauchdecke bis in den Magen ein. Kontrollieren Sie das Vorschieben und die Lage der Nadel gastroskopisch.

Entfernen Sie die Nadel und schieben Sie durch die verbleibende Kanüle den Faden in den Magen vor.

Fassen Sie den Faden mit einer endoskopischen Zange oder Schlinge, die Sie durch den Arbeitskanal des Gastroskops eingeführt haben (▌ Abb. 1a).

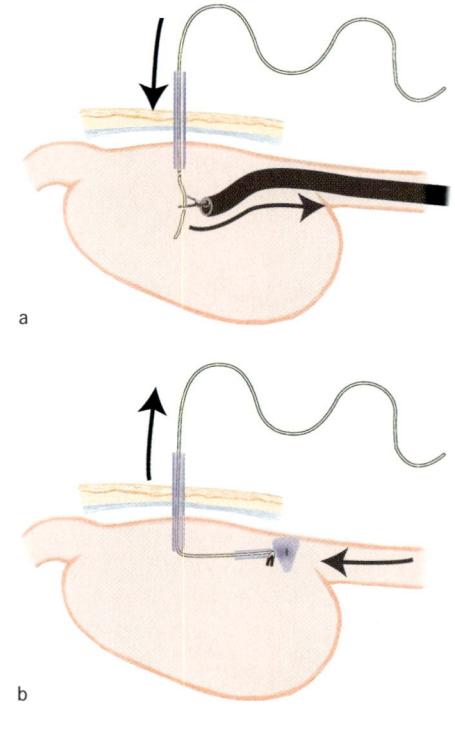

a

b

c

▌ Abb. 1: Anlage einer PEG-Sonde.

Ziehen Sie das Gastroskop einschließlich Zange und Faden heraus. Die Ernährungssonde (PEG) wird mit dem nun aus dem Mund kommenden Fadenende verknotet.

Ziehen Sie am anderen Fadenende, das noch aus der Bauchdecke herausragt, die Sonde über Mund und Speiseröhre bis in den Magen und weiter durch die Bauchdecke (▌ Abb. 1b). Eine Platte am Ende der Ernährungssonde verhindert, dass die Sonde ganz durch die Bauchdecke herausgezogen wird.

Bringen Sie von außen auf der Sonde das Gegenlager an. Es verhindert ein Hineinrutschen der Ernährungssonde in den Magen (▌ Abb. 1c).

Die Ernährung über die PEG-Sonde kann am nächsten Tag beginnen. Bei entsprechender Pflege kann die PEG-Sonde über viele Monate und Jahre benutzt werden. Sie kann gastroskopisch auch wieder entfernt werden.

> Punktion des Magens durch die Bauchwand nur nach positiver Diaphanoskopie! Fehlt diese Bestätigung, können sich Darmschlingen zwischen Magen und Bauchwand befinden.

Suprapubischer Blasenkatheter

Die perkutane Punktion der Blase wird entweder zur sterilen Harngewinnung oder zum Anlegen eines Blasenkatheters zur Urinableitung eingesetzt. Weit verbreitet ist dabei der Einsatz eines Trokars, über den der Katheter in die Blase eingeführt wird (▌ Abb. 2).

Es handelt sich um einen invasiven Eingriff, der gerechtfertigt sein muss. Weiter erfordert er eine Aufklärung des Patienten und seine Einwilligung.

Achten Sie streng darauf, sterile Bedingungen einzuhalten.

Palpieren und perkutieren Sie die Harnblase oder prüfen Sie im Zweifelsfall mittels Ultraschall, ob sie voll genug ist. Eine gefüllte Blase vermindert das Risiko, den Bauchraum zu punktieren (▌ Abb. 3: leere Blase und ▌ Abb. 4: volle Blase).

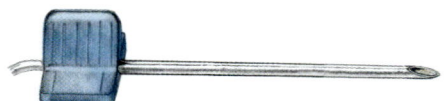

▌ Abb. 2: Trokar zur suprapubischen Blasenpunktion und Katheteranlage.

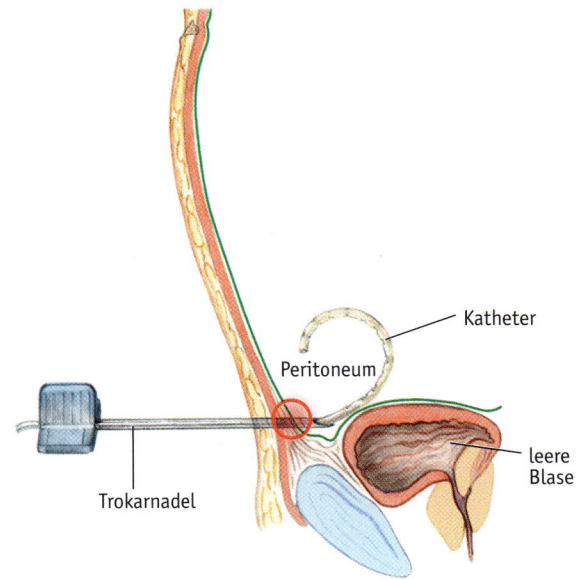

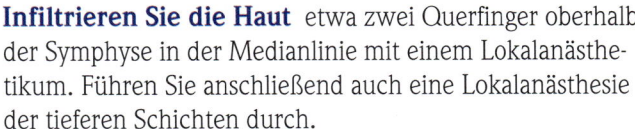

Katheter
Peritoneum
Trokarnadel
leere Blase

▮ Abb. 3: Suprapubische Blasenpunktion bei leerer Blase.

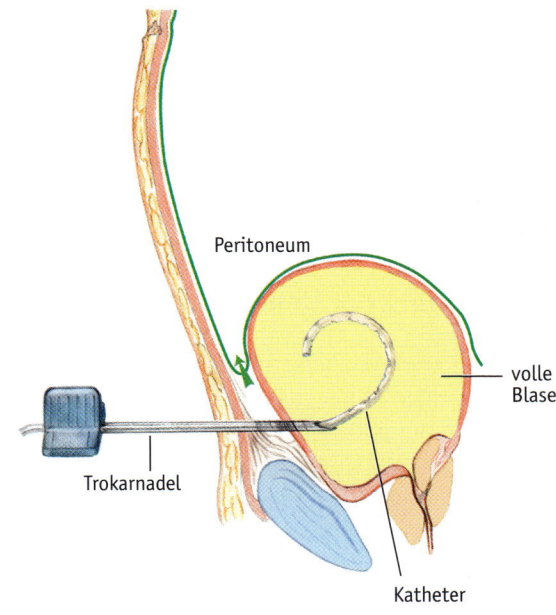

Peritoneum
volle Blase
Trokarnadel
Katheter

▮ Abb. 4: Suprapubische Blasenpunktion bei voller Blase.

Infiltrieren Sie die Haut etwa zwei Querfinger oberhalb der Symphyse in der Medianlinie mit einem Lokalanästhetikum. Führen Sie anschließend auch eine Lokalanästhesie der tieferen Schichten durch.

Mit der noch liegenden Nadel können Sie einen orientierenden Punktionsversuch der Blase durchführen, indem Sie die Nadel unter leichter Aspiration senkrecht vorschieben. Nach einer spürbaren Widerstandsänderung können Sie Urin aspirieren.

Entfernen Sie die Nadel und machen Sie nach kurzer Wartezeit an der gleichen Hautstelle eine kurze quere Stichinzision mit einem Skalpell.

Der hohle Punktionstrokar wird entlang des lokal anästhesierten Kanals fast senkrecht zur Haut in die Blase eingeführt (▮ Abb. 4).

Durch die Hohlnadel kann nun der Blasenkatheter eingelegt werden.
Vermeiden Sie dabei plötzliche oder ruckhafte Bewegungen.

Mit dem scharfen Trokar können Sie auch Strukturen im Beckenraum verletzen. Wenn sich kein Urin aspirieren lässt, stochern Sie nicht blind weiter. Es kann sein, dass die Blase nicht gefüllt ist (▮ Abb. 3). Versuchen Sie, die Blase z. B. über einen transurethralen Blasenkatheter zu füllen und anschließend im Ultraschall darzustellen oder erneut zu perkutieren. Oder warten Sie unter Infusion die spontane Füllung der Blase ab. Und vor allem überlegen Sie sich, ob Ihr Patient bei leerer Blase wirklich einen suprapubischen Blasenkatheter benötigt.
Schieben Sie den Katheter über den Trokar weiter vor, ziehen Sie die Kanüle bzw. den Trokar zurück und entfernen Sie diese. Bei den meisten Einmalsystemen lässt sich der Trokar in zwei Teile brechen und so entfernen.

Zusammenfassung

✖ Eine Magensonde zur Ernährung kann mit gastroskopischer Unterstützung direkt durch die Bauchwand in den Magen gelegt werden. Wichtig ist die diaphanoskopische Identifikation der Punktionsstelle auf der Bauchwand.

✖ Die Anlage einer Urinableitung kann zu diagnostischen oder therapeutischen Zwecken indiziert sein. Es handelt sich in beiden Fällen um einen invasiven Eingriff.

✖ Bei der Anlage eines suprapubischen Katheters achten Sie auf eine volle Blase, um diese auch sicher perkutan punktieren zu können.

ZVK-Anlage, Simulator für MIC

Um eine bessere Venenfüllung zu erreichen und die Gefahr einer Luftembolie zu reduzieren, lagern Sie den Patienten vor der Punktion großer Venen der oberen Körperhälfte in Trendelenburg-Position (Oberkörper und Kopf etwas absenken). Neben den unten beschriebenen Techniken gibt es noch zahlreiche andere Punktionsstellen, -techniken und Zugangswege zu den großen Venen.

Katheterisierung der Vena jugularis interna

Drehen Sie den Kopf des Patienten ein wenig zur Gegenseite. Injizieren Sie wenige Milliliter eines Lokalanästhetikums intrakutan an der vorgesehenen Punktionsstelle ca. 1–2 cm hinter dem Mittelpunkt des M. sternocleidomastoideus (█ Abb. 1). Warten Sie einige Minuten und führen Sie eine kurze Hautinzision an der Punktionsstelle durch. Setzen Sie eine mit physiologischer Kochsalzlösung gefüllte Spritze auf die Punktionskanüle auf.
Richten Sie die Kanüle in Richtung auf das Sternoklavikulargelenk der gleichen Seite und schieben Sie die Nadel unter leichter Aspiration der Spritze vor.
Wenn die Jugularvene punktiert ist, können Sie etwas Blut aspirieren. Entfernen Sie die Spritze, halten Sie die Punktionsnadel ruhig und führen Sie über die Nadel bzw. die Kanüle einen Führungsdraht vor (Seldinger-Technik; s. S. 24, █ Abb. 1). Die Lage des Führungsdrahts kann durch intraluminäre EKG-Ableitung (Silberfuss-Methode) geprüft oder unter Durchleuchtung kontrolliert werden. Über den Führungsdraht schieben Sie entweder den Katheter bis in die gewünschte Tiefe oder einen Dilatator (s. S. 24, █ Abb. 2) vor. Fixieren Sie den Katheter durch Annähen an die Haut (Lokalanästhesie!).

Katheterisierung der Vena subclavia

Injizieren Sie wenige Milliliter eines Lokalanästhetikums intrakutan an der vorgesehenen Punktionsstelle unterhalb des Mittelpunkts der Klavikula (█ Abb. 2) und warten Sie einige Minuten.

Führen Sie eine kurze Hautinzision an der Punktionsstelle durch. Setzen Sie eine mit physiologischer Kochsalzlösung gefüllte Spritze auf die Punktionskanüle auf.

Punktieren Sie die Haut unter dem Mittelpunkt der Klavikula. Richten Sie die Kanüle in Richtung auf das Jugulum und schieben Sie die Nadel unter leichter Aspiration der Spritze vor.

Entfernen Sie die Spritze, wenn die V. subclavia punktiert und Blut aspiriert ist, halten Sie die Punktionsnadel ruhig, und führen Sie über die Nadel bzw. die Kanüle einen Führungsdraht vor.

Überprüfen Sie die Lage des Führungsdrahts durch intraluminäre EKG-Ableitung (Silberfuss-Methode) oder unter Durchleuchtung.

Schieben Sie über den Führungsdraht entweder den Katheter bis in die gewünschte Tiefe oder einen Dilatator vor.

Fixieren Sie den Katheter durch Annähen an die Haut (Lokalanästhesie!).

> **Hinweise:**
> ▶ Bei pulsierendem oder hellrotem Blut haben Sie die Arterie punktiert, es kann sich rasch ein Hämatom entwickeln. Vergessen Sie nicht, die Punktionsstelle ausreichend lang zu komprimieren!
> ▶ Die Lage des Katheters wird durch Röntgenkontrolle überprüft.
> ▶ Der Punktionsversuch der V. subclavia (und auch der V. jugularis interna) kann zur Pleurapunktion und damit zum Pneumothorax führen. Bei klinischem Verdacht Röntgen-Thoraxaufnahme veranlassen.
> ▶ Beim Wechsel der Kanüle oder des Dilatators verschließen Sie die Öffnung, um eine Luftembolie zu vermeiden (Trendelenburg-Lage!).

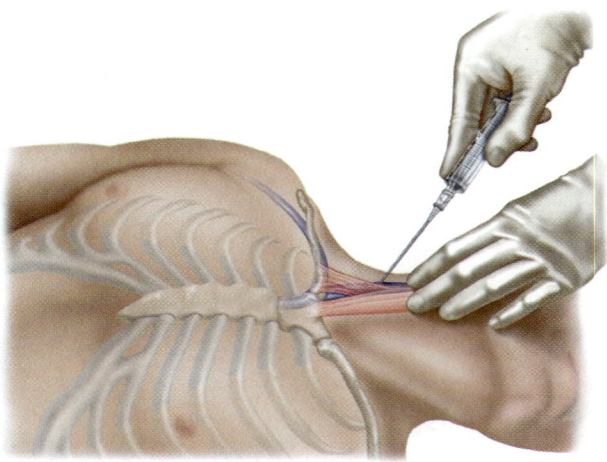

█ Abb. 1: Punktion der V. jugularis interna über hinteren Zugang. [1]

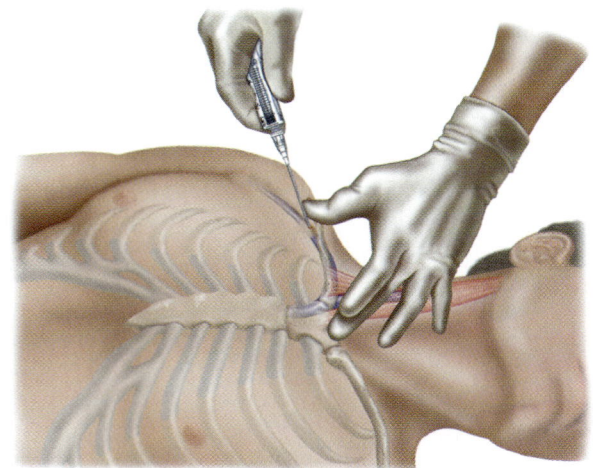

█ Abb. 2: Punktion der V. subclavia über infraklavikulären Zugang. [1]

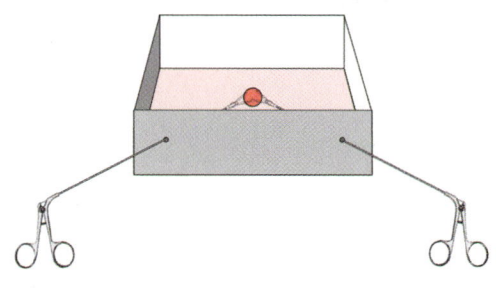

Abb. 3: Karton als Simulator für minimalinvasive Chirurgie.

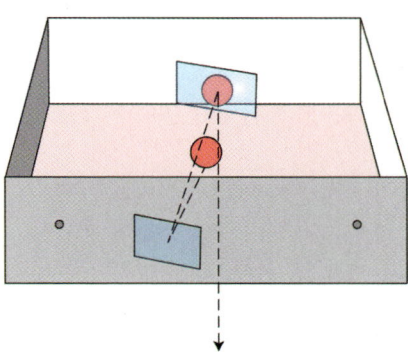

Abb. 4: Indirekte Betrachtung
mittels Spiegelsystem.

Simulator zum Training minimalinvasiven Operierens

Gerade beim minimalinvasiven Operieren erreichen Sie nur durch wiederholtes Üben eine bessere handwerkliche Fertigkeit. Es gibt Kurse, in denen Sie Grundlagen erlernen und unter Anleitung üben können. Im normalen Operationsbetrieb bleibt meist wenig Zeit, Techniken wie das Präparieren, das Nähen und das Knoten zu üben. Es hängt daher vor allem von Ihrer Initiative ab, minimalinvasive Operationstechniken zu erlernen und zu üben. Mit wenigen Mitteln können Sie sich einen Trainingssimulator selbst bauen, um unabhängig vom Operationsbetrieb zu üben. Als Simulator reicht ein Karton mit zwei oder mehr Löchern, über die Sie die Instrumente einführen können (■ Abb. 3). Benutzen Sie dazu ausgemusterte Instrumente oder gereinigte Einweginstrumente. Sie können auf diese Weise fast alle Aktionen, die Sie bei der minimalinvasiven Chirurgie anwenden, trainieren.

▶ Manipulieren Sie mit den Instrumenten und hantieren Sie mit kleinen Objekten in dem Karton. Benutzen Sie dabei im Wechsel beide Hände (■ Abb. 3).

▶ Wenn Ihnen keine Kamera und kein Monitor zur Verfügung steht, können Sie die indirekte Betrachtung auch mit einem Spiegelsystem nachempfinden (■ Abb. 4).

▶ Üben Sie, ein Objekt oder Gewebestück zu greifen, zu halten und zu schneiden.

▶ Üben Sie die Präparation des Gewebes und das Darstellen der Strukturen. In organisierten Kursen werden meist Tierorgane in Simulatoren verwendet, Sie können in Ihrem selbst gebastelten Simulator mit Gewebeteilen üben.

▶ Üben Sie auch das Nähen, das intra- und extrakorporale Knoten an Gewebeteilen.

Zusammenfassung

✖ Die Katheterisierung der großen Venen ist sowohl im Notfall als auch für einen länger liegenden venösen Zugang wichtig.

✖ Orientieren Sie sich an den anatomischen Strukturen. Üben Sie, die Zugänge zu platzieren.

✖ Achten Sie auf die Trendelenburg-Lagerung, um das Risiko einer Luftembolie zu minimieren.

✖ Ein guter Operateur führt die meisten Handlungen und Aktionen automatisch und unbewusst aus. Dies kann nur das Ergebnis langen und intensiven Übens sein.

Fallbeispiele

C Fallbeispiele

Fall 1: Akute Bauchschmerzen

In die Notaufnahme wird vom Rettungsdienst ein 83-jähriger Mann eingeliefert, der laut beiliegendem Pflegebericht seit dem Vortag über Bauchschmerzen klagt. Erbrechen oder Durchfall sei nicht aufgetreten, Ihr Patient habe aber kaum noch etwas gegessen. Der Hausarzt hat nun die stationäre Abklärung empfohlen und veranlasst.

Frage 1: Wie gehen Sie vor?

Antwort 1: An erster Stelle steht immer die Erhebung von Anamnese und körperlichem Untersuchungsbefund.

Wie Sie dem Pflegebericht entnehmen können, lebt der Patient seit einigen Jahren im Altersheim und steht wohl nur selten mit Hilfe auf. Informationen zu Vorerkrankungen oder Medikamenteneinnahme wurden leider nicht auf dem Pflegebericht eingetragen und der Patient selbst kann keine weiteren anamnestischen Angaben machen. Daher sind Sie auf Informationen vom Pflegepersonal oder behandelnden Hausarzt angewiesen. Das Einholen anamnestischer Angaben kann je nach Erreichbarkeit dieser Personen etwas zeitaufwändig sein. Je nach Dringlichkeit der Beschwerden werden Sie sich dafür mehr oder weniger Zeit nehmen.

Die körperliche Untersuchung liefert Ihnen Hinweise auf mögliche Ursachen der geäußerten Beschwerden und spätestens jetzt können Sie die Dringlichkeit der Therapieeinleitung einschätzen. Vor jeder detaillierten Untersuchung überprüfen Sie aber immer zunächst die Vitalparameter, denn Atmung und Kreislauf müssen gesichert und stabil sein.

Szenario 1

Der Patient wirkt unruhig, jedoch sind alle Vitalparameter im Normbereich. Bei der körperlichen Untersuchung erscheint das Abdomen etwas gebläht, die Darmgeräusche sind normal und es finden sich keine Narben. Bei der Abdomenpalpation wird der Patient noch unruhiger und versucht Sie abzuwehren. Sie stellten fest, dass der Bauch nur schlecht eindrückbar ist und offensichtlich ein Druckschmerz besteht, im Unterbauch mehr als im Oberbauch. Daraufhin untersuchen Sie den Unterbauch genauer und tasten hier eine große, fast kindskopfgroße Resistenz, welche bis zum Nabel reicht.

Frage 2: Welche Diagnose vermuten Sie?
Frage 3: Welche weiteren Untersuchungen oder Maßnahmen erwägen Sie?

Szenario 2

Ihr Patient wirkt krank und weist ein graues Hautkolorit auf. Die Herzfrequenz beträgt 120 Schläge pro Minute und ist unregelmäßig, der Blutdruck ist jedoch noch normal bei 140/80 mmHg. Das Abdomen ist diffus druckschmerzhaft und gebläht, eine eindeutige Abwehrspannung finden Sie nicht, die Bauchdecken sind eindrückbar, scheinen aber etwas gummiartig. Bei der Auskultation hören Sie hochgestellte, klingende Darmgeräusche. Sie finden reizlose Narben, vermutlich nach Appendektomie (Wechselschnitt am rechten Unterbauch) und Cholezystektomie (Rippenbogenrandschnitt rechts; ▌ Abb. 1d). Resistenzen tasten Sie nicht, auch die Leistenbruchpforten sind geschlossen. Bei der rektalen Untersuchung finden Sie etwas älteres Blut in der Rektumampulle, ansonsten scheint die Schleimhaut unauffällig.

Frage 4: Welche Differentialdiagnosen erwägen Sie?
Frage 5: Welche weiteren Untersuchungen veranlassen Sie?
Frage 6: Welche therapeutischen Maßnahmen veranlassen Sie?

Szenario 3

Ihr Patient wirkt etwas schläfrig, weist aber ein rosiges Hautkolorit auf. Blutdruck und Puls sind unauffällig, die Körpertemperatur ist mit 38,2 °C erhöht. Das Abdomen ist gut eindrückbar, es finden sich keine Narben. Im rechten Unterbauch besteht ein ausgeprägter Druckschmerz mit lokaler Abwehrspannung. Resistenzen tasten Sie nicht, beim tiefen Eindrücken auf der linken Seite reagiert Ihr Patient mit Schmerzäußerung beim Loslassen.

Frage 7: Welche Diagnosen kommen in Frage?
Frage 8: Wie gehen Sie weiter vor?

Szenario 1

Antwort 2: Der große, druckschmerzhafte, rundliche Tumor im Unterbauch beim älteren Mann ist in vielen Fällen die prall gefüllte Blase bei Harnentleerungsstörung. Diese kann durchaus die Symptomatik eines akuten Abdomens auslösen.

Antwort 3: Da Ihr Patient offensichtlich unter den Bauchschmerzen leidet, beheben Sie die vermutete Harnentleerungsstörung so rasch wie möglich. Daher legen Sie zeitnah einen transurethralen Blasenkatheter (s. S. 26). Wie Sie dabei schnell merken, scheint die Urethra eingeengt, daher gehen Sie besonders vorsichtig und behutsam vor, um keine Verletzungen zu provozieren. Sollte sich der Blasenkatheter über die Harnröhre nicht legen lassen, so führen Sie eine orientierende Ultraschalluntersuchung des Unterbauchs durch. Damit bestätigen Sie die gefüllte und vergrößerte Blase und können gefahrlos einen suprapubischen Blasenkatheter zur Entlastung der Blase anlegen (s. S. 113).

Nach dem erfolgreichen Legen des Blasenkatheters entleeren sich in den Urinbeutel 2,5 Liter Urin – daraufhin nehmen die Schmerzen deutlich ab, der Patient beruhigt sich und der abdominelle Untersuchungsbefund geht zurück.

Wenn Sie als Ursache eine Prostatahyperplasie vermuten, führen Sie anschließend eine rektale Untersuchung durch. Dabei können Sie die Prostata ventral des Rektums tasten. Beurteilen Sie die Größe, die Konsistenz sowie das Vorhandensein von Knoten. Neben der benignen Prostatahyperplasie kann auch ein Prostatakarzinom zur Vergrößerung der Prostata führen, wodurch es zu einer Harnentleerungsstörung kommen kann.

Harnentleerungsstörungen können auch postoperativ auftreten, z. B. nach Opiatgabe oder Spinalanästhesie.

Szenario 2

Antwort 4: Folgende Differentialdiagnosen sollten Sie in Betracht ziehen:
▶ Der unregelmäßige Puls kann Zeichen einer Tachyarrhythmia absoluta sein. Dabei ist das Risiko von Thrombenbildung und Embolisierung erhöht. Hierbei kann z. B. ein Embolus eine Mesenterialarterie verschließen und so die Symptomatik einer Angina abdominalis auslösen. Die Durchblutungsstörung des Darms kann innerhalb weniger Stunden bis hin zur Darmgangrän führen.
▶ Die Narben am Bauch deuten auf stattgehabte Operationen hin. Postoperativ können Briden (Narbensträngen) und Adhäsionen (Verwachsungen) entstehen. In der Folge kann es zu Darmverschluss (Ileus), Darmeinengung und auch Darmeinklemmung mit Durchblutungsstörung kommen.
▶ Das ältere Blut in der Rektumampulle kann sowohl auf eine gastrointestinale Blutung bei Ulkus, Polypen oder Karzinom als auch auf eine Durchblutungsstörung des Darms bei Gangrän oder Volvulus hindeuten.

Antwort 5: Folgende Laborbestimmungen veranlassen Sie: Blutbild, Entzündungswerte, Elektrolyte, Laktat, Leber-, Pankreas- und Retentionswerte sowie Gerinnungsparameter. Daneben führen Sie eine Abdomen-Leeraufnahme im Liegen und eine Sonografie durch. Zur tiefer gehenden Untersuchung eignet sich am besten die Computertomografie (Spiral-CT), bei der Sie mit wenig Zeitaufwand relativ viel Information erhalten. Zudem veranlassen Sie ein EKG, um die Verdachtsdiagnose der Tachyarrhythmia absoluta zu bestätigen oder auszuschließen.

Im Labor finden Sie eine Leukozytose, bei der Sonografie im gesamten Unterbauch freie Flüssigkeit, flüssigkeitsgefüllte Darmschlingen mit plötzlichem Kalibersprung im Bereich des rechten Unterbauchs sowie eine Pendelperistaltik. Die Abdomen-Leeraufnahme zeigt stehende Darmschlingen. Das EKG weist einen schnellen Sinusrhythmus auf, womit die Tachyarrhythmia absoluta ausgeschlossen ist. Somit ist von der Diagnose eines mechanischen Ileus auszugehen.

Antwort 6: Sie vermuten bei Ihrem Patienten einen mechanischen Ileus. Hierbei besteht eine absolute OP-Indikation; der Eingriff sollte innerhalb weniger Stunden stattfinden. Es bietet sich die mediane Längslaparotomie an, bei der Sie recht guten Zugang zu allen Bereichen des Abdomens erhalten (▌ Abb. 1a). Den Zugang legen Sie zunächst in Bauchmitte an, Sie können ihn dann je nach intraoperativem Verlauf nach kranial bis zum Xiphoid oder nach kaudal bis zur Symphyse verlängern. Üblich ist eine Linksumschneidung des Nabels (s. a. Beschreibung des Vorgehens; S. 61).

Szenario 3

Antwort 7: Der lokalisierte Druckschmerz im rechten Unterbauch mit kontralateralem Loslassschmerz weist auf eine peritoneale Reizung im rechten Unterbauch hin. Zu den möglichen Ursachen zählen die akute Appendizitis, angesichts des hohen Alters sollte aber auch das penetrierende oder perforierte Kolonkarzinom und ein entzündetes oder perforiertes Divertikel bedacht werden.

Antwort 8: Eine akute Appendizitis scheint angesichts des Untersuchungsbefunds wahrscheinlich. Zur Bestätigung veranlassen Sie eine Labordiagnostik (Blutbild, CRP, Elektrolyte, Gerinnungsparameter) sowie eine Sonografie. Hierbei zeigen sich eine deutliche Leukozytose sowie Erhöhung des CRP; im Ultraschall eine aufgehobene Darmperistaltik und eine schlechte Darmkomprimierbarkeit im Bereich der Appendix. Zum Ausschluss der Differentialdiagnosen könnten Sie zusätzlich noch eine Computertomographie durchführen.

Da Ihre Befunde auf eine akute Appendizitis hindeuten, leiten Sie alle nötigen Maßnahmen für einen operativen Eingriff ein. Die Appendektomie ist möglich über den Wechselschnitt (s. a. Beschreibung des Vorgehens; S. 60), den Pararektalschnitt am rechten Unterbauch oder über den laparoskopischen Zugang (s. a. Beschreibung des Vorgehens; S. 100).

Hätte sich die Verdachtsdiagnose eines Kolonkarzinoms (mit Penetration oder Perforation) bestätigt, wäre die Längslaparotomie oder der rechtsseitige Querschnitt eher zu empfehlen (▌ Abb. 1).

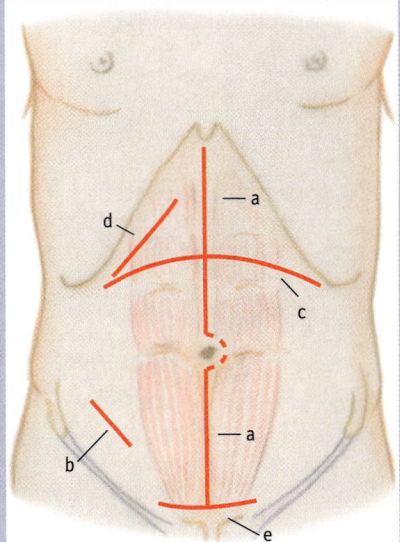

▌ Abb. 1: Schnittführungen am Abdomen: Mediane Längslaparotomie (a; Oberbauch und Unterbauch), Wechselschnitt (b), Oberbauchquerschnitt (c), Rippenbogenrandschnitt rechts (d), Pfannenstiel-Schnitt (e).

Fall 2: Schock

In die Notaufnahme wird vom Rettungsdienst ein leicht desorientierter, 53-jähriger Mann eingeliefert. Nach Angaben der Sanitäter ist er im Park liegend von Passanten aufgefunden worden. Er sei nicht bewusstlos gewesen, habe aber auch keine verwertbaren Angaben machen können. Der Patient weist ein grau-blasses Hautkolorit auf und fühlt sich kühl an. Der Puls liegt bei 120/Minute, der Blutdruck bei 90/60 mmHg, die Atemfrequenz bei 30/Minute.

Frage 1: Welche Verdachtsdiagnose haben Sie?
Frage 2: Welche Maßnahmen ergreifen Sie zuerst?
Frage 3: Wo legen Sie einen venösen Zugang? Wie gehen Sie vor, wenn Sie keinen venösen Zugang legen können?
Frage 4: Wie überprüfen Sie die Atemfunktion und wie gehen Sie bei sich verschlechternder Atemfunktion vor?

Antwort 1: Sie erkennen folgende Symptome: Tachykardie, Hypotonie, Bewusstseinsstörung, verminderte Kapillardurchblutung. Der Schockindex (Quotient aus Puls und systolischem Blutdruck) beträgt bei Ihrem Patienten 1,3. In Zusammenschau mit der klinischen Symptomatik liegt somit der Verdacht auf ein Schockgeschehen vor.

Antwort 2: Sie folgen dem Grundsatz, bei unklaren Krankheitsbildern zunächst die Vitalfunktionen zu überprüfen, zu sichern oder wiederherzustellen. Bei Ihrem Patienten scheint die Atemfunktion ausreichend. Sie lässt sich rasch und nicht-invasiv über eine transkutane Bestimmung der Sauerstoffsättigung (Pulsoxymeter) abschätzen. Bei verminderter Sauerstoffsättigung würden Sie zunächst Sauerstoff über die Maske verabreichen. Neben der Sicherung der Atemfunktion ist der nächste wichtige Schritt die Stabilisierung des Kreislaufs. In den meisten Fällen besteht bei einem Schock ein Volumenbedarf, lediglich beim kardiogenen Schock mit nachlassender Pumpleistung des Herzens kann die Volumengabe kritisch sein. Daher legen Sie sowohl für eine mögliche Volumensubstitution als auch für eine mögliche Medikamentengabe einen sicheren venösen, möglichst großlumigen Zugang.

Antwort 3: Erste Wahl sind die peripher gut erreichbaren Venen z. B. in der Ellenbeuge oder am Unterarm. Sie legen dort eine oder auch zwei Venenverweilkanülen (s. S. 22). Jedoch sind gerade im Schock die peripheren Venen häufig kollabiert und schwer zu treffen. Misslingt Ihnen auch bei wiederholten Versuchen die Anlage einer Venenverweilkanüle, so bringen Sie Ihren Patienten in eine Trendelenburg-Position und versuchen Sie, entweder die V. jugularis externa mit einer Venenverweilkanüle zu punktieren oder einen zentralvenösen Katheter (ZVK) in eine der großen Venen, wie die V. jugularis interna oder die V. subclavia, zu legen (s. S. 24 und S. 114).

Antwort 4: Neben der transkutanen Bestimmung der Sauerstoffsättigung können Sie invasiv die Atemfunktion und den Gasaustausch durch eine arterielle Blutgasanalyse überprüfen. Dazu punktieren Sie eine Arterie (z. B. die A. radialis, s. S. 20) mit einer feinen Kanüle und aufgesetzter, heparinisierter Spritze. Die Werte ermöglichen Ihnen, den Säure-Basen-Haushalt (Azidose/Alkalose) und den Gasaustausch (Sauerstoff- und Kohlendioxidsättigung) zu beurteilen. Daraus erhalten Sie Hinweise auf respiratorische und metabolische Ursachen.
Sollte sich die Atemfunktion weiter verschlechtern, wäre der nächste Schritt die Unterstützung der Atmung, z. B. durch Intubation und Beatmung (s. S. 28).

Szenario 1

Die Sauerstoffsättigung liegt bei Ihrem Patienten nur bei 80. Daher verabreichen Sie 4 Liter Sauerstoff über eine Nasensonde. Trotz der Sauerstoffgabe wird Ihr Patient zunehmend kurzatmig und zyanotisch. Sie finden inspektorisch gestaute Halsvenen; bei der Auskultation fallen Ihnen feuchte Rasselgeräusche über den basalen Lungenabschnitten auf.

Frage 5: Für welche Art von Schockgeschehen spricht die Symptomatik?
Frage 6: Welche diagnostischen Maßnahmen ergreifen Sie?
Frage 7: Welche Therapie leiten Sie ein?

Szenario 2

Während Sie sich zur Herzauskultation über Ihren Patienten beugen, nehmen Sie einen leichten Geruch nach Alkohol wahr. Als Sie gerade mit der weiteren körperlichen Untersuchung beginnen wollen, erbricht er plötzlich reichlich helles Blut und Hämatin. Der Blutdruck sinkt darauf auf 80/50 mmHg, die Herzfrequenz beschleunigt sich auf 150 Schläge/Minute. Sie verabreichen Sauerstoff über die Nasensonde und führen rasch Ihre körperliche Untersuchung zu Ende. Ihnen fallen ein gelbliches Hautkolorit, gelb verfärbte Skleren sowie Spider-Nävi auf. Bei der Palpation des Abdomens tasten Sie eine vergrößerte Leber und entdecken Hinweise auf Aszites.

Frage 8: Welche Art von Schockgeschehen vermuten Sie?
Frage 9: Was könnte der Auslöser für den Schock sein?
Frage 10: Welche Maßnahmen ergreifen Sie?

Szenario 3

Auf gezielte Ansprache reagiert der Patient und bedeutet Ihnen, dass er Schmerzen im linken Thoraxbereich hat. Während Sie ihn körperlich untersuchen, behalten Sie das Pulsoxymeter im Auge: So bemerken Sie einen langsamen, aber deutlichen Abfall der Sauerstoffsättigung von 82 auf 69 innerhalb weniger Minuten. Auch Ihr Patient wird zunehmend zyanotisch und kurzatmig. Auskultatorisch hören Sie auf der linken Lunge kein Atemgeräusch, rechts erscheint es abgeschwächt. Zudem erhöht sich die Tachykardie auf 135 Schläge pro Minute, der Blutdruck fällt auf 85/55 mmHg.

Frage 11: Welche Art von Schockgeschehen vermuten Sie?
Frage 12: Wo liegt die Ursache für den Schock?
Frage 13: Wie gehen Sie weiter vor?

Szenario 1

Antwort 5: Die arterielle Hypotonie und die feuchten Rasselgeräusche bei der Lungenauskultation lassen Sie an einen kardiogenen Schock denken. Ursache hierfür können z. B. ein akuter Myokardinfarkt oder eine Lungenembolie sein, in Frage kommen daneben auch massive Herzrhythmusstörungen.

Antwort 6: Sie veranlassen sofort die Durchführung eines EKG und einer Thorax-Röntgenaufnahme. Parallel entnehmen Sie Blut für die Labordiagnostik (Blutbild, Elektrolyte, Herzmarker, Gerinnungsfaktoren).

Das EKG weist eindeutige Zeichen für einen Hinterwandinfarkt (ST-Hebung in den Ableitungen II, III und avF) auf, im Röntgen-Thorax finden sich bei Ihrem Patienten deutliche Anzeichen für eine Lungenstauung. Das Labor ergibt eine Erhöhung von Troponin I und T sowie der CK-MB. Somit ist von einem kardiogenen Schock nach akutem Hinterwandinfarkt auszugehen.

Mittlerweile hat sich der Zustand Ihres Patienten weiter bedrohlich verschlechtert, so dass Sie ihn unverzüglich intubieren und beatmen müssen.

Antwort 7: Mit der Diagnose akuter Hinterwandinfarkt leiten Sie sofort die spezifische Behandlung ein: Sie verabreichen Nitrate, ASS, Betablocker und ACE-Hemmer und initiieren eine Reperfusionstherapie, z. B. durch PTCA.

Szenario 2

Antwort 8: Sie vermuten einen hypovolämischen Schock bei oberer gastrointestinaler Blutung.

Antwort 9: Bei der körperlichen Untersuchung finden Sie Hinweise auf eine dekompensierte Leberzirrhose vermutlich bei Alkoholabusus: Ikterus, Leberhautzeichen, Aszites. Als Ursache für eine obere gastrointestinale Blutung bei alkoholischer Leberzirrhose kommt eine Ösophagusvarizenblutung in Frage. Bedenken sollte man auch ein Mallory-Weiss-Syndrom, bei dem es nach Alkoholexzessen zu Schleimhautrissen im Ösophagus mit nachfolgender lebensbedrohlicher Blutung kommen kann.

Antwort 10: Ihr Patient befindet sich bereits im akuten hypovolämischen Schock. Sie leiten daher umgehend eine Volumensubstitution durch möglichst zwei großlumige Gefäßzugänge ein und verabreichen neben Kochsalzlösung auch Plasmaexpander. Zur Überprüfung der Volumensubstitution legen Sie einen ZVK (s. S. 114) und messen darüber den zentralen Venendruck. Parallel veranlassen Sie die Vorbereitung einer notfallmäßigen Ösophagogastroduodenoskopie. Durch diese kann eine obere gastrointestinale Blutung nicht nur diagnostiziert, sondern auch gleichzeitig therapiert werden.

Szenario 3

Antwort 11: Sie vermuten einen kardiogenen Schock bei progredientem Spannungspneumothorax links.

Antwort 12: Aufgrund der Schmerzangabe und des fehlenden Atemgeräuschs links vermuten Sie einen Spannungspneumothorax links. Dadurch kam es wahrscheinlich zu einer Verlagerung des Mediastinums nach rechts, was zu der beobachteten Schocksymptomatik durch die nachlassende Herzleistung führt. Die Verdachtsdiagnose Spannungspneumothorax können Sie durch eine Röntgen-Thorax-Untersuchung absichern.

Antwort 13: Bei einem Spannungspneumothorax steht die schnellstmögliche Entlastung des Überdrucks im linken Thorax (▮ Abb. 1 und S. 110) im Vordergrund. Bei Ihrem Patienten verzichten Sie aufgrund der progredienten Atemnot und der voranschreitenden Schocksymptomatik auf die sonst übliche Röntgenaufnahme und die Lokalanästhesie, denn es handelt sich um eine lebensbedrohliche Situation. Sie legen daher so rasch wie möglich eine Thoraxdrainage (s. S. 110). Wenn Ihnen keine Thoraxdrainage zur Verfügung steht, reicht es oftmals aus, den Thorax am Oberrand der Rippe mit einer oder mehreren Verweilkanülen zu punktieren und somit den Druck zu entlasten (s. S. 110). Ein auf die Kanüle aufgezogener abgeschnittener Fingerling dient als Ventil („Heimlich-Ventil").

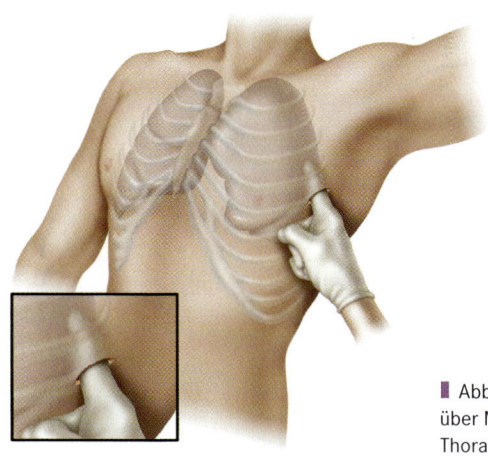

▮ Abb. 1: Entlastung des Pleuraraums über Minithorakotomie zur Anlage einer Thoraxdrainage. [1]

D Anhang

Anhang

Mögliche Trokarpositionen bei minimal-invasiven Eingriffen

Die farblichen Markierungen entsprechen möglichen verschiedenen Trokargrößen (rot = 12 mm, grün = 6 mm).

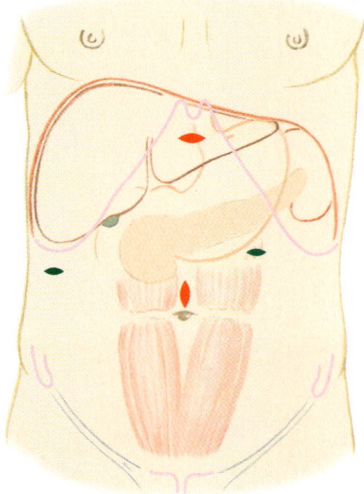

▮ Abb. 1: Trokarpositionen bei laparoskopischer Fundoplikatio.

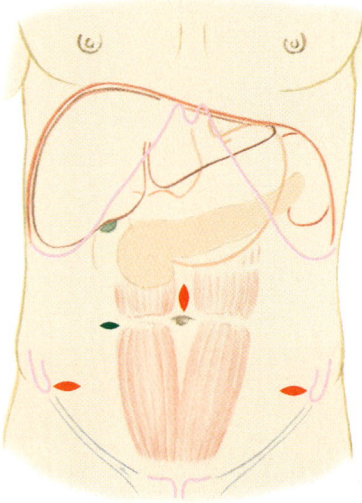

▮ Abb. 2: Trokarpositionen bei laparoskopischer Cholezystektomie.

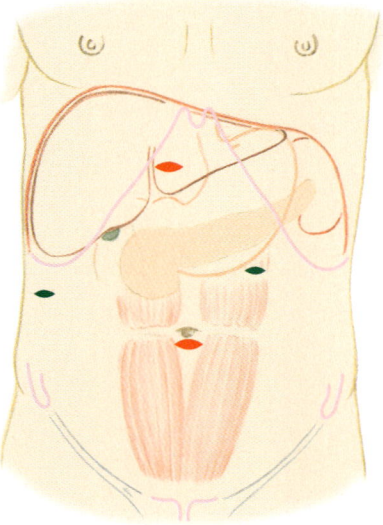

▮ Abb. 3: Trokarpositionen bei laparoskopischer Kolon-/Sigmaresektion.

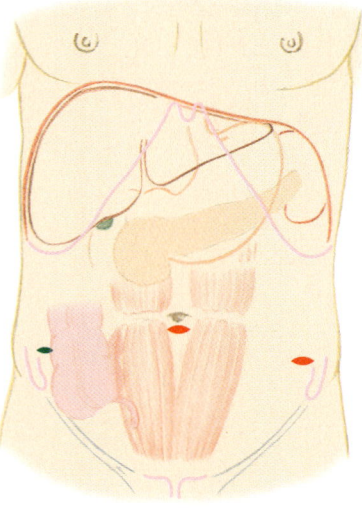

▮ Abb. 4: Trokarpositionen bei laparoskopischer Appendektomie.

Tubusgrößen für die Intubation

Alter	Gewicht	Tubus Innen-durchmesser	Länge ab Lippe	Länge ab Nase
	(kg)	(in mm)	(in cm)	(in cm)
Neugeborenes	<0,7	2,0	5,0	6
Neugeborenes	<1,0	2,5	5,5	7
Neugeborenes	1,0	3,0	6	7,5
Neugeborenes	2,0	3,0	7	9
Neugeborenes	3,0	3,0	8,5	10,5
Neugeborenes	3,5	3,5	9	11
3 Monate	6,0	3,5	10	12
1 Jahr	10	4,0	11	14
2 Jahre	12	4,5	12	15
3 Jahre	14	4,5	13	16
4 Jahre	16	5,0	14	17
6 Jahre	20	5,5	15	19
8 Jahre	24	6,0	16	20
10 Jahre	30	6,5	17	21
12 Jahre	38	7,0	18	22
14 Jahre	50	7,5	19	23
Erwachsener	60	8,0	20	24
Erwachsener	70	9,0	21	25

Tab. 1: Richtlinien für Tubusgrößen in Abhängigkeit von Alter und Gewicht.

Formeln zur Bestimmung der Tubusgröße (bei Kindern):

❭ Tubus Innendurchmesser = 4 plus Alter, geteilt durch 4
❭ Tubuslänge ab Lippe = 12 plus Alter, geteilt durch 2
❭ Tubuslänge ab Nase = 15 plus Alter, geteilt durch 2

E Register

Register

Register

Register

Register